OLBING
Enuresis und Harninkontinenz
bei Kindern

Enuresis und Harninkontinenz bei Kindern

Herausgegeben
von
Hermann Olbing

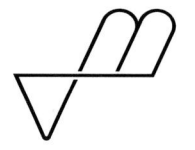

Hans Marseille Verlag GmbH München

Prof. Dr. HERMANN OLBING
Direktor der Abteilung für Nephrologie
Universitätsklinik für Kinder- und Jugendmedizin Essen
Hufelandstraße 55
4300 Essen 1

121 Abbildungen und 24 Tabellen

© 1993 by Hans Marseille Verlag GmbH, München 22
Inhaber: Hans Marseille, Verleger, München
Manuskriptvorbereitung: Wolfgang Habesohn, Alice Walter
Satz: Harald Wölfig, Ingrid Dietrichstein
Umbruch: Karl Binder
Grafiken und Montage: Helmut Krumpel, Heinrich Spilka
Herstellung: Reinhold Krumpel, Johannes Krumpel
Papier: BVS* matt chlorfrei, holzfrei gestrichenes Bilderdruck der Papierfabrik Scheufelen
Druck und Bindung: Mayr Miesbach, Am Windfeld 15

Inhaltsübersicht

H. Olbing
Vorwort und Definitionen   7

H. Olbing, J. P. Norgaard und
J. C. Djurhuus
Primäre isolierte Enuresis nocturna   9

H. Olbing
**Idiopathische Dranginkontinenz
(Detrusorinstabilität)**   21

H. Olbing
Symptomatische Dranginkontinenz   45

H. Olbing
Harninkontinenz bei Miktionsaufschub   51

H. Olbing
Harninkontinenz bei Stakkatomiktion (Detrusor-Sphinkter-Dyskoordination)   59

H. Olbing
Harninkontinenz bei fraktionierter Miktion (Detrusorhypokontraktilität)   73

H. Olbing
Streßinkontinenz   79

H. Olbing
Zur Häufigkeit idiopathischer Blasenkontrollstörungen   83

K. Menzel
Psychosomatische und psychosoziale Aspekte der Enuresis im Kindesalter   85

Ch. Eggers
Psychologisch-psychiatrische Aspekte der Enuresis im Kindes- und Jugendalter   93

H. OLBING und B. LETTGEN
**Risiko von Uretermündungs-
stenosen und Refluxpersistenz
nach Refluxoperation
bei Blasenfunktionsstörung** 105

H. OLBING
**Stauungsnephropathie
infolge idiopathischer
Blasenfunktionsstörung** 115

E. GÄBEL und H. OLBING
**Verhaltenstherapie bei
Kindern mit funktioneller
Harninkontinenz** 125

H. OLBING
Enuresis nocturna bei Polyurie 141

H. OLBING
**Ständiges Harnträufeln bei
Mädchen mit normaler Miktion –
Ureterektopie** 145

J. D. VAN GOOL
**Harninkontinenz und
Obstruktion bei Kindern mit
Myelomeningozele** 157

H. OLBING
**Harninkontinenz als Symptom
einer Aszensionsstörung des
Rückenmarks (»spinales tethered
cord-Syndrom«)** 167

Autorenverzeichnis 177

Dank 178

Sachverzeichnis 179

Vorwort und Definitionen

H. OLBING

Jeder Kinderarzt sieht mehrmals in der Woche Kinder, die noch einnässen, obwohl sie für eine perfekte Blasenkontrolle schon alt genug sind. Sein Rüstzeug für die Betreuung dieser Patienten läßt ihn im Stich.

Bis in die allerletzte Zeit hinein hat er in der Fortbildung nur die Unterscheidung zwischen Enuresis nocturna, Enuresis diurna und Enuresis nocturna et diurna gelernt. Die Fortbildungsliteratur informiert ihn zwar über neue urodynamische Untersuchungsmethoden und über Funktionsstörungen des Detrusor und des externen Sphinkterapparates, welche mit diesen neuen Methoden identifiziert werden können. Diese Untersuchungen sind aber invasiv, zeitaufwendig und teuer und können nur bei einem Teil der Patienten durchgeführt werden.

Der Kinderarzt braucht eine therapieorientierte Charakterisierung auf der Grundlage einfacher Untersuchungen, die er selber durchführen kann. Eine solche wird in dieser Monographie vorgelegt. Dabei handelt es sich um eine Sammlung von Veröffentlichungen, welche seit 1987 in lockerer Folge in der Zeitschrift »pädiatrische praxis« erschienen sind. Die meisten stammen aus der Universitätsklinik für Kinder- und Jugendmedizin in Essen, in der seit mehreren Jahrzehnten in enger Zusammenarbeit mit der Urologischen Klinik Kinder mit Störungen im Grenzbereich zwischen Urologie und Nephrologie betreut werden.

Seit Beginn unserer Veröffentlichungen über die verschiedenen Formen des Einnässens sind einige wichtige neue Forschungsergebnisse bekannt geworden, vor allem für die isolierte Enuresis nocturna. Soweit die neuen Erkenntnisse unmittelbare Auswirkungen auch auf die Patientenbetreuung haben oder das Verständnis der klinischen Erscheinungsbilder erleichtern, wurden sie für diese Monographie berücksichtigt.

Das Kapitel über die isolierte Enuresis nocturna wurde neu formuliert, die Kapitel über die Terminologie, die Stauungsnephropathie bei Blasenfunktionsstörungen, über Harninkontinenz bei Polyurie und über die Häufigkeit der verschiedenen Formen idiopathischer Blasenkontrollstörungen wurden erstmals für diese Monographie geschrieben.

Das didaktische Ziel bestand darin, dem Leser Syndrome zu beschreiben, die er auch in seiner Praxis bzw. in seiner nicht auf urologisch-nephrologische Probleme spezialisierten Klinik identifizieren und mit Aussicht auf Besserung behandeln kann. Gleichzeitig wird ihm auch gesagt, bei welchen Befundkonstellationen er einen Patienten in eine spezialisierte und erfahrenere Hand überweisen sollte.

Die Anregung zu dieser Monographie ging noch von PAUL SCHWEIER aus. Nach einem Fortbildungsseminar in Obergurgl ermunterte er zu einer Artikelserie in der »pädiatrischen praxis«, später zu dieser Monographie. *Darum widme ich ihm dieses Buch!*

Als Enuresis wird in dieser Monographie jede normale, zumindest weitgehend vollständige Blasenentleerung am falschen Platz zur falschen Zeit von einem bestimmten Alter an definiert. Die Altersgrenze und die Vorstellung über den rechten Platz und die rechte Zeit für Blasenentleerungen sind von Kulturkreis zu Kulturkreis und sogar von Familie zu Familie verschieden. In unserem Kulturkreis wird erwartet, daß Kinder von mehr als 4 Jahren am Tage und von mehr als 5 Jahren in der Nacht trocken sind und daß Blasenentleerungen in der Regel in Toiletten erfolgen.

Als Harninkontinenz bezeichne ich jede Form von ungewolltem Harnabgang, der nicht durch normale Blasenentleerung zustande kommt. Eine Harninkontinenz ist Folge entweder einer strukturellen Anomalie oder einer neurogenen, psychogenen oder funktionellen Störung von Detrusor und/oder Sphinkterapparat.

Primäre isolierte Enuresis nocturna

H. Olbing, J. P. Norgaard und J. C. Djurhuus

Einleitung

Unter den Patienten mit Einnässen stellen diejenigen mit primärer isolierter Enuresis nocturna eine Entität dar. Sie sind ohne aufwendige Methoden identifizierbar. Für eine Behandlung stehen wirksame Methoden zur Verfügung, die bei anderen Formen des Einnässens unwirksam sind. Die wichtigste Aufgabe des Arztes ist eine präzise differentialdiagnostische Abgrenzung.

Alter beim Trockenwerden in der Nacht

Fergusson u. Mitarb. (9) fragten die Mütter von 1 265 unselektierten Kindern aus dem Stadtgebiet von Christchurch in Neuseeland jährlich bis zum Alter von 8 Jahren, ob ihr Kind nachts konstant trocken sei. Bis zum Alter von 5 Jahren nahm der Prozentsatz der nachts trocken gewordenen Kinder in großen Schritten bis 89% zu. Anschließend wurden die jährlichen Zuwachsraten immer kleiner. Mit 8 Jahren waren 3,3% der Kinder nachts noch nicht trocken geworden (Tab. 1).

Mädchen werden nach Untersuchungen von Largo u. Stutzle (29) früher nachts trocken als Jungen (Tab. 2). Forsythe u. Redmond (13) fanden bei der Langzeitbeobachtung von 629 mindestens 5 Jahre alten Kindern mit Bettnässen jährliche Spontanheilungsquoten von 14% bis zum 9. und anschließend von 16% bis zum 19. Lebensjahr. In unserem Kulturkreis haben noch ungefähr 1% der 20jährigen eine Enuresis nocturna.

Definitionen

Die Enuresis nocturna ist als Entleerung der Harnblase im Schlaf bei mehr als 5 Jahre alten Kindern definiert.

Als sekundär wird eine Enuresis bezeichnet, die nach einer Phase konstanter

Alter (Jahre)	Nachts trocken geworden (%)	Wiederauftreten von Bettnässen (%)
3	57,2	4,4
4	81,4	1,6
5	89,0	4,7
6	92,4	5,5
7	94,8	5,1
8	96,7	7,4

Tab. 1
Alter bei Trockenwerden nachts und bei Wiederauftreten von Bettnässen
(n = 1265); nach FERGUSSON u. Mitarb. (9)

Tab. 2
Prozentsatz der nachts trockenen Jungen und Mädchen von 2–6 Jahren (n = 413); nach LARGO u. STUTZLE (29)

Alter (Jahre)	Nachts trocken	
	Jungen (%)	Mädchen (%)
2	7	9
3	16	22
4	77	86
5	86	89
6	90	94

Trockenheit wieder auftritt. Das zur Abgrenzung von einer primären, d. h. seit Geburt kontinuierlich bestehenden Enuresis geforderte trockene Intervall variiert bei den verschiedenen Autoren; wir verlangen 3 Monate.

Die für die primäre isolierte Enuresis nocturna charakteristischen Kennzeichen sind in Tab. 3 zusammengestellt.

Pathophysiologie

NORGAARD (41, 42) fand bei 31 im Durchschnitt 12,3 Jahre alten Patienten mit primärer isolierter Enuresis nocturna nachts eine gegenüber der am Tag gemessenen funktionellen Blasenkapazität größere Harnmenge.

Patienten mit primärer isolierter Enuresis nocturna sind durch Nässe, Kälte, Lärm, Berühren und Schütteln nur sehr schwer erweckbar. Typisch ist folgende Aussage einer Mutter: »*Mein Kind würde nicht einmal wach, wenn ich in seinem Schlafzimmer eine Kanone abschösse.*« Diese Schwererweckbarkeit hat kein Äquivalent im Schlaf-EEG. Die Blasenentleerungen im Schlaf verteilen sich gleichmäßig auf alle elektroenzephalographisch definierten Schlafphasen (39, 41).

Im Gegensatz zu Gesunden, die nachts pro Stunde nur ungefähr halb so viel Harn ausscheiden wie am Tage (35), fanden NORGAARD u. Mitarb. (40) sowie RITTIG u. Mitarb. (48, 49) bei erfolglos mit der Klingelhose behandelten Kindern und Erwachsenen mit primärer isolierter Enuresis nocturna eine deutlich größere Nachtdiurese; die Sekretion von antidiuretischem Hormon während der Nacht war im Vergleich zu Gesunden vermindert (Abb. 1).

Urodynamische Untersuchungen bei Kindern mit primärer isolierter Enuresis nocturna haben weder am Tage noch während Blasenentleerungen im Schlaf Hinweise auf Funktionsstörungen des Detrusors, des Sphinkterapparates oder des Zusammenspiels zwischen beiden ergeben (38, 39, 41).

Anomalien von Nieren und Harntrakt sind ebenso wie Harnwegsinfektionen bei Patienten mit primärer isolierter Enuresis nocturna im Vergleich zu Gesunden nicht gehäuft (24). Auch nach jahrzehntelanger Persistenz führt diese Form der Enuresis nicht zu somatischen Schäden.

Unter den Verwandten 1. und 2. Grades von Patienten mit primärer isolierter Enuresis nocturna wurde eine deutliche Häufung der gleichen Enuresisform festgestellt (1, 19, 22). Untersuchungen an Geschwistern in Kibbuzen sprachen gegen eine ursächliche Bedeutung von Umgebungsfaktoren beim Zustandekommen einer isolierten Enuresis nocturna und für eine hereditäre Ursache (26).

Psychopathologie

Entgegen einer weit verbreiteten Meinung gibt es bisher keine Beweise für eine ursächliche Bedeutung psychischer Faktoren für die primäre isolierte Enuresis nocturna. Eine über längere Zeit persistierende Enuresis nocturna kann aber psychische Schäden verursachen. In unserem Kulturkreis fühlt sich ein Kind als Versager, wenn es seine Harnblase in einem Alter, in welchem seine Umgebung, vor allem die Mutter, dies von ihm erwartet, nicht kontrollieren kann.

Bei einer 1981 veröffentlichten Umfrage in den USA erwarteten die Eltern im Durchschnitt, daß Kinder mit 2¾ Jahren nachts trocken werden (52).

1. Seit Geburt jede Nacht Enuresis (das Bett »schwimmt«)
2. Patient wird weder durch Harndrang noch durch Harnabgang, nasses oder kaltes Bett wach
3. Patient ist durch Geräusche oder Berührung nur sehr schwer zu wecken
4. Am Tage trocken, keine pathologischen Drangsymptome oder Haltemanöver
5. Am Tage Miktionsabstände und -ablauf normal

Tab. 3
Charakteristische Anamnese für eine primäre isolierte Enuresis nocturna

Abb. 1
Unterschiede von Harnvolumen (Uvol), Harnosmolalität (Uosm) und Sekretion von antidiuretischem Hormon (AVP) in der Nacht zwischen Gesunden und Patienten mit primärer isolierter Enuresis nocturna; nach Norgaard u. Mitarb. (40) und Rittig u. Mitarb. (48)

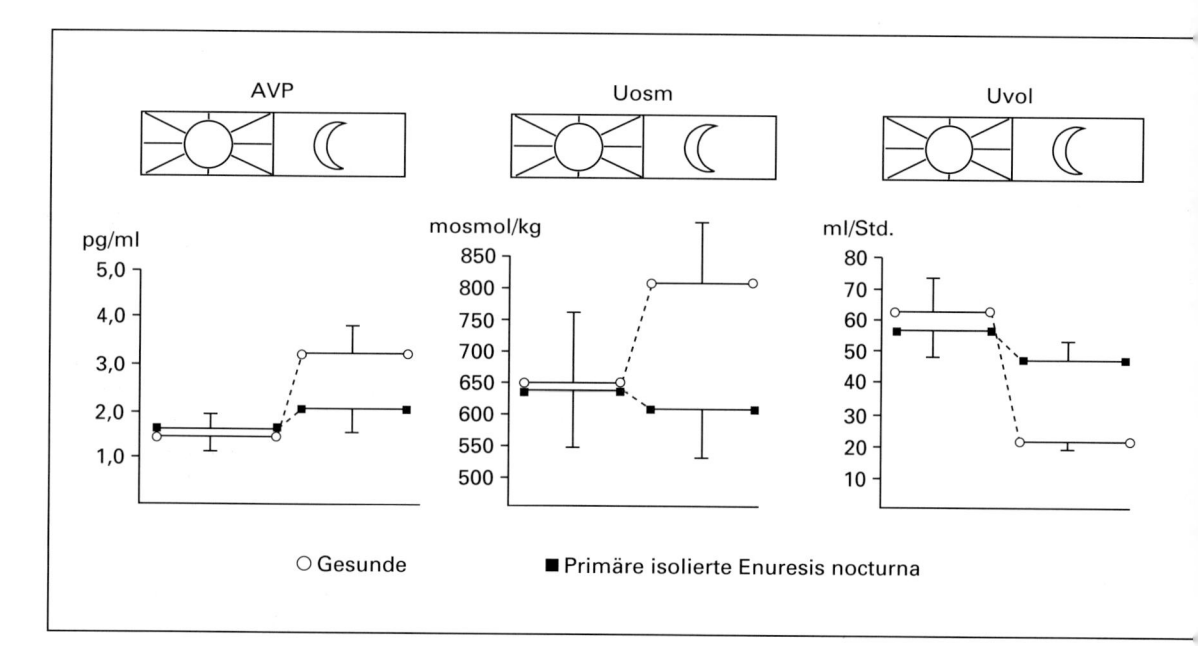

○ Gesunde   ■ Primäre isolierte Enuresis nocturna

Für das »rechtzeitige« Trockenwerden fühlt sich eine Mutter ihrem Kind gegenüber verantwortlich. Wird ein Kind im vermeintlich hierfür normalen Alter nicht trocken, stellen sich bei vielen Müttern Enttäuschung und die Frage nach eigenen Erziehungsfehlern ein.

Wir halten die 1990 veröffentlichte Studie über 127 Kinder mit Enuresis nocturna in Dublin auch für Deutschland für repräsentativ; nur 14% der Eltern gaben an, sie fühlten sich durch das Bettnässen ihres Kindes nicht nennenswert belastet (5).

Eine erhebliche Rolle spielt der Ekel beim Wechseln von nassem Bettzeug (21).

MENZEL spricht anschaulich vom »Bettnässerelend«, das sich aus dem Gefühl des eigenen Versagens beim Kind und dem Verdacht der Mutter auf Nachlässigkeit oder gar böse Absicht beim nicht rechtzeitig trocken gewordenen Kind entwickelt (s. S. 85ff).

Bei Patienten mit Enuresis nocturna wird das Versagen so lange wie möglich gegenüber der Umwelt verheimlicht. Dies wird aber schwierig, wenn der Patient in ein Alter kommt, in welchem Übernachtungen bei Verwandten oder Freunden und eine Teilnahme an mehrtägigen Klassenfahrten aktuell werden. In prospektiven Studien fanden sich bei Schulkindern mit Enuresis nocturna häufiger emotionale Störungen als bei gesunden Gleichaltrigen (26).

Die Untersuchung eines Kindes mit Enuresis nocturna

Entscheidend ist die A n a m n e s e (Tab 4). Es gilt zunächst zu klären, ob die in Tab. 3 zusammengestellten Kennzeichen einer primären isolierten Enuresis nocturna vorliegen. Darüber hinaus dient die Anamnese der Differentialdiagnose. Folgende Angaben sprechen für die Möglichkeit, daß es sich bei Bettnässen um die nächtliche Manifestation einer Dranginkontinenz (s. S. 21ff), einer Inkontinenz bei Miktionsaufschub (s. S. 51ff) oder einer Detrusor-Sphinkter-Dyskoordination handelt (s. S. 59ff):

1. *Angaben für die Nacht:*
   a) Wechsel großer und kleinerer im Schlaf entleerter Harnvolumina (Bett im Wechsel »schwimmend« und nur feucht).
   b) Patient wird nachts durch Harndrang wach.
   c) Patient wird schon nachts durch die Nässe des Bettes wach bzw. zieht sich nach dem Einnässen die nassen Sachen im Halbschlaf aus.

2. *Verhalten am Tage:*
   a) Gehäufter Harndrang.
   b) Auffällige Drangsymptome und Haltemanöver bei Harndrang.
   c) Harninkontinenz (nasse oder feuchte Kleidung).
   d) Miktion erschwert oder stotternd.

3. *Rezidivierende Harnwegsinfektionen.*

Eine sorgfältige k ö r p e r l i c h e U n t e r s u c h u n g und eine H a r n u n t e r s u c h u n g sind bei jedem Kind mit Bettnässen o b l i g a t, eine Ultraschalluntersuchung von Nieren und Harnwegen kann auf Patienten mit Harnwegsinfekten oder mit sekundärer Enuresis nocturna, mit Einnässen auch am Tage und mit Miktionsstörungen begrenzt werden (24).

Therapie

Die B e h a n d l u n g s i n d i k a t i o n bei einem Kind mit primärer isolierter Enuresis nocturna hängt vom Leidensdruck des Patienten und der Mutter ab. Man beginnt mit allgemeinen Maßnahmen. Sofern diese erfolglos bleiben, trifft man aufgrund der Situation des einzelnen Patienten die Auswahl zwischen den zur Verfügung stehenden intensiveren Methoden. *Ziel der Behandlung ist, daß der Patient nachts vollständig trocken wird.*

▷

Tab. 4
Anamnesefragebogen bei isolierter primärer Enuresis nocturna

Toilettengang

Wie oft geht Ihr Kind pro Tag zum Wasserlassen? __4–5x__

	ja	nein	?
Fordern Sie Ihr Kind zum Wasserlassen auf?		X	
Muß Ihr Kind während des Wasserlassens anhaltend pressen?		X	
Wasserlassen erfolgt in einem Zug?	X		
– mit Unterbrechungen?		X	
Ist der Harnstrahl kräftig?	X		

Verhalten bei Harndrang

	ja	nein	?
Hat Ihr Kind urplötzlich überstarken Drang?		X	
Benutzt es Haltemanöver um den Drang zurückzuhalten?		X	
– herumhampeln, Beine zusammenpressen?		X	
– Fersensitz?		X	
Rennt es zur Toilette?		X	
Schiebt es das Wasserlassen möglichst lange auf und hat dann überstarken Druck?		X	
Wenn ja: In welchen Situationen?			

Einnässen am Tag

	ja	nein	?
		X	
War Ihr Kind tagsüber schon mal trocken?			
Wenn ja: wie lange?			
Hat Ihr Kind die Wäsche feucht?			
– naß?			
Näßt es überwiegend nachmittags?			
– verteilt über den Tag?			
– in welchen Situationen?			
Wie oft näßt Ihr Kind in der Woche ein?			

Einnässen in der Nacht

	ja	nein	?
	X		
War Ihr Kind nachts schon mal trocken?		X	
Wenn ja: wie lange?			
Ist das Bettzeug triefend naß?	X		
– feucht?			
– abwechselnd feucht und naß?			
Wird Ihr Kind nachts durch Harndrang wach?		X	
Wird Ihr Kind im nassen Bett wach?		X	
Ist Ihr Kind auffällig schwer erweckbar?	X		
Näßte jemand aus der Verwandtschaft lange ein?	X		
Wenn ja: Wer? __Onkel väterlicherseits, Vater?__			

Allgemeine Maßnahmen

Wir versichern dem Patienten und der Mutter, daß es sich um eine erbliche Störung handelt, nicht um die Folge von Nachlässigkeit, Bosheit oder falscher Anleitung. Außerdem weisen wir auf die somatische Ungefährlichkeit, auf die hohe Spontanheilungsquote, aber vor allem auf die sehr guten Ergebnisse bei den heute zur Verfügung stehenden Behandlungsmethoden hin.

Ist es schon zu trockenen Nächten gekommen, werden diese als Beweise dafür, daß der Patient nachts trocken bleiben kann, ausdrücklich hervorgehoben. Jede Bestrafung für Nächte mit Enuresis, auch in subtilster Form, muß vermieden werden. Dabei ist zu berücksichtigen, daß Kinder sich manchmal schon durch eine spürbare oder vermeintliche Enttäuschung der Mutter bestraft fühlen, selbst wenn diese nur in der Körpersprache ausgedrückt wird. Die Mutter wird gebeten, den Patienten in der Zukunft nach trockenen Nächten zu loben und in der Erwartung einer weiteren Besserung zu bestärken.

Vom 5. Lebensjahr an können Kinder in der Regel verstehen, daß es sich bei ihrer Enuresis um ihr persönliches Problem handelt, dessen Überwindung am ehesten mit eigener Mitarbeit gelingt. Wir erklären ihnen, daß sie in der Therapie eine aktive Rolle übernehmen müssen. Der Patient sollte unmittelbar vor dem Zubettgehen seine Blase entleeren. Eine Normalisierung der Flüssigkeitszufuhr in den Abend- und späten Nachmittagsstunden ist bei Kindern mit sehr großen Trinkmengen sinnvoll. Kinder mit Enuresis nocturna sollten nachts eine Windel tragen. Es sollte im voraus festgelegt werden, wer nach einer Nacht mit Enuresis die Arbeit mit den nassen Windeln übernimmt, damit es nicht immer wieder zu Gesprächen oder gar Auseinandersetzungen kommt, durch die sich das Kind beschämt und vielleicht sogar verletzt fühlt.

Wir empfehlen, unmittelbar nach dem Aufwachen morgens vom Patienten in eine vorbereitete Liste für eine trockene bzw. für eine nasse Nacht Symbole eintragen zu lassen (Abb. 2).

DEVLIN und O'CATHAIN (5) berichten, daß von ihren 127 Patienten mit Enuresis nocturna 22 nach derartigen allgemeinen Behandlungsmaßnahmen trocken wurden.

Apparative Verhaltenstherapie

Dieses erstmals von PFAUNDLER (44) eingesetzte Verfahren setzt eine nicht unbeträchtliche Kooperationsfähigkeit und -bereitschaft des Patienten und von Mutter oder Vater voraus, die nur bei deutlichem Leidensdruck und bei einem »schulreifen« Kind zu erwarten sind. Während der letzten Jahre haben sich K l i n g e l h o s e n durchgesetzt. Sie müssen während der Behandlungszeit jede Nacht getragen werden. Weil der schwer erweckbare Patient trotz des bei Harnabgang ertönenden akustischen Signals weiterschläft, muß ein normal erweckbarer Elternteil in der Nähe des Patienten schlafen und diesen jedesmal beim Ertönen des akustischen Signals vollständig wecken und zur Toilette führen. Bei manchen Patienten sind sehr energische Weckmanöver erforderlich, beispielsweise der Einsatz eines nassen und kalten Lappens. Auf der Toilette muß der Patient versuchen, seine Blase zu entleeren.

Aus tiefem Schlaf abrupt aufgeweckt werden, ist unangenehm. Die Patienten sind hierauf vorzubereiten und wissen, daß das Aufwecken keine Strafe für das Bettnässen, sondern eine Hilfe zum Trockenwerden ist. Ich erkläre dies meinen Patienten im Beisein der Eltern. Darüber hinaus empfehle ich, daß Vater oder Mutter jeden Abend nach dem Anlegen der Klingelhose mit dem Patienten bespricht, was in der Nacht zu erwarten ist und welchen Sinn das Aufwecken im Falle des Einnässens hat. Außerdem empfehle ich, daß Patient und Eltern sich auf ein Geschenk einigen, welches nach 4 Wochen mit aufeinander folgenden trockenen Nächten überreicht wird.

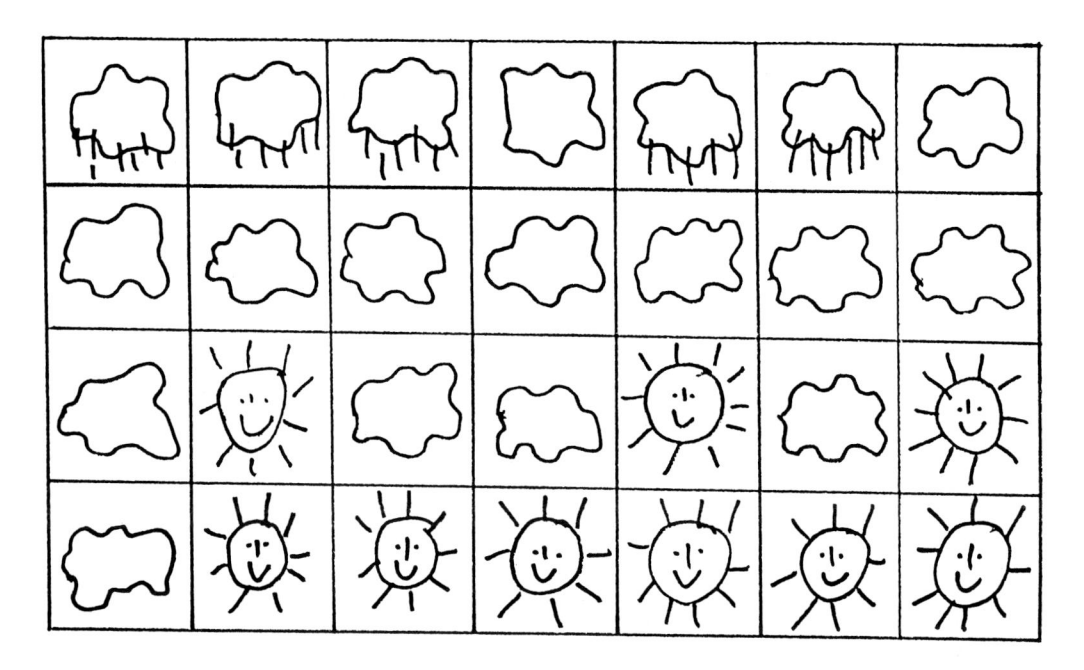

Abb. 2
Symbolliste eines Patienten mit isolierter primärer Enuresis nocturna während Behandlung mit apparativer Verhaltenstherapie.

Sonne: Patient war trocken
Wolke: Patient war feucht
Wolke mit Regen: Patient war triefend naß

Die Eltern müssen wissen, daß es zu einem normalen Behandlungsverlauf gehört, wenn das Bett während der ersten Nächte nach dem Klingelsignal weiter »schwimmt« bzw. die Windel klatschnaß ist. Meist zeigt sich erst nach einigen Tagen oder sogar Wochen, daß die beim Ertönen des Signals entleerte Harnmenge kleiner geworden ist. Der Patient und seine Eltern sollen im voraus darüber informiert sein, daß dies ein erster Schritt zum Behandlungsziel ist.

Im Durchschnitt dauert es bei einem Kind mit primärer isolierter Enuresis nocturna während einer apparativen Verhaltenstherapie 18 Nächte bis zum Trockenwerden. Nach 2 Monaten sind durchschnittlich 60% der Patienten trocken, nach 4 Monaten 80%.

Die Klingelhose wird so lange getragen, bis der Patient 4 Wochen hintereinander nachts trocken ist. Ist der Patient nach 4 Monaten noch nicht trocken, sollte diese Behandlung als erfolglos beendet werden.

Die verschiedenen im Handel angebotenen Modelle unterscheiden sich nicht in ihrer Effektivität. Sie kosten um DM 250,–. Die Behandlungsergebnisse werden durch Verhaltensstörungen beim Kind und durch familiäre Belastungen ungünstig beeinflußt (7) und sind proportional dem Leidensdruck bei Patient und Eltern (5). Bei kontrollierten Vergleichen erwies sich die apparative Verhaltenstherapie im Vergleich zu DDAVP (59) und Imipramin (58) als signifikant wirksamer.

Nach unseren Erfahrungen sind Patienten und Eltern mit deutlichem Leidensdruck nach ausreichender Vorinformation in der Regel zu den mit einer apparativen Verhaltenstherapie verbundenen Anstrengungen zu motivieren. Den Behandlungsablauf nachhaltig störende technische Gerätedefekte sind mit den heute angebotenen Modellen selten. Die vor dem äußeren Genitale getragenen Sensoren sind allerdings so empfindlich, daß sie bei stark schwitzenden Patienten schon ohne Harnabgang das akustische Signal auslösen können. Die Heilungsquote liegt bei 75–80%.

Das von manchen Autoren gefürchtete Neuauftreten anderer Störungen nach erfolgreicher apparativer Verhaltenstherapie einer isolierten primären Enuresis nocturna im Sinne eines Symptomwechsels ist unseres Wissens bisher nicht dokumentiert worden. Vielmehr bessere sich nach erfolgreicher apparativer Verhaltenstherapie die psychische Verfassung, gemessen als Selbsteinschätzung der Schulleistung und des Beliebtheitsgrades (36).

Für die Wirkungsweise der apparativen Verhaltenstherapie gibt es eine Reihe theoretisch einleuchtender Erklärungsversuche. Die meisten sind nicht damit in Einklang zu bringen, daß das Behandlungsziel auch dann erreicht wird, wenn das Klingelsignal statt beim Kind nur im Zimmer der getrennt schlafenden Eltern ertönt, sofern einer der Eltern das Kind anschließend sofort weckt. Nach unserer Auffassung ist der Wirkungsmechanismus der apparativen Verhaltenstherapie noch nicht geklärt. Wir erklären dem Patienten und den Eltern vor Behandlungsbeginn, daß die kurative Komponente dieser Behandlung im vollständigen Wecken unmittelbar nach der Blasenentleerung im Schlaf besteht und die Klingelhose nur die Aufgabe hat, den richtigen Zeitpunkt für die eigentliche kurative Maßnahme anzuzeigen.

DDAVP *(Minirin)*

DDAVP *(Minirin)* ist ein Analogon des antidiuretischen Hormons. Es wird abends intranasal mit Dosierspray verabreicht. Ein Teil der Patienten wird bei einer Dosis von 20 µg (= 2 Hübe) trocken, einige weitere bei Erhöhung auf 30 µg (= 3 Hübe) bzw. 40 µg (= 4 Hübe) (35, 49). In den bisherigen kontrollierten Therapiestudien wurden ungefähr ⅔ der Patienten für die Zeit der Behandlung mit DDAVP trocken, die Mehrzahl erlitt jedoch nach dem Absetzen einen Relaps. Der Prozentsatz der über das Behandlungsende hinaus trocken bleibenden Patienten liegt bei 20–30% (34, 48, 49, 57).

Bei Patienten mit Enuresis nocturna, die auf eine DDAVP-Behandlung ansprechen, tritt der Effekt schon in wenigen Tagen ein. Er erschöpft sich in der Regel auch bei jahrelanger Therapie nicht. Im Vergleich mit der apparativen Verhaltenstherapie erwies sich DDAVP als gleich wirksam, so lange es verabreicht wurde; 3 Monate nach Behandlungsende zeigte die Patientengruppe mit apparativer Verhaltenstherapie signifikant bessere Ergebnisse als die mit DDAVP (59).

Normale Flüssigkeitszufuhr vorausgesetzt ist eine DDAVP-Behandlung bei Kindern mit Enuresis nocturna ohne zusätzliche andere Erkrankungen ungefährlich. Einige Patienten klagen über eine Irritation der Nasenschleimhaut.

Der kurative Effekt des DDAVP bei einer Enuresis nocturna beruht auf seiner antidiuretischen Wirkung. Er steht in gutem Einklang mit dem Nachweis einer verminderten nächtlichen Sekretion von antidiuretischem Hormon bei derartigen Patienten.

Behandlungskosten: bei einer Dosis von 20 µg DM 5,– pro Behandlungstag.

Andere Methoden

Eine Behandlung der isolierten primären Enuresis nocturna mit I m i p r a m i n *(Tofranil)* oder verwandten Substanzen ist wegen der hohen Relapsquote nach Therapieende (50) und der geringen therapeutischen Breite (Intoxikationsgefahr) nach meiner Einschätzung o b s o l e t.

O x y b u t y n i n *(Dridase)*, ein Anticholinergikum, hat sich bei der primären isolierten Enuresis nocturna als u n w i r k s a m erwiesen (30). Gleiches dürfte für die anderen Anticholinergika *(Mictonorm, Spasuret, Uro-Ripirin)* gelten.

Die bisher veröffentlichten Erfahrungen mit Psychotherapie, Hypnose, Suggestion und Akupunktur beziehen sich auf nicht ausreichend scharf definierte Patientengruppen und sind unkontrolliert.

Vorschlag für das praktische Vorgehen

Wir lassen nach der Erstvorstellung 1–2 Wochen lang die Häufigkeit der Enuresis nocturna protokollieren und beginnen dann mit den allgemeinen Behandlungsmaßnahmen. Führen diese nach 4 Wochen nicht zu einer befriedigenden Besserung, verordnen wir eine *apparative Verhaltenstherapie* (= Therapie der 1. Wahl im Regelfall). Patienten, die hierbei nach 4 Monaten nicht trocken geworden sind, verordnen wir DDAVP (= Therapie der 2. Wahl) in einer Initialdosis von 20 µg (= 2 Hübe vor dem Zubettgehen). Bei unbefriedigendem Effekt innerhalb von 1 Woche steigern wir auf 30 µg (= 3 Hübe), nach einer weiteren Woche auf 40 µg (= 4 Hübe). Sofern 40 µg nach 1–2 Monaten nicht zur vollständigen Trockenheit nachts geführt haben, setzen wir das Medikament ab. Bei Kindern, die unter DDAVP trocken geblieben sind, verabreichen wir die bis zum Beginn der Trockenheit erreichte Dosis in der Regel für 6 Monate und machen dann einen Absetzversuch. Bei einigen Patienten mit starkem Leidensdruck und Unwirksamkeit einer apparativen Verhaltenstherapie kann eine langdauernde, unter Umständen sogar lebenslange Therapie mit *Minirin* indiziert sein.

Bei Patienten mit erfolgloser, falsch durchgeführter apparativer Verhaltenstherapie stellen wir den Fehler ab und wiederholen diese Therapie.

Bei folgenden Patienten setzen wir DDAVP als T h e r a p i e d e r 1. W a h l ein:

1. Der Patient soll aufgrund besonderer Umstände in weniger als 3 Wochen trocken sein, z. B. wegen einer geplanten Klassenfahrt oder eines Besuches mit Übernachtung.

2. Patient und Eltern lehnen eine apparative Verhaltenstherapie ab, z. B. wegen ungünstiger Wohnverhältnisse oder weil kein Elternteil die Aufgabe des Weckens übernehmen kann oder will.

3. Eine von einem vorbetreuenden Arzt richtig durchgeführte apparative Verhaltenstherapie blieb erfolglos.

Schlußbemerkungen

Ein erheblicher Teil der Kinder mit primärer isolierter Enuresis nocturna wird auch heute noch entweder überhaupt nicht oder erst sehr spät einem Arzt vorgestellt (8, 21). Offenbar hat sich bei den Eltern noch nicht herumgesprochen, daß heute erfolgversprechende und zumutbare Behandlungsmethoden zur Verfügung stehen.

Literatur

1. BAKWIN, H.: Enuresis in twins. Am. J. Dis. Child. **121**, 222–225 (1971).
2. BERG, I., D. FIELDING u. R. MEADOW: Psychiatric disturbance, urgency, and bacteriuria in children with day and night wetting. Arch. Dis. Childh. **52**, 651–657 (1977).
3. BERG, I., I. FORSYTHE u. R. McGUIRE: Response of bedwetting to the enuresis alarm. Influence of psychiatric disturbance and maximum functional bladder capacity. Arch. Dis. Childh. **57**, 394–396 (1982).
4. CEDERBLAD, M. u. S. I. A. RAHIM: Epidemiology of nocturnal enuresis in a part of Khartoum, Sudan. Acta paediat. scand. **75**, 1021–1027 (1986).

5. DEVLIN, J. B. u. C. O'CATHAIN: Predicting treatment outcome in nocturnal enuresis. Arch. Dis. Childh. **65**, 1158–1161 (1990).
6. DIMSON, S. B.: DDAVP and urine osmolality in refractory enuresis. Arch. Dis. Childh. **61**, 1104–1107 (1986).
7. DISCHE, S. u. Mitarb.: Childhood nocturnal enuresis: Factors associated with outcome of treatment with an enuresis alarm. Devl. Med. Child Neur. **25**, 67–80 (1983).
8. ESSEN, I. u. C. PECKHAM: Nocturnal enuresis. Devl. Med. Child Neur. **8**, 577 (1976).
9. FERGUSSON, D. M. u. Mitarb.: Factors related to the age of attainment of nocturnal bladder control: an 8-year longitudinal study. Pediatrics **78**, 884–890 (1986).
10. FERRIE, B. G., J. MacFARLANE u. E. S. GLEN: DDAVP in young enuretic patients: a double blind trial. Br. J. Urol. **56**, 376–378 (1984).
11. FIELDING, D.: The response of day and night wetting children and children who wet only at night to retention control training and the enuresis alarm. Behav. Res. Therapy **18**, 305–317 (1979).
12. FORDHAM, K. E. u. S. R. MEADOW: Controlled trial of standard pad and bell alarm against mini alarm for nocturnal enuresis. Arch. Dis. Childh. **64**, 651–656 (1989).
13. FORSYTHE, W. I. u. A. REDMOND: Enuresis and spontaneous cure rate. Study of 1129 enuretics. Arch. Dis. Childh. **49**, 259–263 (1974).
14. FORSYTHE, W. I. u. R. J. BUTLER: Fifty years of enuretic alarms. Arch. Dis. Childh. **64**, 879–885 (1989).
15. FOXMAN, B., R. BURCIAGA VALDEZ u. R. H. BROOK: Childhood enuresis: prevalence, perceived impact, and prescribed treatments. Pediatrics **77**, 482–487 (1986).
16. GERBER, W.-D.: Verhaltensmedizinische Aspekte der Pädiatrie. In: MILTNER, W., N. BIRBAUMER u. W.-D. GERBER (Hrsg.): Verhaltensmedizin, S. 438–466. Springer, Berlin 1986.
17. GLICKLICH, L. B.: An historical account of enuresis. Pediatrics **8**, 859–876 (1951).
18. GOOL, v. J. D. u. D. G. A. JONGE: Urge syndrome and urge incontinence. Arch. Dis. Childh. **64**, 1629–1634 (1989).
19. HALLGREN, B.: Enuresis – a clinical and genetic study. Acta psychiat. neurol. scand. Suppl. **114**, 123–134 (1957).
20. HALLIDAY, S., S. R. MEADOW u. I. BERG: Successful management of daytime enuresis using alarm procedures: a randomly controlled trial. Arch. Dis. Childh. **62**, 132–137 (1987).
21. HAQUE, M. u. Mitarb.: Parental perceptions of enuresis – a collaborative study. Am. J. Dis. Child. **135**, 809–811 (1981).
22. JÄRVELIN, M. R. u. Mitarb.: Enuresis in seven-year-old children. Acta paediat. scand. **77**, 148–153 (1988).
23. JÄRVELIN, M. R.: Developmental history and neurological findings in enuretic children. Devl. Med. Child Neurol. **6**, 736–744 (1989).
24. JÄRVELIN, M. R. u. Mitarb.: Screening of urinary tract abnormalities among day and nightwetting children. Scand. J. Urol. Nephrol. **24**, 181–189 (1990).
25. JÄRVELIN, M. R. u. Mitarb.: Aetiological and precipitating factors for childhood enuresis. Acta paediat. scand. **80**, 361–369 (1991).
26. KAFFMAN, M. u. E. ELIZUR: Infants who become enuretics: A longitudinal study of 161 Kibbutz children. Monogr. Soc. Res. Child Dev. **42**, 2–12 (1977).
27. KLACKENBERG, G.: Nocturnal enuresis in a longitudinal perspective. Acta paediat. scand. **70**, 453–457 (1981).
28. KNUDSEN, V. B. u. Mitarb.: Long-term treatment of nocturnal enuresis with desmopressin. Urol. Res. **19**, 237–240 (1991).
29. LARGO, R. H. u. W. STUTZLE: Longitudinal study of bowel and bladder control by day and at night in the first six years of life. I: Epidemiology and interrelations between bowel and bladder control. Devl. Med. Child Neur. **19**, 598–606 (1977).
30. LOVERING, J. S., S. E. TALLET u. J. B. J. McKENDRY: Oxybutynin efficacy in the treatment of primary enuresis. Pediatrics **82**, 104–106 (1988).
31. LOVIBOND, S. H.: Conditioning and enuresis. Pergamon Press, Oxford 1964.
32. McGEE, R. u. Mitarb.: A longitudinal study of enuresis from five to nine years. Aust. paediat. J. **20**, 39–42 (1984).
33. MIKKELSEN, E. J. u. Mitarb.: Childhood enuresis. I. Sleep patterns and psychopathology. Archs gen. Psychiat. **37**, 1139–1144 (1980).
34. MILLER, K., S. GOLDBERG u. B. ATKIN: Nocturnal enuresis: Experience with long-term use of intranasally administered desmopressin. J. Pediat. **114**, 723–726 (1989).
35. MILLS, J. M.: Diurnal rythm in urine flow. J. Physiol. **113**, 528 (1951).
36. MOFFATT, M. E. K., C. KATO u. I. B. PLESS: Improvements in self-concept after treatment of nocturnal enuresis: randomized controlled trial. J. Pediat. **110**, 647–652 (1987).
37. MOFFATT, M. E. K.: Nocturnal enuresis: psychologic implications of treatment and nontreatment. J. Pediat. **114**, 697–704 (1989).
38. NORGAARD, J. P.: Urodynamics in enuretics. I. und II. Neurourol. Urodynam. **8**, 199–211 und 213–217 (1989).
39. NORGAARD, J. P. u. Mitarb.: Simultaneous registration of sleep-stages and bladder activity in enuresis. Urology **26**, 316 (1985).

40. NORGAARD, J. P., E. B. PEDERSEN u. J. C. DJURHUUS: Diurnal anti-diuretic-hormone levels in enuretics. J. Urol. **134,** 1029–1031 (1985).

41. NORGAARD, J. P. u. Mitarb.: Sleep cystometries in children with nocturnal enuresis. J. Urol. **141,** 1156–1159 (1989).

42. NORGAARD, J. P., S. RITTIG u. J. C. DJURHUUS: Nocturnal enuresis: An approach to treatment based on pathogenesis. J. Pediat. **114,** 705–710 (1989).

43. OPPEL, W. C., P. A. HARPER u. R. F. RIDER: The age of attaining bladder control. Pediatrics **42,** 614–626 (1986).

44. PFAUNDLER, M.: Demonstration eines Apparates zur selbständigen Signalisierung stattgehabter Bettnässung. Verh. Ges. Kinderheilk. **21,** 219–220 (1904).

45. POST, E. M. u. Mitarb.: Desmopressin response of enuretic children. Effects of age and frequency of enuresis. Am. J. Dis. Child. **137,** 962–963 (1983).

46. QUASCHNER, K. u. F. MATTEJAT: Kooperation und Behandlungsabbruch: Eine Untersuchung zum Verlauf von Therapien bei Kindern mit Enuresis. Z. Kinder-Jugendpsychiat. **17,** 119–124 (1989).

47. REW, D. A. u. J. S. H. RUNDLE: Assessment of the safety of regular DDAVP therapy in primary nocturnal enuresis. Br. J. Urol. **63,** 352–353 (1989).

48. RITTIG, S. u. Mitarb.: Abnormal diurnal rythm of plasma vasopressin and urinary output in patients with enuresis. Am. J. Physiol. **256,** 664–671 (1989).

49. RITTIG, S. u. Mitarb.: Long-term double-blind cross-over study of desmopressin intranasal spray in the management of nocturnal enuresis. In: MEADOW, S. R. (Hrsg.): Desmopressin in nocturnal enuresis, S. 43–53. Honus Med. Public., England 1989.

50. ROHNER, T. J. u. E. J. SANFORD: Imipramine toxicity. J. Urol. **114,** 402–403 (1975).

51. SHAFFER, D., A. GARDENER u. B. HEDGE: Behaviour and bladder disturbance of enuretic children: a rational classification of a common disorder. Devl. Med. Child Neur. **26,** 781–792 (1984).

52. SHELOV, S. P. u. Mitarb.: Enuresis: A contrast of attitudes of parents and physicians. Pediatrics **67,** 707–710 (1981).

53. STEGAT, H.: Apparative Verhaltenstherapie der Enuresis. Kinderarzt **18,** 502–504 (1987).

54. STEGAT, H.: Apparative Verhaltenstherapie der Enuresis und Behandlungsbetreuung. Kinderarzt **21,** 442–447 (1990).

55. STEGAT, H.: Apparative Verhaltenstherapie der Enuresis und Behandlungsabbruch. Kinderarzt **21,** 1131–1135 (1990).

56. SUKHAI, R. N., J. MOL u. A. S. HARRIS: Combined therapy of enuresis alarm and desmopressin in the treatment of nocturnal enuresis. Eur. J. Pediat. **148,** 465–467 (1989).

57. TERHO, P.: Desmopressin in nocturnal enuresis. J. Urol. **145,** 818–820 (1991).

58. WAGNER, W. u. Mitarb.: A controlled comparison of two treatments for nocturnal enuresis. J. Pediat. **101,** 302–307 (1982).

59. WILLE, S.: Comparison of desmopressin and enuresis alarm for nocturnal enuresis. Arch. Dis. Childh. **61,** 30–33 (1986).

Idiopathische Dranginkontinenz (Detrusorinstabilität)

H. Olbing

Einleitung

Die Dranginkontinenz gehört zu den bei Kindern häufigsten Formen einer Harninkontinenz. Bei Mädchen geht sie meist mit häufig rezidivierenden Harnwegsinfektionen einher. Die Patienten stehen in der Regel unter erheblichem Leidensdruck. Da ein Großteil der Mütter die Inkontinenz irrtümlich als Folge einer Unart ansieht und die Patienten die hieraus oft abgeleiteten Erziehungsmaßnahmen als ungerecht empfinden, kommt es häufig in den Familien zu Interaktionsstörungen.

Der größte Teil der für die Betreuung dieser Patienten erforderlichen diagnostischen und therapeutischen Verfahren steht niedergelassenen Kinderärzten zur Verfügung. Meistens kann durch eine sachgerechte Behandlung, deren gezielter individueller Einsatz vor allem zeitaufwendige Anamnese- und Therapiegespräche voraussetzt, eine Besserung erzielt werden. Eine wichtige ärztliche Aufgabe ist die Beschränkung invasiver Untersuchungsmethoden auf das notwendige Maß.

Eine exemplarische Beobachtung

Die 6½jährige Patientin wurde wegen rezidivierender Harnwegsinfektionen mit sekundärem Bettnässen überwiesen. Vor 2 Jahren hatte es mit einer akuten Zystourethritis begonnen. Obschon die akuten Symptome und die pathologischen Harnbefunde unter einer antibiotischen Behandlung prompt verschwunden seien, habe die Patientin, die mit 3 Jahren trocken geworden war, seitdem nachts wieder regelmäßig eingenäßt. Dabei wechselte das Volumen des abgehenden Harns sehr stark: mal »schwamm das Bett«, mal kam es nur zu einem kleinen feuchten Flecken. Die Patientin wurde mehrmals in jeder Woche nachts durch Harndrang wach. War das Bett klatschnaß, so wachte sie lange vor der normalen Aufstehzeit auf. Die Patientin war schon durch relativ leichte exogene Reize erweckbar. Im letzten Jahr sei 4mal eine Harnwegsinfektion aufgetreten und antibiotisch behandelt worden. Die letzte Harnwegsinfektion lag 4 Monate zurück.

Erst bei gezielter Befragung erfuhr ich, daß die Patientin auch jeden Tag mehrmals während sehr plötzlicher und von Anfang an überstarker Drangsymptome trotz intensiver Haltemanöver Harn verlor. Dabei wurde die Kleidung meist nur feucht, nicht naß. Außerhalb der Drangepisoden war sie am Tage trocken. Die Willkürmiktion verlief normal. Eine familiäre Belastung mit Einnässen bestand nicht. Der bisher betreuende Kinderarzt hatte Röntgenuntersuchungen des Harntrakts veranlaßt. Ein Miktionszystourethrogramm zeigte eine deutliche Zähnelung der Blasenrandkontur, das Ausscheidungsurogramm war normal. Die körperliche Untersuchung ergab keine pathologischen Befunde.

Die Miktion verlief normal ohne Restharn.

Die Patientin erschien mir und einer Psychologin unserer Klinik intellektuell und in der psychosozialen Entwicklung unauffällig. Sie litt sehr unter ihrer Dranginkontinenz, vor allem wegen gelegentlicher Hänseleien in der Schule. Auf Interaktionsstörungen zwischen ihr und den übrigen Familienmitgliedern ergaben sich keine Hinweise.

Im Spontanharn waren chemische, mikroskopische und bakteriologische Befunde unauffällig.

Die Ultraschalluntersuchung ergab eine Blasenwanddicke von 3 mm (normal).

Ich ließ an 2 Tagen die Zeiten und Volumina aller Spontanmiktionen protokollieren (Tab. 5a). Die Zahl der Miktionen betrug am 1. Tag 12 und am 2. 10. Das größte Miktionsvolumen belief sich auf 105 ml; bei der Mehrzahl der Miktionen betrug das Volumen nur um 75 ml. An jedem der beiden Tage verlor die Patientin 2mal während heftiger Drangsymptome mit starken Haltemanövern ungewollt geringe Mengen Harn, in einer der beiden Nächte kam es zu Bettnässen.

Ich verordnete zur antibiotischen Prophylaxe erneuter Harnwegsinfektionen 1 mg Nitrofurantoin/kd KG abends, unmittelbar vor dem Zubettgehen nach der Blasenentleerung. Rezidive der Harnwegsinfektion traten jetzt nicht mehr auf, aber die Dranginkontinenz am Tage und das Bettnässen besserten sich nicht. Daraufhin begann ich 2 Monate später ein ambulantes Wahrnehmungs- und Verhaltenstraining. Nachdem auch nach weiteren 2 Monaten Dranginkontinenz und Bettnässen nicht geringer geworden waren, ließ ich eine Zystomanometrie mit Beckenboden-EMG durchführen (Einzelheiten s. S. 125ff).

Ich verordnete für 8 Wochen Oxybutynin (2mal ½ Tabl./d *Dridase* = 2mal 2,5 mg). Die Dranginkontinenz am Tage besserte sich sehr weitgehend, das Bettnässen verschwand. Die Miktionshäufigkeit ging auf 5/d zurück, das maximale Miktionsvolumen vergrößerte sich auf 280 ml (Tab. 5b). Seit Absetzen des Oxybutynin vor einem Jahr tritt durchschnittlich einmal alle 1–2 Wochen eine Dranginkontinenz am Tage auf; nachts schläft die Patientin trocken durch. Die antibiotische Reinfektionsprophylaxe beendete ich vor etwas mehr als 6 Monaten; Harnwegsinfektionen sind nicht mehr aufgetreten.

Definitionen

Die *Dranginkontinenz* wird definiert als ungewollter Harnabgang bei plötzlichem, von Anfang an überstarkem Harndrang am Tage bei verminderter Blasenkapazität. Eine nächtliche Manifestation der D r a n g i n k o n t i n e n z in Form von Bettnässen ist fakultativ. Als sicher pathologisch gilt eine Dranginkontinenz bei Kindern von 5 Jahren an ohne aktuelle Harnwegsinfektion.

Bei Kindern, die noch nie länger als 3 Monate hintereinander trocken waren, wird eine Dranginkontinenz als p r i m ä r bezeichnet, bei längerer vorausgegangener Trockenheit als s e k u n d ä r.

Eine symptomatische Dranginkontinenz kann Folge einer Vielzahl von Ursachen sein (Tab. 6). Ich beschränke mich in dieser Arbeit auf die i d i o p a t h i s c h e Dranginkontinenz.

Bei der Dranginkontinenz handelt es sich um eine deskriptiv definierte Blasenfunktionsstörung. Dieser liegt in den meisten Fällen eine D e t r u s o r i n s t a b i l i t ä t zugrunde. Sie ist definiert als ununterdrückbares Auftreten von Detrusorkontraktionen von mehr als 25 cm H_2O während der Füllungsphase. Somit ist die Detrusorinstabilität urodynamisch definiert.

Praktisch besonders wichtig ist eine klare Abgrenzung der Dranginkontinenz von der isolierten Enuresis nocturna (s. S. 9ff), der Streßinkontinenz (s. S. 79ff), dem dauernden Harnträufeln bei Ureterektopie (s. S. 145ff) und der Harninkontinenz bei Miktionsaufschub (s. S. 51ff).

Epidemiologie

Die Dranginkontinenz zeigt bei Kindern und Jugendlichen eine sehr starke Mädchenwendigkeit und Altersabhängigkeit (Abb. 3). Alle bisher vorliegenden Publikationen stammen aus spezialisierten Kliniken und beziehen sich daher auf selektierte Patienten. Vor allem die Angaben über das Vorschulalter sind unzuverlässig, weil eine Dranginkontinenz erst von 5 Jahren an als pathologisch angesehen und in den Statistiken erfaßt wird. Ich betreue eine ganze Reihe von Mädchen, bei denen sich vor dem 5. Lebensjahr eine starke Dranginkontinenz entwickelte und die deswegen unter deutlichem Leidensdruck standen.

Ältere Kinder mit Dranginkontinenz werden teils einem Kinderarzt oder Allgemeinarzt, teils einem Urologen und teils einem Psychologen vorgestellt. Repräsentative Felduntersuchungen etwa in Kindergärten oder Grundschulen fehlen bisher. Bei den von mir betreuten Kindern mit idiopathischer Dranginkontinenz liegt das Altersmaximum beim 6.–9. Lebensjahr. Offenbar kommt es nach dem 9. Lebensjahr häufig zu einer spontanen Besserung.

Ich kenne einige Familien mit Geschwistererkrankungen bzw. mit anamnestischen Hinweisen auf Dranginkontinenz während der Grundschulzeit der Mutter. Insgesamt ist nach meinen Beobachtungen die Familiarität der Dranginkontinenz jedoch erheblich geringer als die der isolierten Enuresis nocturna.

Gefahren

Die Mehrzahl der Mädchen mit Dranginkontinenz hat rezidivierende Harnwegsinfektionen. Bisher ist unbekannt, ob die Harnwegsinfektion oder die Dranginkontinenz am Anfang der Ursachenkette steht.

Datum	Zeit	Wasserlassen ml	Haltemanöver	Bemerkungen
a) Vor Behandlungsbeginn				
9. 5.	7.00	95		
	9.30	80		
	11.05	100		
	12.10	40		
	13.00	45		
	14.40	75		
	16.20	30	x	Hose feucht
	17.00	25		
	18.10	75	x	Hose feucht
	19.00	30		
	20.15	75		
	21.30	30		
10.5.	7.00	85		Bett naß
	9.50	75		
	12.00	105		
	13.30	50		
	15.20	85	x	Hose feucht
	16.40	70		
	17.50	35		
	18.40	25	x	Hose feucht
	19.40	35		
	21.00	40		
b) 5 Wochen nach Beginn der Behandlung mit Oxybutynin				
15. 10.	7.00	160		
	11.30	280		
	15.40	140		
	19.20	70		
	21.00	45		

Tab. 5
Miktions- und Inkontinenzprotokoll einer 6½jährigen Patientin mit idiopathischer Dranginkontinenz
a) Vor Beginn der Behandlung in unserer Klinik an einem Tag 12, am nächsten 10 Spontanmiktionen, jeweils nach Harndrang. Größtes Miktionsvolumen 100 ml, Mehrzahl der Miktionsvolumina um 75 ml (für das Alter pathologisch). An jedem der beiden Tage 2mal Dranginkontinenz dokumentiert. In der Nacht zwischen den beiden Tagen Bettnässen
b) 5 Wochen nach Beginn unserer Behandlung mit Oxybutynin hat sich die Zahl der Miktionen und das Miktionsvolumen normalisiert; keine Dranginkontinenz mehr

Bei den Patienten von HELLSTRÖM u. Mitarb. (26) und von VAN GOOl u. DE JONGE (20) wurde die Häufigkeit weiterer Rezidive der Harnwegsinfektion nach Beseitigung der Dranginkontinenz im Vergleich zu vorher erheblich geringer.

Eine Häufung vesiko-uretero-renaler Refluxe und segmentaler Nierennarben bei Patienten mit Dranginkontinenz ist von mehreren Autoren vermutet, aber bisher noch nicht bewiesen worden. Angaben über eine Beschleunigung der spontanen Refluxrückbildung durch Ausschaltung einer Dranginkontinenz bedürfen der Überprüfung (36, 54).

Tab. 6
Häufigste Ursachen einer symptomatischen Dranginkontinenz

---

1. **Zystitis**
   bakterielle Infektion
   chemische Irritation (z. B. »Cyclophosphamidzystitis«)
   Fremdkörper
   Allergie

2. **Vulvovaginitis, vaginaler Fremdkörper**

3. **Infravesikale Obstruktion**
   posteriore Urethralklappen bei Jungen
   Urethradoppelung oder -divertikel

4. **Neurogene Dranginkontinenz**
   Myelomeningozele
   Aszensionsstörung des Rückenmarks
     (Tethered cord Syndrom)
   Querschnittsläsion des Rückenmarks
   Operationen im kleinen Becken

Die von den meisten mehr als 5 Jahre alten Kindern als beschämendes Mißerfolgserlebnis bewertete Harninkontinenz selbst und die von vielen Eltern praktizierten korrigierenden oder bestrafenden Erziehungsmaßnahmen können zu psychischen Störungen, vor allem zu Interaktionsstörungen zwischen Mutter und Kind und vielleicht auch zu einer Verstärkung der Dranginkontinenz führen.

Die normale Blasenfunktion

Die Harnblase hat die Doppelfunktion eines Sammel- und Entleerungsorgans. Sie muß sich während der Speicherphase wasserdicht verschließen, während der willkürlichen Miktion vollständig entleeren und dabei einen so kräftigen Harnstrahl produzieren, daß er bei Einnahme einer geschlechtsspezifischen Miktionshaltung ohne Befeuchtung der Haut vom Körper weggelenkt wird.

Eine normale, reife Blasenfunktion ist gekennzeichnet durch

1. Kontinenz zwischen den Miktionen;
2. für das Alter normale Kapazität;
3. rechtzeitige Wahrnehmung von Fülle und Harndrang;
4. willkürliche Unterdrückbarkeit des Harndrangs bis nach Erreichen eines sozial akzeptierten Ortes, angemessener Vorbereitung der Kleidung und Einnahme einer für das Geschlecht sozial akzeptierten Miktionshaltung;
5. willkürliche vollständige Sphinktererschlaffung bei restharnfreier Miktion;
6. Fähigkeit zur willkürlichen Miktion auch bei unvollständiger Blasenfüllung;
7. Fähigkeit zur willkürlichen Unterbrechung einer Miktion.

Dieser normale Funktionszyklus der Harnblase (Abb. 4) unterliegt einer sehr komplexen neurologischen und psychischen Kontrolle (Abb. 5–7) mit Beteiligung des bewußten und autonomen Nervensystems und dem Ineinandergreifen mehrerer Reflexbögen.

Abb. 3
Alters- und Geschlechtsverteilung bei 93 Kindern mit idiopathischer Dranginkontinenz (20)

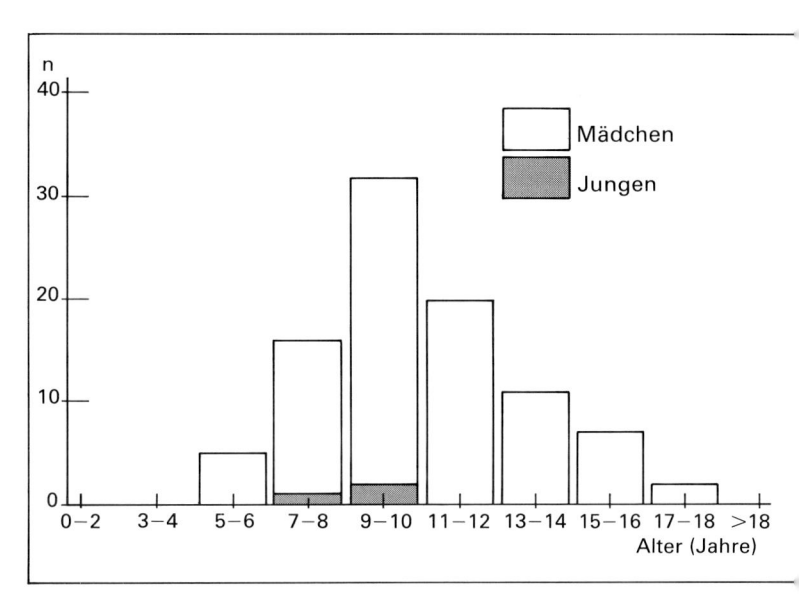

Entwicklung der Blasenfunktion beim Kind

Die Blasenfunktionen entwickeln sich normalerweise in den ersten 4–5 Lebensjahren in mehreren Schritten zur Reife (Abb. 8 u. 9).

Schon beim Neugeborenen funktionieren Harnspeicherung und Miktion jede für sich genommen gut. Insbesondere besteht zwischen den Miktionen keine Inkontinenz. Die zerebrale Steuerung scheint aber noch nicht ausgereift zu sein; nach dem heutigen Wissensstand kann ein Säugling weder den Harndrang bewußt unterdrücken noch eine Miktion bewußt in Gang setzen.

Die Einzelschritte der Reifung der Blasenfunktion und ihr Altersfahrplan sind bisher noch nicht genau erforscht. Man nimmt an, daß die schon im 1. Lebensjahr beginnende Verlängerung der Entleerungsintervalle auf einer unbewußten Hemmung durch subkortikale Zentren beruht und daß im 2. Lebensjahr Blasenfülle und Harndrang erstmals wahrgenommen werden können. Dies gilt als Voraussetzung für ein erfolgreiches Sauberkeitstraining. In dessen Verlauf lernt das Kind als erstes, beim Auftreten von Harndrang eine Blasenentleerung durch Kontraktion des äußeren Schließmuskelapparates zu verhindern.

Erst anschließend, und zwar in der Regel bis zum 4. Lebensjahr lernt das Kind das willkürliche Ingangsetzen einer normalen Miktion durch Detrusorkontraktion mit gleichzeitiger Erschlaffung des Sphinkterapparates. Nächster Reifungsschritt ist die willkürliche Dämpfung oder Unterdrückung von Detrusorkontraktionen. Als letztes erlernt das Kind normalerweise die Fähigkeit, eine schon begonnene Miktion willkürlich zu unterbrechen.

Störungen der Blasenfunktion

Eine Blasenfunktionsstörung kann durch Verzögerung der normalen Reifungsschritte, durch Regression in schon

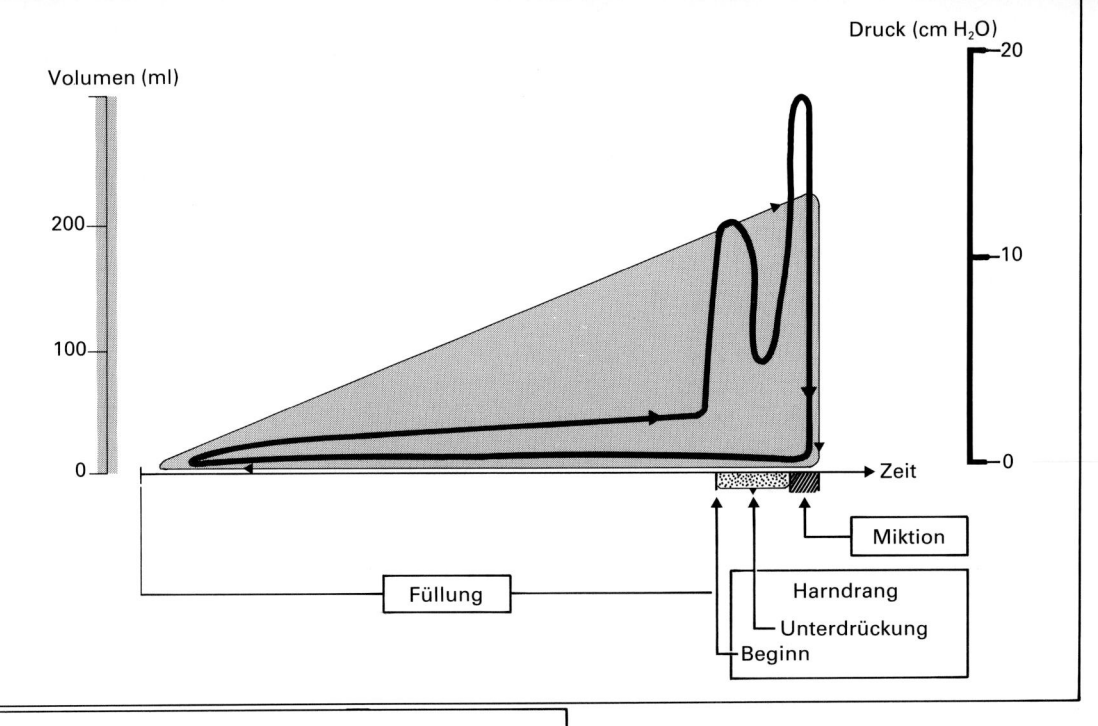

Abb. 4
Funktionszyklus der Harnblase.
Bis kurz vor Ausschöpfung der Blasenkapazität steigt der intravesikale Druck mit zunehmendem Füllungsvolumen nur geringfügig an. Gleichzeitig mit subjektivem Harndrang deutlicher Anstieg des intravesikalen Drucks, beim erstenmal durch kortikale Unterdrückung vorübergehend deutlich abfallend, später zur zügigen, restharnfreien Willkürmiktion führend

Abb. 5–7
Neurologische und psychische Kontrolle der Harnblasenfunktion

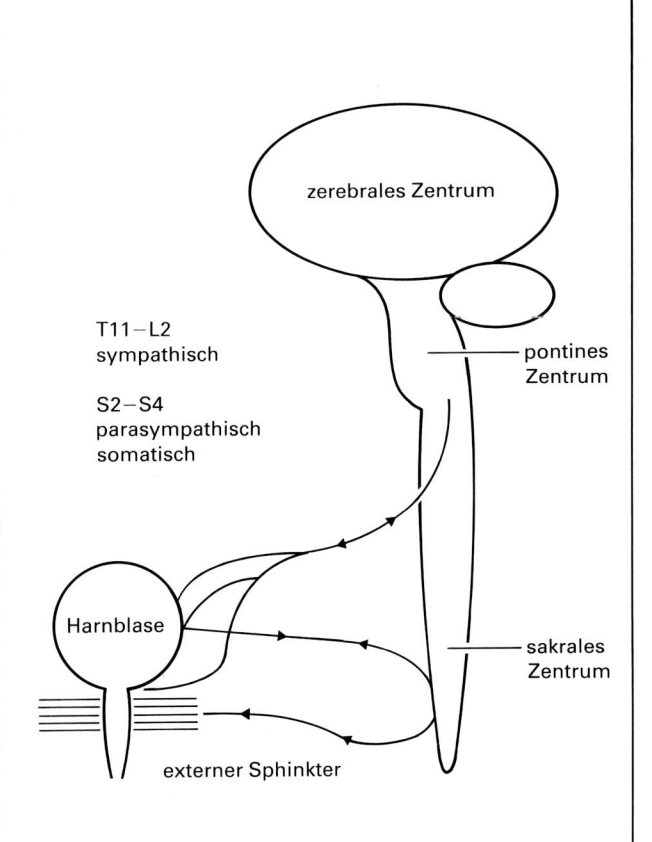

Abb. 5
Der sakrale Reflexbogen mit dem Zentrum in S2–S4 umfaßt parasympathische und somatische Nerven. Die sympathischen Fasern aus TH11–L2 unterliegen einem pontinen Zentrum

Abb. 6
Hirnstammzentrum für reflektorische Kontraktionen des Detrusor vesicae mit afferenten und efferenten Nervenverbindungen

Abb. 7
Lokalisation von Ganglienzellarealen in der Großhirnrinde für die bewußte Kontrolle des Detrusor vesicae und des externen Sphinkterapparates

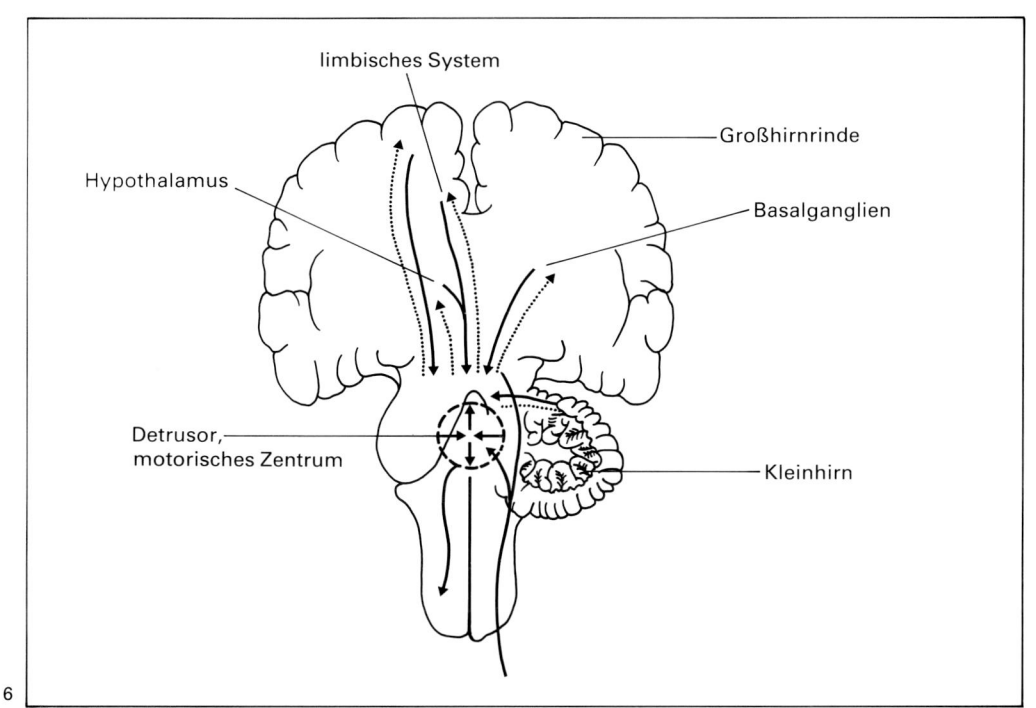

6

- limbisches System
- Großhirnrinde
- Hypothalamus
- Basalganglien
- Detrusor, motorisches Zentrum
- Kleinhirn

7

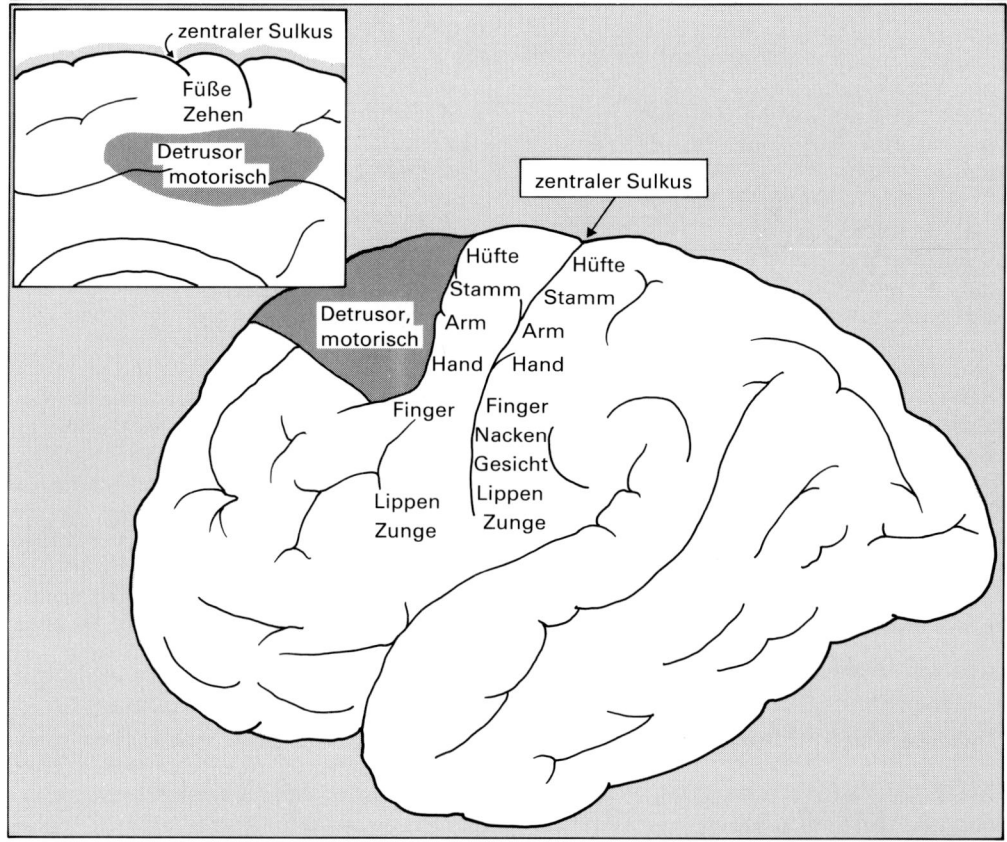

- zentraler Sulkus
- Füße
- Zehen
- Detrusor motorisch
- zentraler Sulkus
- Hüfte
- Stamm
- Arm
- Hand
- Finger
- Nacken
- Gesicht
- Lippen
- Zunge
- Detrusor, motorisch

zurückliegende Stadien, durch Strukturanomalien des Harntrakts oder durch neurologische Störungen zustandekommen.

Eine Dranginkontinenz gehört zu den kennzeichnendsten Symptomen einer akuten Zysturethritis. Das Symptom Dranginkontinenz klingt zwar in der Regel nach angemessener antibiotischer Behandlung der Infektion rasch ab, scheint aber gerade in der Zeit der Ausreifung der Blasenfunktionen und während der ersten Jahre danach über das Ende der Infektion hinaus für verschieden lange Zeiträume persistieren zu können.

Die komplizierten Zusammenhänge mit dem zentralen Nervensystem machen eine Häufung von Funktionsstörungen der Harnblase bei retardierten und anderen zerebral gestörten Kindern verständlich. Aus der Alltagserfahrung ist der starke Einfluß psychologischer Faktoren auf die Blasenfunktion und ihre Reifung gut bekannt. Erregung, vor allem Angst kann zur akuten Störung einer unter normalen Umständen regelrechten Blasenfunktion führen. Eine für das einzelne Kind und seine aktuelle Situation nicht optimale Reaktion der Mutter auf eine Blasenfunktionsstörung scheint zur Persistenz dieses Symptoms beitragen zu können.

Die früher häufige Angabe, der Beginn einer sekundären Dranginkontinenz falle mit der Geburt eines jüngeren Geschwisters zusammen, wird mit der Abnahme von »Mehrkinderfamilien« immer seltener; nach meiner Einschätzung ist die Kausalverknüpfung von Geschwistergeburt und sekundärem Einnässen jedweder Art im Einzelfall hypothetisch. In manchen Mutter-Kind-Beziehungen und bei manchen Geschwisterrivalitäten scheint aber eine Dranginkontinenz tatsächlich bewußt oder unbewußt von einem Kind als Waffe eingesetzt zu werden.

Pathophysiologie der Dranginkontinenz

Das Verständnis der pathogenetischen Zusammenhänge bei der Dranginkontinenz wird erleichtert, wenn man die folgenden Komponenten getrennt analysiert:

1.
Der Detrusor: Häufigste Ursache einer Dranginkontinenz bei Kindern ist eine Detrusor-Instabilität, die zu vorzeitiger und von Anfang an überstarker Kontraktion führt; die kann durch eine Zystomanometrie nachgewiesen werden (Einzelheiten s. S. 39 u. 40).

2.
Das Nervensystem: FIELDING u. Mitarb. (14) fanden bei Patienten mit Dranginkontinenz während der letzten 10 Minuten vor Spontanmiktion erheblich seltener auf Harndrang hinweisende Körperbewegungen als bei gesunden gleichaltrigen Kontrollpatienten. Sie deuteten dies als Hinweis auf »späte Warnung« bei Dranginkontinenz. Ein Patient mit Dranginkontinenz kann seinen überstarken Harndrang nicht willkürlich unterdrücken. Dies kann auf überstarker lokaler oder zentraler Stimulation oder auf ungenügender zentraler Inhibition beruhen (Abb. 10).

Ursache einer Dranginkontinenz durch Störung nervöser Steuerungsmechanismen können organische Erkrankungen sein, zum Beispiel eine Myelomeningozele (s. S. 157f), ein »tethered cord«-Syndrom (s. S. 167f), eine Querschnittslähmung oder eine frühkindliche hypoxische Hirnschädigung.

Die komplizierten zerebralen Steuerungsmechanismen sind offen für die schon erwähnten psychischen Einflüsse auf die Blasenfunktion.

3.
Sphinkterapparat: Von einer bestimmten Intensität an führt eine Detrusorkontraktion ununterdrückbar zu einer Öffnung des Sphincter internus (glatte Muskulatur, Kontrolle durch das autonome Nervensystem). Diese wird bei der Röntgen-Miktionszystourethrographie als »weiter Blasenhals« sichtbar. Vielleicht wird durch den Eintritt von Harn in den Blasenhals das Gefühl des Harndrangs verstärkt. Um in dieser Drangsymptomatik eine Blasenentleerung am falschen Ort mit Beschmutzung der Kleidung zu vermeiden, kontrahiert der Patient willkürlich den externen Sphinkterapparat. Zu diesem gehört außer dem Sphincter externus im engeren Sinne ein großer Teil der Beckenbodenmuskulatur; beide sind quergestreift und unterliegen der Kontrol-

le des bewußten Nervensystems. Bei stark erhöhtem intravesikalem Druck kann der externe Sphinkterapparat auch bei starker Kontraktion ungewollten Harnabgang nicht immer verhindern; es gehen wechselnd große Mengen Harn ab.

4.
Gesamtverhalten des Kindes: kennzeichnend ist eine Kombination motorischer und psychischer Auffälligkeiten. Sorgfältig beobachtende Mütter bemerken als erstes, daß die Aufmerksamkeit des Kindes mit starkem Harndrang nicht mehr ungeteilt auf die bisherige Tätigkeit gerichtet ist. Häufig folgt auf anfängliche »Abwesenheit« eine Phase mit totaler Konzentration auf die weiter unten beschriebenen Haltemanöver (s. S. 34).

Psychologische Probleme

Spätestens vom 6. Lebensjahr an schämen sich die meisten Kinder unseres Kul-

**Abb. 8 und 9
Reifung der
Harnblasenfunktionen**

Abb. 8
Progrediente Entwicklung
zerebraler Funktionen, die an der
Harnblasenkontrolle beteiligt sind

Abb. 9
Zystomanometrische Befunde
in verschiedenen Reifungsstadien.
Säugling: Reflexblase.
Übergangsphase: willkürliche
Kontraktion der Beckenbodenmuskulatur
(Zunahme der Aktionspotentiale im
Beckenboden-EMG) möglich.
Während Miktion Erschlaffung
der Beckenbodenmuskulatur.
Reife Blase: keine intravesikale
Drucksteigerung vor Erreichen der
Blasenkapazität. Während der
Miktion Erschlaffung der
Beckenbodenmuskulatur (nach 57)

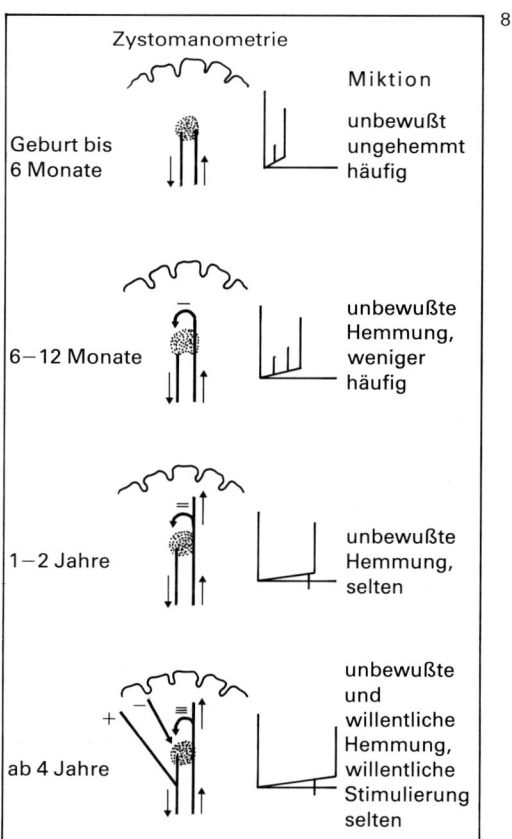

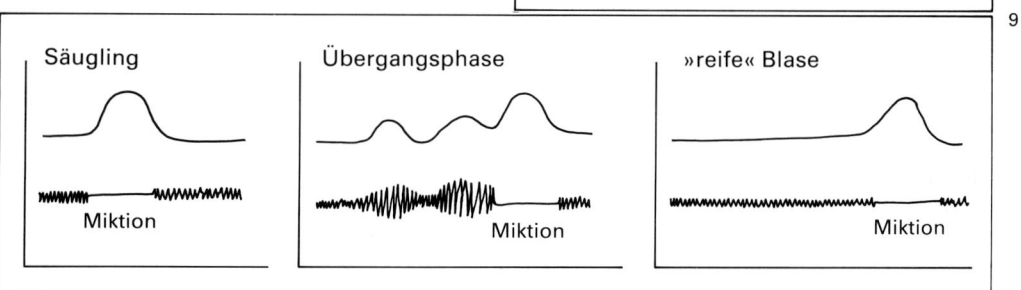

	Zystomanometrie	Miktion
Geburt bis 6 Monate		unbewußt ungehemmt häufig
6–12 Monate		unbewußte Hemmung, weniger häufig
1–2 Jahre		unbewußte Hemmung, selten
ab 4 Jahre		unbewußte und willentliche Hemmung, willentliche Stimulierung selten

Säugling	Übergangsphase	»reife« Blase
Miktion	Miktion	Miktion

29

turkreises mit Dranginkontinenz. Sie versuchen, den ungewollten Harnabgang und zumindest den Alterskameraden gegenüber auch ihre Haltemanöver zu verstecken. Sie erfinden Ausreden; beim Fersensitz täuschen sie beispielsweise vor, es sei ihnen etwas auf die Erde gefallen oder ihr Schuhriemen sei locker geworden (20). Die feucht oder naß gewordene Kleidung wechseln sie nach Möglichkeit heimlich und schmuggeln sie in die Schmutzwäsche.

HALLIDAY u. Mitarb. (24) fanden bei Kindern mit Dranginkontinenz im Vergleich zu Gesunden eine Häufung von Verhaltensstörungen. Diese Autoren ebenso wie MILLARD u. OLDENBURG (48) dokumentierten nach Beseitigung der Dranginkontinenz eine Besserung der psychologischen Befunde. Dies legt den Schluß nahe, daß die anfangs nachgewiesenen psychologischen Auffälligkeiten eher die Folge als eine Ursache der Dranginkontinenz waren.

Viele Eltern sind überzeugt, die Dranginkontinenz sei dadurch verursacht, daß ihr Kind nicht rechtzeitig zur Toilette gehen wolle. In dieser Überzeugung werden sie bestärkt durch die Erfahrung, daß ihr Kind nach Beendigung der Haltemanöver angibt, »ich kann jetzt nicht Wasser lassen«. Die Eltern wissen nicht, daß der Harndrang bei Dranginkontinenz oft von Anfang an überstark ist, daß das Kind nach Ende der Haltemanöver tatsächlich in der Regel keinen Harndrang mehr spürt und daß das Blasenvolumen in solchen Situationen meist für eine leicht in Gang kommende willkürliche Miktion recht klein ist.

Aufgrund ihrer Interpretation halten viele Mütter es für ihre Pflicht, die Dranginkontinenz wegzuerziehen. Die Patienten empfinden die gut gemeinten Erziehungsmaßnahmen zumindest als lästige Störung, oft sogar als ungerechte Strafe. Das gleiche gilt für Vorwürfe nach eingetretener Dranginkontinenz. Darum werden Kinder mit Dranginkontinenz gegenüber ihrer Mutter vielfach bockig. Manchmal lernen sie, ihre Dranginkontinenz als Waffe gegen ihre vermeintlich ungerechte Mutter einzusetzen.

Das Instrumentarium zur Erfassung psychischer Störungen, insbesondere von Interaktionsstörungen bei Kindern mit Dranginkontinenz ist bisher unbefriedigend. Es fehlt an praxisreifen, objektiven und standardisierten Testverfahren. Der betreuende Arzt und seine Helfer bleiben meist auf das subjektive Urteil aufgrund ausgiebiger Gespräche mit Mutter und Kind und aufgrund der Interaktionen zwischen beiden während des Anamnesegesprächs und der Untersuchung angewiesen.

Sofern sich von Anfang an oder im Verlauf der Betreuung Hinweise auf stärkere psychologische Probleme ergeben oder die zunächst eingeschlagene Behandlung keine befriedigende Besserung bringt, kann eine gezielte psychologische Diagnostik und gegebenenfalls Therapie erforderlich werden.

Stufenbetreuung von Kindern mit idiopathischer Dranginkontinenz

Den größten und weitaus wichtigsten Teil von Diagnostik und Therapie der Dranginkontinenz bei Kindern können niedergelassene Kinderärzte durchführen. Die infrage kommenden Methoden sind zeit-, aber nicht geräteaufwendig. Ich halte es für verfehlt, Kinder mit Dranginkontinenz grundsätzlich von Anfang an in urologische, psychologische oder psychiatrische Spezialbehandlung zu geben.

Basisdiagnostik

Anamnese

Die Anamnese ist der Schlüssel zur Ve r - dachtsdiagnose Dranginkontinenz. Weil Verhaltensweisen des Patienten und Beobachtungen der Angehörigen ermit-

▷

Tab. 7
Anamnesefragebogen bei Dranginkontinenz

	ja	nein	?
Einnässen am Tag	☒	☐	☐
War Ihr Kind tagsüber schon mal trocken?	☒	☐	☐
Wenn ja: wie lange?	1 ½ Jahre		
Hat Ihr Kind die Wäsche feucht?	☒	☐	☐
– naß?	☐	☒	☐
Näßt es überwiegend nachmittags?	☒	☐	☐
– verteilt über den Tag?	☐	☒	☐
– in welchen Situationen?	_____		
Wie oft näßt Ihr Kind in der Woche ein?	täglich		
Einnässen in der Nacht	☒	☐	☐
War Ihr Kind nachts schon mal trocken?	☒	☐	☐
Wenn ja: wie lange?	1 ½ Jahre		
Ist das Bettzeug triefend naß?	☐	☐	☐
– feucht?	☐	☐	☐
– abwechselnd feucht und naß?	☒	☐	☐
Wird Ihr Kind nachts durch Harndrang wach?	☒	☐	☐
Wird Ihr Kind im nassen Bett wach?	☒	☐	☐
Ist Ihr Kind auffällig schwer erweckbar?	☐	☒	☐
Näßte jemand aus der Verwandtschaft lange ein?	☐	☒	☐
Wenn ja: Wer?	_____		
Toilettengang			
Wie oft geht Ihr Kind pro Tag zum Wasserlassen?	8–9 x		
Fordern Sie Ihr Kind zum Wasserlassen auf?	☐	☒	☐
Muß Ihr Kind während des Wasserlassens anhaltend pressen?	☐	☒	☐
Wasserlassen erfolgt in einem Zug?	☒	☐	☐
– mit Unterbrechungen?	☐	☒	☐
Ist der Harnstrahl kräftig?	☒	☐	☐
Verhalten bei Harndrang			
Hat Ihr Kind urplötzlich überstarken Drang?	☒	☐	☐
Benutzt es Haltemanöver um den Drang zurückzuhalten?	☒	☐	☐
– herumhampeln, Beine zusammenpressen?	☐	☒	☐
– Fersensitz?	☒	☐	☐
Rennt es zur Toilette?	☐	☒	☐
Schiebt es das Wasserlassen möglichst lange auf und hat dann überstarken Druck?	☐	☒	☐
Wenn ja: In welchen Situationen?	_____		

telt werden müssen, deren pathologische Bedeutung Laien in der Regel nicht bekannt ist, genügen die spontanen Angaben nicht. Vielmehr muß der Arzt von sich aus die richtigen Fragen stellen. In unserer Klinik benutzen wir bei Kindern mit folgenden Vorstellungsanlässen den in Tab. 7 wiedergegebenen Anamnesefragebogen als Gedächtnisstütze:

1. Einnässen (nocturna, diurna, nocturna et diurna);
2. rezidivierende Harnwegsinfektion;
3. rezidivierende Vulvovaginitis;
4. Pollakisurie;
5. Nykturie;
6. Miktionsstörung;
7. Vesiko-ureteraler Reflux.

Bei Kindern mit vorausgegangener Harnwegsinfektion oder Vulvovaginitis sind anamnestische Auffälligkeiten erst mindestens 4 Wochen nach Elimination der Infektion Hinweise auf eine idiopathische Dranginkontinenz.

Jedes sekundäre Bettnässen ist auf eine Dranginkontinenz verdächtig. Auch wenn ein Kind mit Bettnässen häufiger als nur ausnahmsweise nachts wegen Harndranges wach wird, ohne vorher auffallend viel getrunken zu haben, spricht dies für eine Dranginkontinenz.

Eine sorgfältige Anamnese ermöglicht die Differenzierung folgender Typen von Dranginkontinenz.

Abb. 10
Antagonismus von stimulierenden und inhibierenden neuralen Einflüssen auf den Harnblasendetrusor

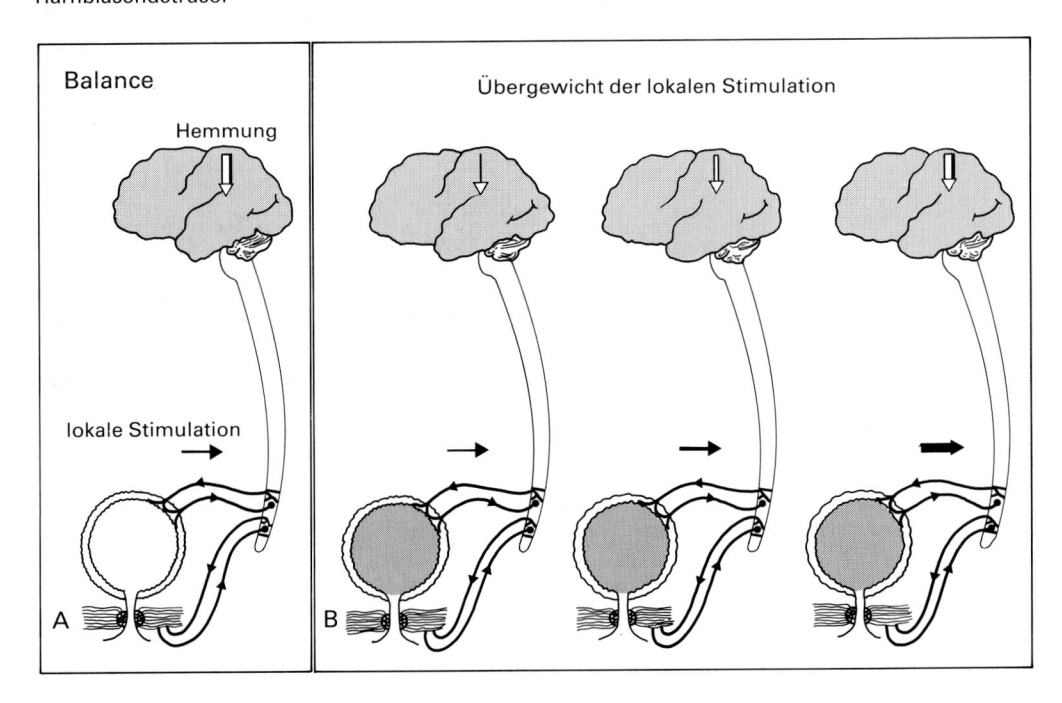

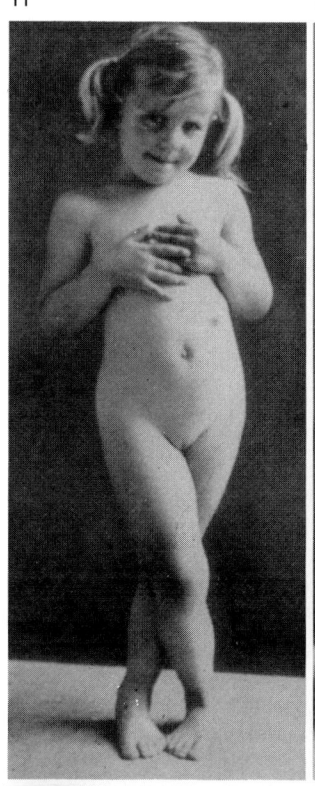

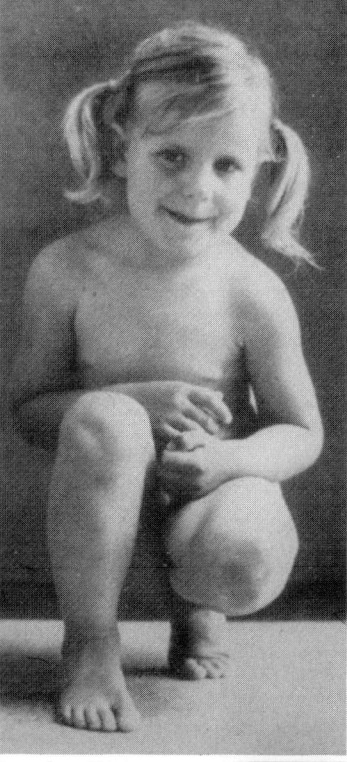

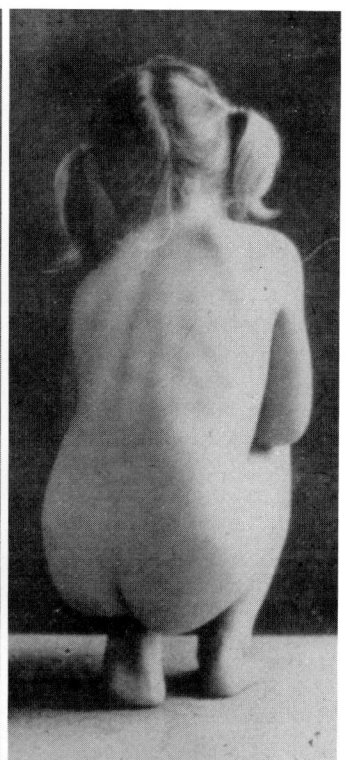

Abb. 11–15
Haltemanöver bei Mädchen mit Dranginkontinenz

Abb. 11–13
Verschiedene Intensitätsgrade beim gleichen Kind nebeneinander (DE JONGE in 38)

Abb. 14 und 15
Fersensitz bei 2 eigenen Patientinnen

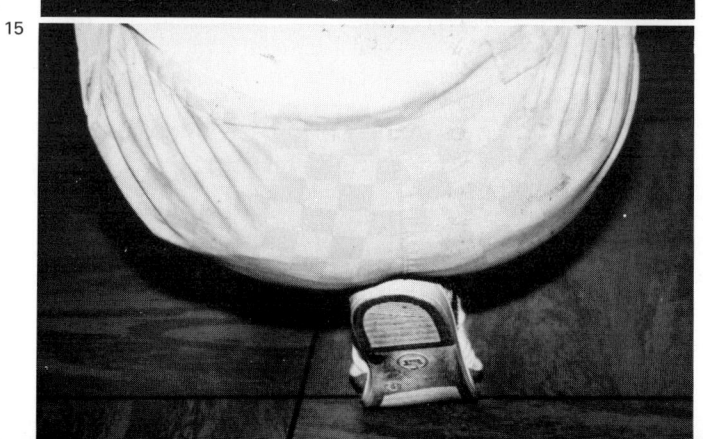

Dranginkontinenz am Tag

Diese Form der Harninkontinenz tritt ausschließlich in Zusammenhang mit plötzlichen überstarken Drangsymptomen auf. Die Patienten haben das Gefühl, die Toilette nicht mehr rechtzeitig erreichen zu können. Eine bewußte Hemmung des Harndrangs, die ein Bestandteil der reifen normalen Blasenfunktion ist, gelingt ihnen nicht.

Um die drohende Blasenentleerung zu verhindern, setzen sie motorische Haltemanöver ein. Diese umfassen ein breites Spektrum (Abb. 11–13). Es beginnt mit Anspannung der Beckenbodenmuskulatur, Aneinanderpressen der Oberschenkel im Stand, von einem Bein auf das andere hüpfen; wenn der Drang noch weiter zunimmt, unterbrechen die Patienten ihre bisherige Tätigkeit und konzentrieren sich ganz auf ihre Haltemanöver. Mädchen mit Dranginkontinenz haben in der Mehrzahl in den zur Inkontinenz führenden Situation von Anfang an imperativen Harndrang und gehen ohne vorausgehende Haltemanöver sofort in den Fersensitz (75; Abb. 14 u. 15). Wenn man sie anspricht oder auffordert, diese Haltung aufzugeben, reagieren sie entweder gar nicht oder mürrisch: »Wenn ich aufstehe, mache ich die Hose naß.« VINCENT berichtet von einigen Patienten, die unverzüglich einnäßten, wenn sie durch Klassenkameraden aus dem Fersensitz umgestoßen wurden. Nach einigen Minuten stehen die Fersensitzer auf und nehmen die vorherige Tätigkeit wieder auf. Jungen gehen bei Haltemanövern seltener in die Hocke.

Während der überstarken Drangsymptome geht trotz der motorischen Haltemanöver ein von Situation zu Situation verschieden großes Volumen Harn ab. Überschreitet das Volumen 1 ml, so wird in der Hose von außen ein Fleck sichtbar. Vielfach bleibt es jedoch beim Feuchtwerden nur der Unterkleidung. Manche Patienten wechseln ohne Rücksprache mit der Mutter heimlich die Unterkleidung. Bei anderen Kindern wird die Feuchtigkeit der Unterkleidung erst abends beim Zubettgehen von der Mutter bemerkt.

Bei einem Teil der Patienten nimmt im Laufe des Tages die Häufigkeit und Schwere der Dranginkontinenz zu. VAN GOOL u. DE JONGE führen dies auf Ermüdung zurück (persönl. Mitteilung).

Bei Patienten mit Dranginkontinenz sind im Vergleich zu den Altersnormalwerten die Miktionsabstände auffällig kurz, die Miktionsvolumina auffällig klein. Als Daumenregel gilt bis zu einem Alter von ungefähr 14 Jahren für die normale Blasenkapazität (in ml) folgende Berechnung: $30 + (30 \times$ Alter in Jahren$) \pm 80$. Mehr als 7 Miktionen pro Tag sind pathologisch.

Kinder mit Dranginkontinenz haben gehäuft eine Obstipation.

Eine Dranginkontinenz für sich allein führt nicht zu einer Störung des Ablaufs einer willkürlichen Miktion. Zur rechtzeitigen Identifizierung einer verspannten Miktion (Detrusor-Sphinkter-Dyskoordination; s. S. 59) muß bei Patienten mit Dranginkontinenz der Miktionsablauf sorgfältig erfragt und untersucht werden (Tab. 7, S. 31).

Bei einem Teil der Patienten kommt es während der Drangsymptome und Haltemanöver zu ungewolltem Abgang kleinerer Stuhlmengen.

Im Einzelfall kann die Unterscheidung zwischen Dranginkontinenz und *Harninkontinenz bei Miktionsaufschub* schwierig sein (s. S. 51f).

Bettnässen als nächtliche Manifestation einer Dranginkontinenz

Zusätzlich zur Dranginkontinenz am Tage kann eine Detrusorinstabilität sich in Bettnässen manifestieren. Bei der Mehrzahl dieser Patienten ist das Bettnässen sekundär. Im Anamnesegespräch erwähnt ein großer Teil der Mütter spontan nur die Enuresis nocturna, weil diese wegen des erheblich größeren abgehenden Harnvolumens für sie viel eindrucksvoller ist als die Dranginkontinenz am Tage.

Bei einem Vergleich mit der isolierten Enuresis nocturna (s. S. 9f) weisen Patienten, deren Bettnässen die nächtliche Manifestation einer Dranginkontinenz ist, in ihrem Verhalten während der Nacht folgende Unterschiede auf:

1. Mehrmaliges Bettnässen in der gleichen Nacht ist bei Patienten mit Enuresis nocturna als nächtlicher Manifestation einer Dranginkontinenz häufiger.

2. Patienten mit Bettnässen als nächtlicher Manifestation einer Dranginkontinenz werden nachts häufiger durch Harndrang wach.

3. Bei Patienten mit Bettnässen als nächtlicher Manifestation einer Dranginkontinenz wechselt das abgehende Harnvolumen stark. Mal »schwimmt das Bett«, mal ist es nur in einem kleinen Bereich feucht.

4. Patienten mit Bettnässen als nächtlicher Manifestation einer Dranginkontinenz werden häufig schon bald nach dem Einnässen wach. Sie wechseln dann vielfach die Nachtkleidung und/oder das Bett.

5. Schwererweckbarkeit ist bei Kindern mit Bettnässen infolge Dranginkontinenz nicht obligat.

Hinzu kommen als Unterscheidungsmerkmale die starke Mädchenwendigkeit, die Häufung rezidivierender Harnwegsinfektionen und die geringere familiäre Belastung bei Kindern mit Dranginkontinenz.

Rezidivierende Harnwegsinfektionen mit Dranginkontinenz im Intervall

Während einer akuten Zystourethritis gehören Dranginkontinenz und Bettnässen zu den häufigsten Symptomen. Von idiopathischer Dranginkontinenz kann bei Patienten mit Harnwegsinfektion nur gesprochen werden, wenn die erstere 4 Wochen nach erfolgreicher antibiotischer Behandlung persistiert.

Die Mehrzahl der Mädchen mit idiopathischer Dranginkontinenz hat rezidivierende Harnwegsinfektionen. Dagegen sind Harnwegsinfektionen bei Jungen mit idiopathischer Dranginkontinenz eine Ausnahme. Ein nicht unerheblicher Teil der Mädchen mit Dranginkontinenz erleidet rezidivierende Vulvitiden, einige mit Fluor vaginalis.

Eltern von Kindern mit rezidivierender Harnwegsinfektion und Dranginkontinenz im Intervall beschränken sich in ihren spontanen Angaben zur Anamnese einem Kinderarzt gegenüber oft auf die Harnwegsinfektion beziehungsweise die Vulvitis. Offenbar halten sie den Kinderarzt nur für die Zystitis, Vulvitis oder den Fluor für zuständig, für die Dranginkontinenz eher einen Urologen, Psychologen oder Kinderpsychiater.

Differentialdiagnose

Harninkontinenz ohne pathologisch starke Drangsymptome

Bei Jungen kann eine ungewöhnlich lange Vorhaut nach der Miktion soviel Harn abgeben, daß die Kleidung feucht wird. Bei manchen Mädchen führt ein vaginaler Reflux zu unwillkürlichem Harnabgang unmittelbar nach der Miktion, sobald das Kind wieder eine aufrechte Körperhaltung einnimmt oder die ersten Schritte tut. Dieses Phänomen tritt besonders bei adipösen Patientinnen auf. Derartige Kinder müssen dazu angehalten werden, sich nach der Miktion besonders sorgfältig abzutrocknen, die Mädchen nach dem Wiederaufrichten in den Stand, u. U. nach den ersten Schritten.

Bei manchen Jungen oder Mädchen wird die Kleidung nach der Miktion feucht, weil sie sich schon wieder bekleiden, bevor die Miktion vollständig abgeschlossen ist.

Bei manchen Kindern zwischen 3 und 7 Jahren tritt plötzlich eine Pollakisurie ausschließlich am Tage auf, nachdem sie sich vorher in dieser Hinsicht ganz unauffällig verhalten hatten. Sie geben an, keine Schmerzen beim Wasserlassen zu haben. Nachts schlafen sie trocken durch. Die Harnuntersuchung ergibt keinen pathologischen Befund. Die Symptome verschwinden spontan wieder, meist nach 1–4 Wochen.

Zur Enuresis bei Polyurie s. S. 141f

Kinder mit Miktionsaufschub haben zunächst normal starken Harndrang. Im Verlauf des Aufschubs wird der Drang aber von Mal zu Mal immer stärker. Schließlich setzen auch diese Kinder Haltemanöver ein. Wichtigstes Unterscheidungsmerkmal von der Dranginkontinenz ist das Fehlen gehäufter Miktionen am Tag. Nähere Einzelheiten s. S. 51f.

Körperliche Untersuchung

Kinder mit Dranginkontinenz riechen muffig, wenn sie sich entkleidet haben. Die Kleidung sollte unauffällig auf eine Verschmutzung durch Harn oder Stuhl untersucht werden.

Im Rahmen der üblichen vollständigen körperlichen Untersuchung müssen folgende Regionen besonders sorgfältig untersucht werden:

1. Perigenitalregion: Bei Mädchen mit Dranginkontinenz findet man häufig eine blaß-rötliche oder bräunliche Hautmazeration an den perigenitalen Kontaktstellen.

Diese perigenitale Dermatitis fehlt bei ausschließlicher Enuresis nocturna. Voraussetzung für ihre Entstehung scheinen die Bewegungen der feuchten Hautkontaktstellen gegeneinander am Tage zu sein; vielleicht spielt auch eine Bakterienbesiedlung eine Rolle. Sieht man eine perigenitale Dermatitis ohne Vulvitis bei einem nichtadipösen Mädchen, so sollte man bis zum Beweis des Gegenteils davon ausgehen, daß eine Harninkontinenz am Tage besteht.

2. Lumbosakral- und Analregion: Vorwölbung und Einziehung sowie auffällige Behaarung der Lumbosakralregion weisen auf Verschlußstörung der Wirbelsäule oder Erkrankung des kaudalen Rückenmarks beziehungsweise der Cauda equina hin, eine Störung des analen Sphinktertonus oder des Analreflexes auf eine neurogene Erkrankung.

3. Untere Extremitäten: Störungen von Motorik, Sensibilität und Trophik, zu denen auch Fußanomalien gehören können, sprechen für eine neurogene Störung.

Eine Spontanmiktion bei voller Blase in möglichst wenig irritierender Umgebung sollte bei jedem Kind mit Dranginkontinenz durch den Arzt oder einen erfahrenen Helfer beobachtet werden. Sie verläuft bei Patienten mit Dranginkontinenz normal. Verzögerter und erschwerter Miktionsbeginn, Einsatz der Bauchpresse, zu schwacher Harnstrahl, verlängerte Miktion und »Stottermiktion« sprechen für eine zusätzliche Miktionsstörung. Eine Uroflowmetrie ermöglicht eine Dokumentation des Miktionsablaufs und -volumens.

▷

Abb 16–19
Miktionszystourethrographie bei 8½ jährigem Mädchen mit idiopathischer Dranginkontinenz. Schon bei einem Füllungsvolumen von 75 ml Harndrang mit Eintritt von Kontrastmittel in den weit offenen Blasenhals, spontanes Sistieren der Kontrastmittel-Tropfinstillation. Nach gutem Zuspruch Verschwinden des Harndrangs, Verschwinden des Kontrastmittels aus der proximalen Urethra, Wiederbeginn der Kontrastmittel-Dauertropfinstillation. Mehrmalige Wiederholung von Harndrang mit den beschriebenen Konsequenzen bis zur Blasenkapazität von 130 ml, dann kräftige und vollständige Blasenentleerung in einem Zug. Deutliche Zähnelung der Blasenrandkontur

16

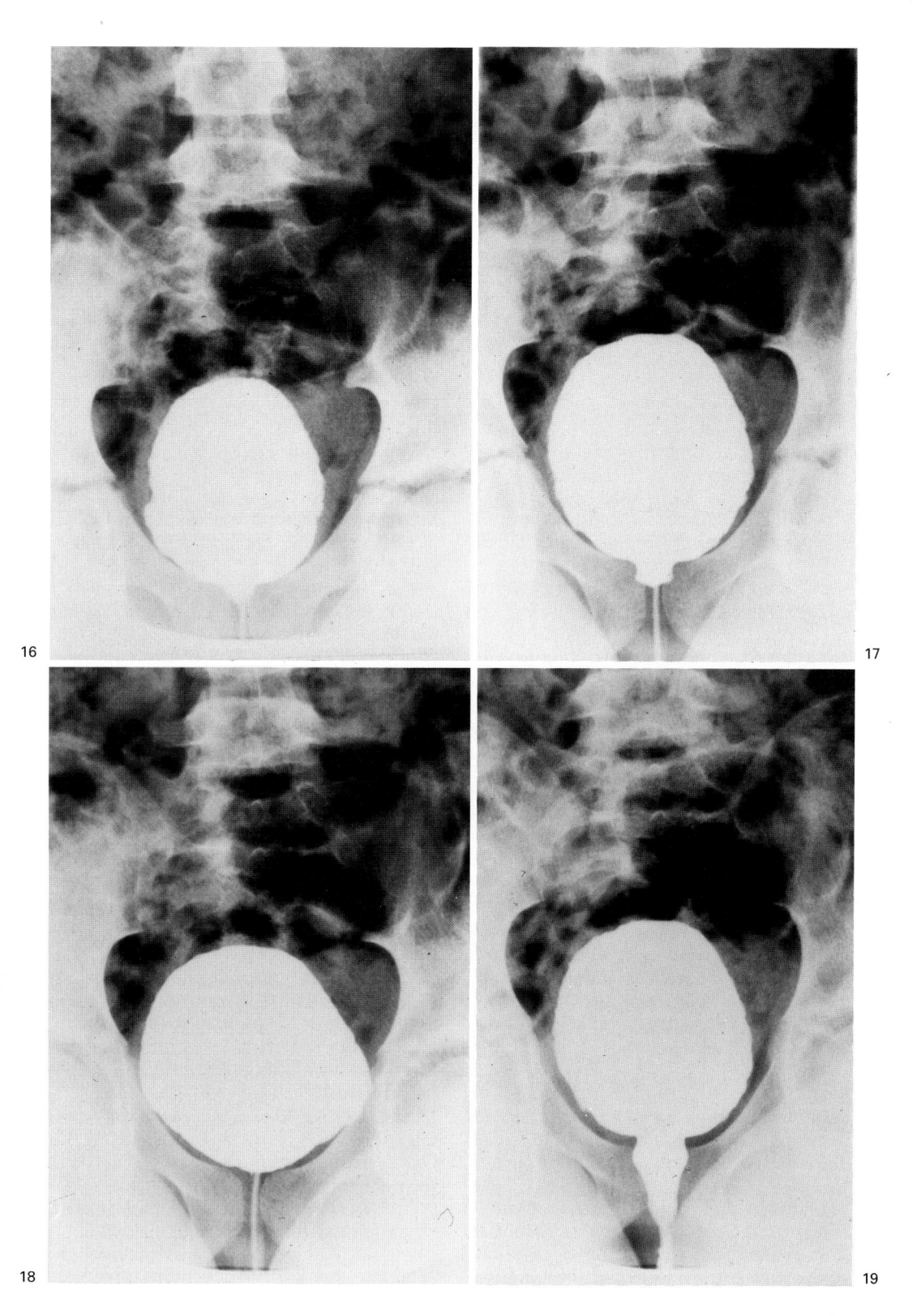

17

18

19

37

Harnuntersuchung

Bei allen Kindern mit Dranginkontinenz sind Harnuntersuchungen zum Ausschluß von Harnwegsinfektionen erforderlich; auf Einzelheiten kann ich hier nicht eingehen.

Inkontinenz- und Miktionsprotokoll

Bei Patienten mit Verdacht auf Dranginkontinenz lasse ich für mindestens einen, besser 2 Tage die Zeiten und Volumina aller spontanen Miktionen zusammen mit den Zeiten von pathologischen Drangsymptomen und Harninkontinenz und die Trinkmenge dokumentieren (Tab. 7, S. 31). Am besten eignen sich hierzu die Wochenenden. Bei der Anfertigung dieser Protokolle muß darauf hingewirkt werden, daß die Kinder nur bei Harndrang die Blase entleeren und die Untersuchung nicht zu einem Spiel mit möglichst häufigem Wasserlassen umfunktionieren.

Erhebliche Volumenunterschiede von Miktion zu Miktion sind vor allem bei jüngeren Kindern üblich. Für die Bewertung am wichtigsten ist das größte dokumentierte Miktionsvolumen.

Sonographie

Eine Dranginkontinenz führt für sich alleine nicht zu kennzeichnenden pathologischen Sonographiebefunden. Manche dieser Patienten haben etwas Restharn, andere (auch im Intervall von Harnwegsinfektionen) eine leichte Blasenwandverdickung.

Miktionszystourethrographie

Eine Miktionszystourethrographie bei Dranginkontinenz ist nach akuter Pyelonephritis, bei zusätzlicher Miktionsstörung und bei allen Jungen indiziert.

Wichtigstes Untersuchungsziel ist die Erfassung vesiko-uretero-renaler Refluxe. Röntgenologisch können außerdem subvesikale Miktionshindernisse nachgewiesen und die der Dranginkontinenz zugrunde liegende Funktionsstörung kennzeichnend sichtbar gemacht werden (15). Schon bei kleinem Füllvolumen kommt es gleichzeitig mit dem subjektiven Gefühl des Harndrangs zu einer weiten Öffnung des Blasenhalses bis in die Höhe des externen Sphinkterapparates. Gelingt es dem Untersucher, das Kind zu beruhigen, so verschwinden sowohl der subjektive Harndrang als auch die früher fälschlicherweise als »wide bladder neck anomaly« bezeichnete Öffnung des Blasenhalses, und die Blasenfüllung kann fortgesetzt werden. Harndrang und Öffnung des Blasenhalses wiederholen sich mehrmals. Die Blasenrandkonturen sind gezähnelt (Abb. 16–19).

Das Füllvolumen bei der Miktionszystourethrographie liegt im Durchschnitt etwa 50 ml höher als dasjenige bei Spontanmiktion.

Damit die diagnostischen Möglichkeiten dieser strahlenbelastenden Untersuchung voll ausgeschöpft werden können, sollte eine Miktionszystourethrographie bei Kindern möglichst nur von Untersuchern durchgeführt werden, die mit dieser Methode und im Umgang mit Kindern ausreichend erfahren sind.

Basistherapie

Harnwegsinfektionen werden in der üblichen Weise mit Antibiotika behandelt, eine Obstipation beseitigt (56).

Für Patienten mit vorausgegangenen Harnwegsinfektionen empfehle ich eine antibiotische Reinfektionsprophylaxe; m. E. sollte sie etwa 3 Monate über das Ende der Dranginkontinenz hinaus durchgeführt werden.

Bei manchen Patienten verschwindet die Dranginkontinenz nach Ausschaltung von Harnwegsinfektionen ohne weitere Maßnahmen. Sofern nach einigen Monaten noch eine Dranginkontinenz bestehen bleibt, ergibt sich die Frage, von welchem Alter an eine spezifischere Therapie verordnet werden soll. Ich beginne vom 5.–6. Lebensjahr an bei Fortsetzung der antibiotischen Reinfektionsprophylaxe ein ambulantes Wahrnehmungs- und Verhaltenstraining. Einzelheiten s. S. 127f.

Kinder von weniger als 5 oder 6 Jahren sind in der Regel für ein erfolgreiches Wahrnehmungs- und Verhaltenstraining zu jung. Ist die Dranginkontinenz in dieser Altersstufe auch nach Ausschaltung von Harnwegsinfektionen sehr stark, so verordne ich Oxybutynin.

Flüssigkeitsentzug, Wecken nach der Uhr und Behandlung mit einer »Klingelhose« sind bei Kindern mit Bettnässen und Dranginkontinenz am Tage nicht erfolgversprechend.

Weiterführende Diagnostik

Hat die Basistherapie nach einigen Monaten keine ausreichende Besserung gebracht, so ist eine weiterführende Diagnostik erforderlich: sofern nicht schon eine Miktionszystourethrographie durchgeführt wurde, sollte diese jetzt erfolgen.

Ich halte zu diesem Zeitpunkt eine Zystomanometrie und bei Mädchen eine Harnröhrenkalibrierung außerhalb prospektiver wissenschaftlicher Untersuchungen nur bei folgenden Indikationen für notwendig:

1. zusätzliche Miktionsstörung;
2. Unterscheidung zwischen Dranginkontinenz und Harninkontinenz bei Miktionsaufschub nicht sicher genug gelungen;
3. Versuch intensiver Behandlung (Oxybutynin, Blasentraining) brachte keine befriedigende Besserung.

Abb. 20 zeigt für eine Detrusorinstabilität typische Befunde bei Zystomanometrie und Beckenboden-EMG.

Bei Mädchen mit konstant pathologischen Uroflowkurven, mit starker Blasenwandverdickung oder konstant erheblichem Restharn ohne anderweitige Ursache sollte eine Urethrakalibrierung vorgenommen werden. Für die Beurteilung der Ergebnisse empfehle ich die in Tab. 8 zusammengestellten Kriterien. Eine Urethrabougierung, eine Meatotomie oder gar eine Urethrotomie nur aufgrund einer Dranginkontinenz mit oder ohne Harnwegsinfektionen und ohne vorausgegangenen Nachweis einer eindeutigen Stenose halte ich für obsolet.

Weiterführende Therapie

Die weiterführende Therapie richtet sich außer nach den erhobenen Befunden nach dem Entwicklungsstand des Kindes und nach dem Leidensdruck sowie der Kooperationswilligkeit von Mutter und Kind.

Medikamentöse Therapie

Für die symptomatische medikamentöse Behandlung einer Dranginkontinenz stehen Spasmolytika und Anticholinergika zur Verfügung. Oxybutynin *(Dridase)* vereinigt diese beiden Wirkungskomponenten mit einer leichten Analgesie (Abb. 21) und gilt heute als Medikament der Wahl. Die klinisch und in Tierversuchen dokumentierten Einzeleffekte sind:

1. Dämpfung der Detrusor-Instabilität;
2. Vergrößerung der Blasenkapazität;
3. Verlängerung der Miktionsintervalle.

Unerwünschte Wirkungen, vor allem Mundtrockenheit, fleckige Hautrötung und Mydriasis beruhen auf dem anticholinergischen Mechanismus. In mehreren randomisierten Doppelblindstudien hat sich Oxybutynin sowohl gegenüber Plazebo als auch gegenüber anderen Medikamenten als deutlich wirksamer erwiesen (28, 49, 59, 71).

Wir setzen das Medikament bei folgenden Indikationen ein:

1. Patienten unter 6 Jahren;
2. Blasentraining wird abgelehnt oder war nicht befriedigend wirksam.

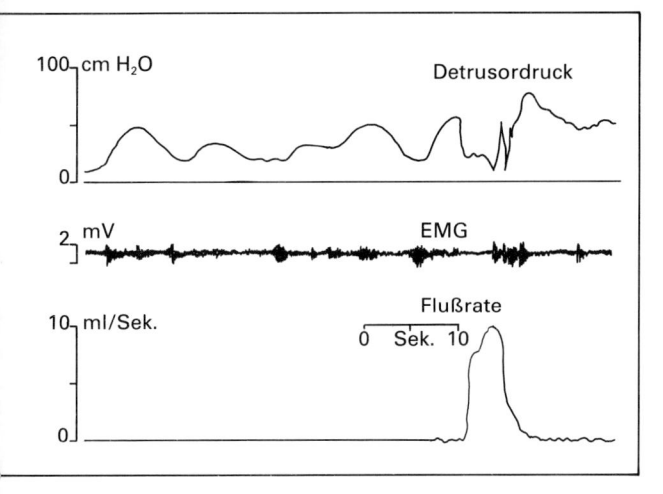

Nach unseren Erfahrungen sollte man eine Behandlung mit Oxybutynin bei Kindern bis zu 8 Jahren mit ¼ Tablette (1,25 mg) morgens beginnen, bei älteren Kindern mit ½ Tablette (2,5 mg) morgens. Die endgültige Dosis sollte nach meinen Erfahrungen individuell dadurch ermittelt werden, daß man in Schritten von ¼ oder ½ Tablette bis zur ausreichenden symptomatischen Besserung oder bis zur Höchstdosis von 0,6 mg/kg täglich steigert. Bei ausschließlicher Harninkontinenz am Tage verteile ich die Gesamtdosis auf den Morgen und Mittag, bei zusätzlichem Bettnässen auf den Morgen, Mittag und Abend.

Die bisherigen Kenntnisse über die optimale Behandlungsdauer sind unzureichend. Nach unseren Erfahrungen kommt es nach 8 Wochen langer Behandlung bald nach dem Absetzen bei der Mehrzahl der Patienten zu einem Relaps. Nach Angaben aus den USA sollen die Dauereffekte bei 3monatiger oder noch längerer Behandlung besser sein, vor allem nach langsamem Ausschleichen.

Flavoxat *(Spasuret)* hat einen so gut wie ausschließlich spasmolytischen Effekt (4). Unerwünschte Wirkungen sind sehr selten. In der Bundesrepublik wird es bisher für Kinder nicht empfohlen. Das letztere gilt auch für Emepronium *(Uro-Ripirin*, ein Anticholinergikum) (65). Für die anderen bei Dranginkontinenz empfohlenen Medikamente einschließlich der Phytopharmaka liegen nach meiner Einschätzung keine Beweise für mehr als einen Plazeboeffekt vor.

Stationäres Blasentraining mit Biofeedback (s. S. 128f)

Bettnässen als nächtliche Manifestation einer Dranginkontinenz verschwindet oft einige Monate nach der Dranginkontinenz am Tage, ohne weiterer auf die Nacht gerichteter Behandlung zu bedürfen. Wenn mehr als 3 Monate nach Beseitigung einer Dranginkontinenz am Tage Bettnässen bestehen bleibt, versuchen wir eine Klin-

Abb. 20
Zystomanometrie und Beckenboden-EMG (perianale Oberflächenelektroden) bei einem 8jährigen Mädchen mit idiopathischer Dranginkontinenz.
Der Detrusordruck (Differenz aus intravesikalem und intrarektalem Druck) steigt schon von einem Füllvolumen von etwa 50 ml an mehrmals vorübergehend auf mehr als 25 cm H_2O an; jeweils gleichzeitig subjektive Angaben von starkem Harndrang und Aktivierung der EMG-Potentiale. Bei Füllvolumen von 140 ml zügige, restharnfreie Spontanmiktion bei Ruhepotential der Beckenbodenmuskulatur. Diagnose: D e t r u s o r - i n s t a b i l i t ä t

Tab. 8
Nach Alter gegliederte Beurteilungskriterien für die Urethrakalibrierung bei Mädchen (53)

Geringere als die folgenden Werte sind sicher pathologisch:	
0– 4 Jahre	10 Charr
5– 9 Jahre	12 Charr
10–14 Jahre	14 Charr
15–20 Jahre	22 Charr

gelhosenkonditionierung (s. S. 14) oder *Minirin* (s. S. 16).

Schlußbemerkungen

Die Dranginkontinenz ist keine Krankheit, sondern ein Symptom. In unserem Kulturkreis gilt sie bei sonst altersgerecht entwickelten Kindern vom 5. Lebensjahr an und besonders bei Schulkindern als eine gravierende Abweichung von den sozialen Verhaltensnormen. Enttäuschung und bestrafende Reaktionen in der Familie, vor allem seitens der Mutter sowie Hänseleien oder Sanktionen in der Altersgruppe sind eine häufige Folge. Der Leidensdruck beim Patienten kann zu erheblichen psychologischen Problemen führen (24). Diese werden nach Beseitigung des Symptoms in der Regel erheblich geringer (24, 48).

Darum sollten m. E. die am Symptom Dranginkontinenz leidenden Patienten in Zukunft früher und besser von Kinderärzten betreut werden als bisher.

Beinahe ebenso wichtig erscheint mir die Vermeidung einer Überdiagnostik bei Kindern mit Dranginkontinenz. Vor allem invasive Untersuchungsmethoden müssen auf die tatsächlich notwendigen wenigen Indikationen begrenzt werden.

Abb. 21
Angriffspunkte von Anticholinergika und Spasmolytika auf den Detrusor vesicae. Prototypen von Medikamenten mit anticholinergischer, spasmolytischer und analgetischer Wirkung

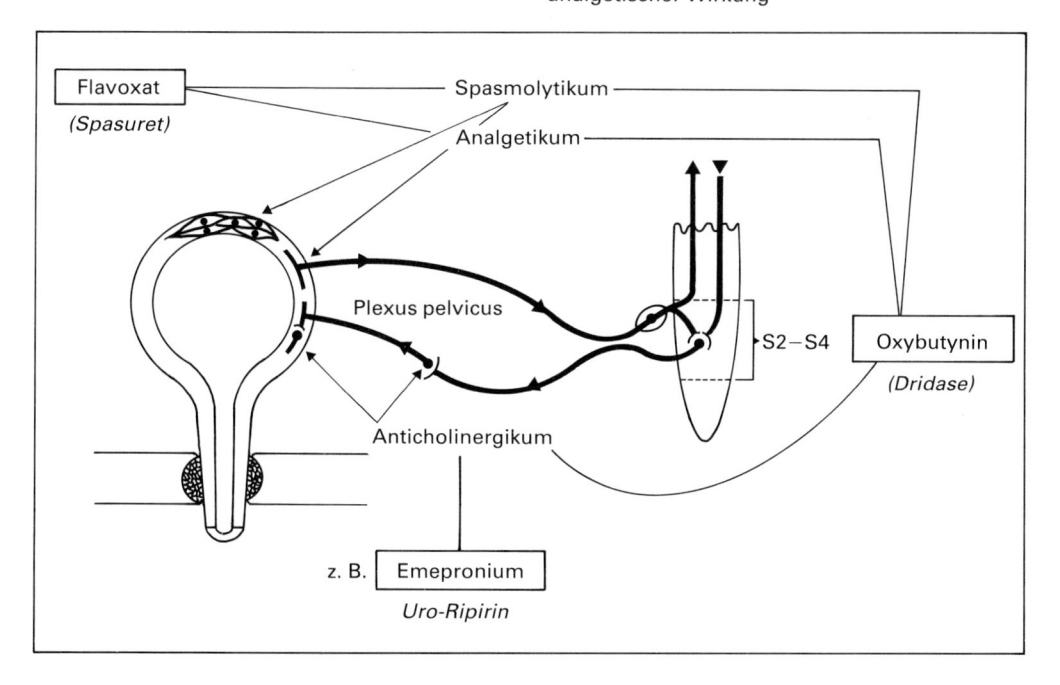

Eine Dranginkontinenz scheint nach den ersten Schuljahren auch ohne gezielte Maßnahme oft zu verschwinden. Die Häufigkeit sekundärer psychischer Störungen, vor allem aufgrund von Interaktionsstörungen in der Familie sind aber m. E. Grund genug, trotz dieser Aussicht auf Spontanbesserung eine individuelle Stufenbetreuung durchzuführen, vor allem bei Kindern, die zusätzlich rezidivierende Harnwegsinfektionen haben und ganz besonders bei Patienten mit vesikoureteralem Reflux. Ziele sind individuell angepaßte Hilfen bei Vermeidung von Überdiagnostik und Übertherapie. Bei der Mehrzahl der Patienten führen ambulante Maßnahmen, die auch jeder niedergelassene Kinderarzt einsetzen kann, zu einer befriedigenden Besserung.

Literatur

1. ABERLE, B. u. P. KREPLER: Aussagewert der Uroflowmetrie bei Kindern. Urologe 5, 289–295 (1969).
2. ABRAMS, P., R. FENELEY u. M. TORRENS: Urodynamik für Klinik und Praxis. Springer, Heidelberg 1987.
3. ANDERS, D.: Mädchen mit rekurrierenden Harnwegsinfektionen. Therapiewoche 34, 907–919 (1984).
4. BAERT, L.: Controlled double-blind trial of flavoxate in painful conditions of the lower urinary tract. Curr. mod. Res. Opin. 2, 631–635 (1975).
5. BAUER, St. B. u. Mitarb.: The unstable bladder of childhood. Urol. Clin. N. Am. 7, 321–336 (1980).
6. BERG, J., D. FIELDING u. R. MEADOW: Psychiatric disturbance, urgency, and bacteriuria in children with day and night wetting Arch. Dis. Childh. 52, 651–657 (1977).
7. BERGER, R. M. u Mitarb.: Bladder capacity aids in diagnosis of abnormal voiding patterns. J. Urol. 129, 347–349 (1983).
8. BLAIVAS, J. G. u. Mitarb.: Detrusor-external sphincter dyssynergia. J. Urol. 125, 542–544 (1981).
9. BLAIVAS, J. G. u Mitarb.: Urodynamic Procedures: Recommendations of the Urodynamic Society. I. Procedures that should be available for routine urologic practice. Neurourol. Urodyn. 1, 51–55 (1982).
10. BORZYSKOWSKI, M. u. A. R. MUNDY: Videourodynamic assessment of diurnal urinary incontinence. Arch. Dis Childh. 62, 128–131 (1987).
11. CAMPBELL, W. A.: Psychometric testing with the human figure drawing in chronic cystitis. J. Urol. 104, 930–933 (1970).
12. CAMPBELL, W. S., M. WEISSMAN u. J. LUPP: Bender Gestalt test and the urodynamics of enuresis. J. Urol. 104, 934–939 (1970).
13. DIOKNO, A. C., T. J. WELLS u. C. A. BRINK: Comparison of selfreported voided volume with cystometric bladder capacity. J. Urol. 137, 698–700 (1987).
14. FIELDING, D., I. BERG u. S. BELL: An observational study of postures and limb movements of children who wet by day and at night. Devl Med. Child Neur. 20, 453–461 (1978).
15. FOTTER, R. u. Mitarb.: Zur Diagnostik der instabilen Harnblase. Funktionelle Aussagen mittels einer modifizierten Miktionszystourethrographie im Kindesalter. Kinderarzt 18, 15–16 (1987).
16. FREWEN, W.: Role of bladder training in the treatment of the unstable bladder in the female. Urol. Clin. N. Am. 6, 273–277 (1979).
17. GIERUP, J.: Micturition studies in infants and children. Normal urinary flow. Scand. J. Urol. Nephrol. 4, 191–207 (1970).
18. GIERUP, J.: Micturition studies in infants and children. Intravesical pressure, urinary flow and urethral resistance in boys without infravesical obstruction. Scand. J. Urol. Nephrol. 4, 217–230 (1970).
19. v. GOOL, J. D. u. Mitarb.: Bladder-sphincter dysfunction, urinary infection and vesico-ureteral reflux with special reference to cognitive bladder training. Contr. Nephrol. 39, 190–210 (1984).
20. v. GOOL, J. D. u. G. A. de JONGE: Urge syndrome and urge incontinence. Arch. Dis. Childh. 64, 1629–1634 (1989).
21. GRIFFITHS, D. J. u. R. J. SCHOLTEMEIJER: Detrusor instability in children. Neurourol. Urodyn. 1, 187–192 (1982).
22. GRIFFITHS, D. J. u. R. J. SCHOLTEMEIJER: Detrusor: sphincter dyssynergia in neurologically normal children. Neurourol. Urodyn. 2, 27–37 (1983).
23. HALD, T. u. W. E. BRADLEY: The urinary bladder. Neurology and dynamics. Williams & Wilkins, Baltimore-London 1982.
24. HALLIDAY, S., S. R. MEADOW u. I. BERG: Successful management of daytime enuresis using alarm procedures: a randomly controlled trial. Arch. Dis. Childh. 62, 132–137 (1987).
25. HEIDLER, H.: Die Beeinflußbarkeit der Dranginkontinenz durch Biofeed-back-Mechanismen. Urologe A 25, 267–270 (1986).
26. HELLSTRÖM, A.-L., K. HJÄLMAS u. U. JODAL: Rehabilitation of the dysfunctional bladder in children: Method and 3-year follow-up. J. Urol. 138, 847–849 (1987).
27. HJÄLMAS, K.: Micturition in infants and children with normal lower urinary tract. Scand. J. Urol. Nephrol. Suppl. 37 (1976).

28. HOMSEY, Y. L. u. Mitarb.: Effects of Oxybutynin on vesicoureteral reflux in children. J. Urol. **134**, 1161–1171 (1985).

29. International continence Society Committee on Standardisation of Terminology: First, second, third, and fourth report. In: HALD, T. u. W. E. BRADLEY (Hrsg.) The urinary bladder, neurology and dynamics, S. 318–330. Williams & Wilkins, Baltimore-London 1982.

30. International Reflux Study in Children: International system of radiographic grading of vesicoureteric reflux. Pediatr. Radiol. **15**, 105–109 (1985).

31. JÄRVELIN, M. R. u Mitarb.: Enuresis in seven-year-old children. Acta paediat. scand. **77**, 148–153 (1988).

32. JARVIS, G. J. u. D. R. MILLAR: Controlled trial of bladder drill for detrusor instability. Br. med. J. **281**, 1322–1323 (1980).

33. JØRGENSEN, T. M., J. C. DJURHUUS u. H. D. SCHRODER: Idiopathic detrusor sphincter dyssynergia in neurologically normal patients with voiding abnormalities. Eur. Urol. **8**, 107–110 (1982).

34. KING, L. R.: Commentary: Sphincter dyssynergia in children with reflux. J. Urol. **129**, 217–218 (1983).

35. KOFF, S. A.: Bladder-sphincter dysfunction in childhood. Urology **19**, 457–461 (1982).

36. KOFF, S. A. u. D. S. MURTAGH: The uninhibited bladder in children: Effect of treatment on recurrence of urinary infection and on vesicoureteral reflux resolution. J. Urol. **130**, 1138–1141 (1983).

37. KOFF, S. A. u. A. R. MUNDY: Urodynamics in children. Urodynamics, S. 299–310. Churchill, Livingstone-Edinburgh 1984.

38. KOLVIN, I., R. C. McKEITH u. S. R. MEADOW: Bladder control and enuresis Heineman, London 1973.

39. LIBO, L. M. u. Mitarb.: EMG Biofeedback for functional bladder-sphincter dyssynergia: A case study Biofeedback Self-Reg. **8**, 243–253 (1983).

40. LINDBERG, U. u Mitarb.: Asymptomatic bacteriuria in schoolgirls. III. Relation between residual urine volume and recurrence. Acta paediat. scand. **64**, 437–440 (1975).

41. LYON, R. P. u. S. MARSHALL: Urinary tract infections and difficult urination in girls: Long term follow-up. J. Urol. **105**, 314–317 (1971).

42. MACAULAY, A. J. u. Mitarb.: Micturition and the mind: psychological factors in the aetiology and treatment of urinary symptoms in women. Br. med. J. **1987/I**, 42–45.

43. MADERSBACHER, H.: Miktionsreifungsstörungen. In: BICHLER, K. H. u. J. E. ALTWEIN (Hrsg.): Der Harnwegsinfekt, S. 65–75. Springer 1985.

44. MAIZELS, M., L. R. KING u. C. F. FIRLIT: Urodynamic biofeedback: A new approach to treat vesical sphincter dyssynergia. J. Urol. **122**, 205–209 (1979).

45. MAIZELS, M. u. Mitarb.: The vesical sphincter electromyogram in children with normal and abnormal voiding patterns. J. Urol. **129**, 92–95 (1983).

46. McGUIER, E. J. u. J. A. SAVASTANO: Urodynamic studies in enuresis and the nonneurogenic neurogenic bladder. J. Urol. **132**, 299–302 (1984).

47. MENZEL, C., H. BACHMANN u. K. PISTOR: Sonographic assessment of bladder wall thickness in healthy children, children with dysfunctional voiding, and children with bladder neck obstruction. XXIst annual meeting of the European Society for Paediatric Nephrology, Budapest 3.–5. 9.1987.

48. MILLARD, R. J. u. B. F. OLDENBURG: The symptomatic urodynamic and psychodynamic results of bladder re-education programs. J. Urol. **130**, 715–719 (1983).

49. MOISEY, C. U., T. P. STEPHENSON u. C. B. BRENDLER: The urodynamic and subjective results of treatment of detrusor instability with oxybutynin chloride. J. Urol. **123**, 472–475 (1980).

50. NISHIZAWA, O. u. Mitarb.: Combined ultrasonotomographic and urodynamic monitoring. Neurourol. Urodyn. **1**, 295–301 (1982).

51. NOE, H. N.: The role of dysfunctional voiding in failure or complication of ureteral reimplantation for primary reflux. J. Urol. **134**, 1172–1175 (1985).

52. NORGAARD, J. P. u. J. C. DJURHUUS: Treatment of detrusor-sphincter-dyssynergia by bio-feedback. Urol. int. **37**, 236–239 (1982).

53. OLBING, H. u. G. RODECK: Distale Urethrastenosen bei Mädchen. Dt. Ärzteblatt **82**, 3178–3188 (1985).

54. OLBING, H.: Vesico-uretero-renal reflux and the kidney. Pediatr. Nephrol. **1**, 638–646 (1987).

55. OLBING, H.: Harnwegsinfektionen bei Kindern und Jugendlichen. Enke, Stuttgart 1987.

56. O REGAN, S. u. Mitarb.: Constipation a commonly unrecognized cause of enuresis. Am. J. Dis. Child. **140**, 260–261 (1986).

57. PAUER, W. u. H. MADERSBACHER: Funktionelle Miktionsstörungen als Ursache der Enuresis: Diagnostik und Therapie. Akt. Urol. **14**, 90–93 (1983).

58. PENGELLY, A. W. u. C. M. BOOTH: A prospective trial of bladder training as treatment for detrusor instability. Br. J. Urol. **52**, 463–466 (1980).

59. RIVA, D. u. E. CASOLATI: Oxybutynin chloride in the treatment of female idiopathic bladder instability. Results from double blind treatment. Clin. exp. Obstet. Gynec. **1984**, 37–42.

60. ROLLEMA, H. J., P. C. v. BATENBURG u. U. JONAS: Automatisierte Uroflowmetrie: Neue Variablen. Urologe A **25**, 281–285 (1986).

61. RUARTE, A. C. u. E. M. QUESADA: Urodynamic evaluation in children. In RETIK, A. B. u. J. CUKIER (Hrsg.): Pediatric Urology International Perspectives in

Urology 14, S. 114–132. Williams & Wilkins, Baltimore-London-Los Angeles-Sydney 1987.

62. SIROKY, M. B., C. A. OLSSON u R. J. KRANE: The flow rate nomogram: I. Development J. Urol. **122**, 665–668 (1979).

63. SCHROTT, K. M.: Enuresis und Reizblase. Diagnostik mit medikamentöser und operativ endoskopischer Therapie. Therapiewoche **32**, 3146–3156 (1982).

64. SPARWASSER, C., R. BECKERT u. W. F. THON: Diagnostik der Enuresis – urodynamische Untersuchungsergebnisse. Urologe **A 27**, 40–43 (1988).

65. STANTON, S. L.: A comparison of emepronium bromide and flavoxate hydrochloiride in the treatment of urinary incontinence. J. Urol. **110**, 529–532 (1973).

66. STEFFENS, J. u. L. STEFFENS: Enuresis – Ursachen, Diagnostik und Therapie. Urologe **A 27**, 36–39 (1988).

67. SUGAR, E. C. u. C. F. FIRLIT: Urodynamic biofeedback. J. Urol. **128**, 1253–1258 (1982).

68. TANAGHO, E. A. u. Mitarb.: Spastic striated external sphincter and urinary tract infection in girls. Br. J. Urol. **43**, 69–82 (1971).

69. TAYLOR, C. M., J. J. CORKERY u. R. H. R. WHITE: Micturition symptoms and unstable bladder activity in girls with primary vesicoureteric reflux. Br. J. Urol. **54**, 494–498 (1982).

70. THOMAS, T. M. u. Mitarb.: Prevalence of urinary incontinence. Br. med. J. **281**, 1243–1245 (1980).

71. THÜROFF, J. W.: Comparative clinical trial of Oxybutynin, Propanthelin and Placebo in motor urge incontinence (unveröffentlicht).

72. THÜROFF, J. W. u. Mitarb.: Therapie bei Reizblase und Harninkontinenz. Dt. med. Wschr. **106**, 215–217 (1981).

73. TOGURI, A. G., T. UCHIDA u. D. E. BEE: Urological neurology and urodynamics. J. Urol. **127**, 727–731 (1982).

74. VEREECKEN, R. L., B. PUERS u. J. DAS: Continuous telemetric monitoring of bladder function. Urol Res. **11**, 15–18 (1983).

75. VINCENT, S. A.: Postural control of urinary incontinence. Lancet **1966/I**, 631–632.

76. WANNER, K. u. Mitarb.: 24 hour-monitoring of patients with bladder voiding disturbances. Urol. Res. **9**, 187–191 (1981).

77. WEAR, J. B., R. B. WEAR u. Ch. CLEELAND: Biofeedback in urology using urodynamics: Preliminary observations. J. Urol. **121**, 464–468 (1979).

78. WEBSTER, G. D., R. B. KOEFOOT jun. u. St. SIHELNIK: Urodynamic abnormalities in neurologically normal children with micturition dysfunction. J. Urol. **132**, 74–77 (1984).

79. WHITESIDE, G. u. P. BATES: Synchronous video pressure-flow cystourethrography. Urol. Clin. N. Am. **6**, 93–101 (1979).

80. YEATES, W. K.: Bladder function in normal micturition. Clin. Develop. Med. **48/49**, 28–36 (1976).

81. BAIGERIE, R. J.: Oxybutynin: is it safe? Brit. J. Urol. **62**, 319–322 (1988).

82. BASS, L. W.: Pollakiuria, extraordinary day time urinary frequency: experience in a Pediatric practice. Pediatrics **78**, 735–737 (1991).

Symptomatische Dranginkontinenz

H. OLBING

Einleitung

Die Dranginkontinenz ist ein Symptom, das mit Hilfe einer sorgfältigen Anamnese und einfacher klinischer Untersuchungen leicht erfaßt werden kann (s. S. 30f). Meist läßt sich keine Ursache identifizieren (idiopathische Form, s. S. 22). Für die Therapie stehen dann nur symptomatische Maßnahmen zur Verfügung. Bei einem kleinen Teil der Patienten besteht jedoch eine Grundkrankheit, nach deren Beseitigung die Dranginkontinenz verschwindet. Derartige Patienten mit *symptomatischer* Dranginkontinenz müssen rechtzeitig durch gezielte Untersuchungsmethoden identifiziert und einer kausalen Therapie zugeführt werden. Zu den Ursachen s. S. 24, Tab. 6.

Exemplarische Beobachtungen

Posteriore Urethralklappen

Der 11½jährige Kollegensohn wurde wegen sekundärer Enuresis nocturna ambulant vorgestellt. Er näßte nach einem trockenen Intervall von 1½ Jahren wieder so gut wie jede Nacht ein. Dabei »schwamm das Bett«.

Im Anamnesegespräch erfuhr ich erst auf gezielte Fragen, daß zusätzlich eine sekundäre Dranginkontinenz am Tage bestand und daß die Miktionen erst verzögert und mit Anstrengung in Gang kamen und stotternd verliefen. Bei wiederholten Harnuntersuchungen hatte sich kein Hinweis auf Harnwegsinfektionen ergeben. Der Patient war nicht schwer erweckbar. Eine familiäre Belastung mit Enuresis bestand nicht.

Im Miktions- und Inkontinenzprotokoll sowie bei einer Miktionsbeobachtung bestätigten sich die anamnestischen Angaben. Die Uroflowmetrie dokumentierte eine für Alter und Volumen auffällig geringe Harnflußrate mit Verlängerung der Miktionszeit (Abb. 22). Bei der Ultraschalluntersuchung wurde eine Blasenwandverdickung auf 8 mm dokumentiert. Das Miktionszysturethrogramm ergab den Verdacht auf posteriore Urethralklappen und zeigte einen vesiko-uretero-renalen Reflux links Grad II (Abb. 24 u. 25).

Bei einer Zystomanometrie fand sich eine Detrusorinstabilität (s. S. 40) mit Erhöhung des Blasenauslaßwiderstandes auf 35 cm H_2O.

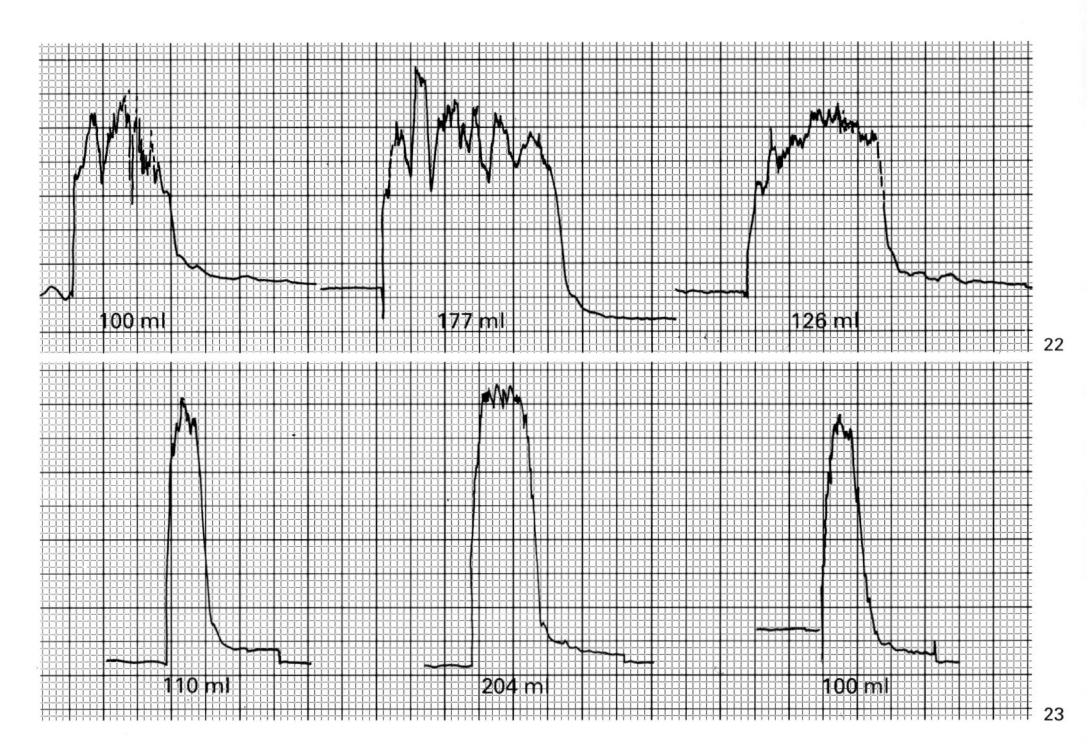

Abb. 22 und 23
Uroflowmetrien bei 11½jährigem Jungen
mit posterioren Urethralklappen

Abb. 22
Vor der Klappenkerbung: bei Miktionsvolumina zwischen 100 und 177 ml sind die maximalen Flußraten erniedrigt und die Miktionszeiten verlängert

Abb. 23
1 Jahr nach Kerbung der Klappen
Normalisierung

Der Verdacht auf posteriore Urethralklappen bestätigte sich bei einer Urethrozystoskopie; die Klappen wurden in gleicher Sitzung gekerbt.

Enuresis nocturna und Dranginkontinenz am Tage wurden schon in der 1. Woche nach der Klappenkerbung deutlich geringer, verschwanden aber noch nicht völlig. Darum verordnete ich 8 Wochen nach der Klappenkerbung Oxybutynin *(Dridase* 2mal 5 mg/d). Die Enuresis nocturna verschwand daraufhin innerhalb einer Woche, die Dranginkontinenz am Tage innerhalb 6 Wochen. Nach weiteren 4 Wochen setzte ich Oxybutynin abends ab, nach wiederum 4 Wochen auch am Morgen. Der Patient blieb trocken. Das Miktionsprotokoll weist jetzt normale Intervalle und Volumina auf. Die Uroflowmetrie (Abb. 23) und die Blasenwanddicke haben sich normalisiert.

Fremdkörper in der Vagina

Die 7½jährige Patientin wurde wegen einer seit einigen Monaten bestehenden sekundären Enuresis nocturna ambulant vorgestellt; vor 2 Wochen war eine Harnwegsinfektion diagnostiziert worden. Auf gezielte Fragen erfuhren wir, daß gleichzeitig mit der Enuresis nocturna eine starke sekundäre Dranginkontinenz am Tage aufgetreten war.

Die körperliche und die Harnuntersuchung ergaben normale Befunde; Miktionen, Ultraschalluntersuchung und Uroflowmetrie waren normal.

Wir verordneten eine antibiotische Reinfektionsprophylaxe. Nach 5 Wochen wurde die Patientin wegen einer vaginalen Blutung erneut bei uns vorgestellt. Bei dieser Gelegenheit erinnerte sich die Mutter, daß in der Zeit des Beginns von sekundärer Dranginkontinenz und Enuresis nocturna die Kleidung schon einmal blutverschmiert gewesen war. Bei der Vaginoskopie fand sich die Kappe eines Filzschreibers; das Vaginalepithel zeigte an mehreren Stellen oberflächliche Läsionen. Nach Entfernung dieses Fremdkörpers aus der Vagina wurde die Patientin innerhalb von 2 Wochen bei Tag und Nacht trocken. Die antibiotische Reinfektionsprophylaxe wurde beendet.

Abb. 24 und 25
Miktionszysturethrographie vor Klappenkerbung

Abb. 24
Lumeneinengung an der für posteriore Urethralklappen typischen Stelle, deutliche prästenotische Dilatation

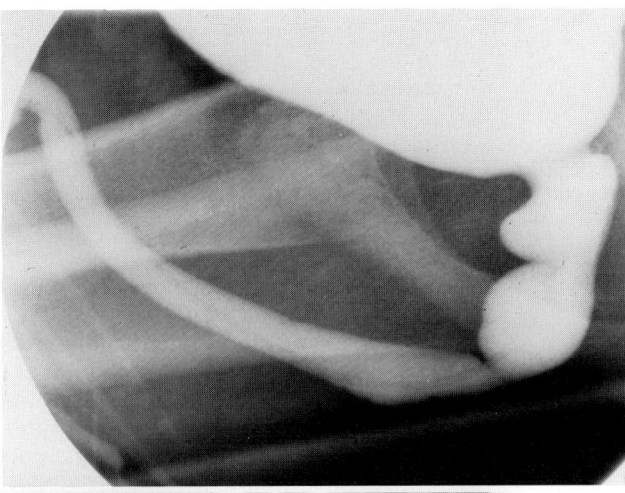

Abb. 25
Vesiko-uretero-renaler Reflux links bis ins Nierenbeckenkelchsystem ohne Dilatation (Grad II)

Diskussion

Posteriore Urethralklappen

Daß subvesikale Obstruktionen eine symptomatische Dranginkontinenz verursachen können, ist aus der Erwachsenenurologie gut bekannt (1, 10, 11); der wohl am besten untersuchte Prototyp ist die Prostatahypertrophie. Der Weg, auf dem die symptomatische Dranginkontinenz bei subvesikaler Obstruktion zustandekommt, ist bisher nur unvollständig geklärt. Es wird vermutet, daß die Arbeitshypertrophie des Detrusor mit einer Vermehrung sensibler Nerven und dadurch mit einer Verminderung der sensiblen Reizschwelle verbunden ist. Nach Ausschaltung der subvesikalen Obstruktion kommt es bei den meisten Patienten zu einer langsamen, kontinuierlichen Abnahme und schließlich zum Verschwinden der Dranginkontinenz.

Die posterioren Urethralklappen bei unserem Patienten führten zu einer eindeutigen, wenn auch im Vergleich zu anderen Patienten mit der gleichen Grundkrankheit relativ geringen Obstruktion. Darum wurden erst mit etwa 10 Jahren Symptome bemerkt, obschon es sich um eine Arztfamilie handelt. Die Beschwerden waren erst nach 1½ weiteren Jahren so stark geworden, daß eine Vorstellung in einer Klinik erfolgte. Wegen der ganz im Vordergrund stehenden Drangsymptomatik führten wir zuerst eine Zystomanometrie und erst dann eine Miktionszysturethrographie durch. Diesem Umstand verdanken wir die Dokumentation einer Detrusorinstabilität als Folge posteriorer Urethralklappen. Seit dieser Einzelbeobachtung rangiert in unserer Diagnostik bei Jungen mit Dranginkontinenz und pathologischem Miktionsmuster die Miktionszysturethrographie vor einer Zystomanometrie.

In der urologischen Literatur wird als häufige Ursache einer Dranginkontinenz bei Mädchen die distale Urethrastenose genannt. Nach meiner Einschätzung ist insgesamt bei Zugrundelegung ausreichend wissenschaftlich begründeter diagnostischer Kriterien (8) eine distale Urethrastenose bei Mädchen relativ selten; für einen Kausalzusammenhang mit Dranginkontinenz in nennenswerter Häufigkeit fehlen in der Literatur Beweise.

Fremdkörper in der Vagina

Bei unserer Patientin scheint mir ein ursächlicher Zusammenhang zwischen dem vaginalen Fremdkörper und der Dranginkontinenz durch die anamnestischen Angaben und ex juvantibus ausreichend sicher zu sein. Außer bei vaginaler Blutung sollte bei hartnäckigem eitrigem oder blutig tingiertem vaginalem Fluor eine Vaginoskopie durchgeführt werden.

Rezidivierende Harnwegsinfektion und Dranginkontinenz

Die Korrelation zwischen rezidivierender Harnwegsinfektion und Dranginkontinenz ist bei Mädchen bis zur Pubertät sehr eng (2, 4–7). Das Verhältnis zwischen Ursache und Wirkung ist aber in der Regel nicht eindeutig zu klären. Führt man bei Mädchen mit rezidivierenden Harnwegsinfektionen und sekundärer Dranginkontinenz durch eine antibiotische Reinfektionsprophylaxe Rezidivfreiheit herbei, so verschwindet bei einem erheblichen Teil von ihnen innerhalb einiger Monate die Dranginkontinenz.

Umgekehrt belegen mehrere Autoren überzeugend, daß nach Beseitigung einer Dranginkontinenz z. B. durch Blasentraining (2, 4) oder mit Anticholinergika (6) bei Mädchen mit vorher bestehenden rezidivierenden Harnwegsinfektionen in der Mehrzahl später seltener Rezidive auftraten.

Wir versuchen bei Patienten mit rezidivierenden Harnwegsinfektionen und Dranginkontinenz im ersten Schritt der Behandlung durch antibiotische Reinfektionsprophylaxe Rezidive der Harnwegsinfektion auszuschalten. Eine Dranginkontinenz, die mindestens 4 Wochen nach einer Harnwegsinfektion noch besteht und für die eine auslösende Grundkrankheit nicht nachweisbar ist, stufen wir als idiopathisch ein. Mit der Entscheidung über zusätzliche therapeutische Maßnahmen gegen die Dranginkontinenz warten wir einige Monate.

Literatur

1. ABRAMS, P. G.: Detrusor instability and bladder outflow obstruction. Neurourol. Urodyn. **4,** 317–328 (1985).
2. GOOL, J. D. u. G. A. van de JONGE: The urge syndrome and urge syndrome in children. Arch. Dis. Childh. **64,** 1629–1634 (1989).
3. GRIFFITHS, D. J. u. R. J. SCHOLTMEIJER: Vesicoureteral refluxand lower urinary tract dysfunction: evidence for 2 different reflux/dysfunction complexes. J. Urol. **137,** 240–244 (1986).
4. HELLSTRÖM, A.-L., K. HJÄLMAS u. U. JODAL: Rehabilitation of the dysfunctional bladder in children: method and 3-year follow up. J. Urol. **138,** 847–849 (1987).
5. JONES, B. u. Mitarb.: Recurrent urinary infections in girls: relation to enuresis. Can. med. Ass. J. **106,** 127–130 (1972).
6. KOFF, S. A. u. D. S. MURTAGH: The uninhibited bladder in children: Effect of treatment on recurrence of urinary infection and on vesicoureteral reflux resolution. J. Urol. **130,** 1138–1141 (1983).
7. LYON, R. P. u. S. MARSHALL: Urinary tract infections and difficult urination in girls: long-term follow up. J. Urol. **105,** 314–317 (1970).
8. OLBING, H. u. G. RODECK: Distale Urethrastenosen bei Mädchen. Dt. Ärzteblatt **82,** 3178–3188 (1985).
9. OLBING, H.: Harnwegsinfektionen bei Kindern und Jugendlichen, 3. Aufl. Enke, Stuttgart 1987.
10. SPEAKMAN, M. J. u. Mitarb.: A study of the pathogenesis, urodynamic assessment and outcome of detrusor instability associated with bladder outflow obstruction. Br. J. Urol. **59,** 40–44 (1987).
11. TURNER-WARWICK, R.: A Urodynamic review of bladder outlet »obstruction« in the male and its treatment. In: LUTZEYER, W. u. J. HANAPPEL (Hrsg.): Urodynamics – Upper and Lower Urinary Tract II, S. 212–240. Springer, Berlin-Heidelberg 1985.

Harninkontinenz bei Miktionsaufschub

H. Olbing

Einleitung

Harninkontinenz in zeitlichem Zusammenhang mit starkem Harndrang ist nur bei einem Teil der Patienten Folge einer Blasenfunktionsstörung, z. B. einer Detrusorinstabilität (s. S. 40). Sie kann auch Folge einer Verhaltensstörung sein. Ein bei Kindern häufiges Beispiel hierfür ist die Harninkontinenz bei Miktionsaufschub. Bei diesen Patienten ist der Harndrang zunächst normal stark. Die Patienten schieben die Miktion aber so lange wie möglich auf. Dabei treten mit zunehmender Blasenfüllung vorübergehende Zustände mit immer stärker werdendem Harndrang auf. Die Patienten setzen parallel hierzu immer intensiver werdende Haltemanöver ein. Schließlich können sie ungewollten Harnabgang nicht mehr verhindern.

Für die meisten derartigen Patienten ist kennzeichnend, daß die Harninkontinenz an Situationen oder Umstände gebunden ist, in denen ein Miktionsaufschub dem Kind entweder die Fortsetzung einer als angenehm empfundenen Tätigkeit oder die Vermeidung eines unangenehmen Ereignisses ermöglicht.

Bei einem Teil dieser Patienten führt eine symptomorientierte Verhaltenstherapie zur Beseitigung der Harninkontinenz. Bei Erfolglosigkeit einer solchen Therapie bestehen vielfach Interaktions- oder Persönlichkeitsstörungen, die einer gezielten und intensiven psychologischen Therapie nach eingehender Psychodiagnostik bedürfen.

Der Kinderarzt kann durch sorgfältige Analyse der Situationen und des Patientenverhaltens bei Harninkontinenz den zeitlichen Zusammenhang mit Miktionsaufschub identifizieren.

Exemplarische Beobachtungen

Aufschub unangenehmer Miktionen

Die 8jährige Patientin wurde uns wegen einer seit 2 Jahren bestehenden häufig rezidivierenden Harnwegsinfektion mit jeweils sehr schmerzhafter Miktion ambulant vorgestellt. In einer anderen

Klinik war vor 1½ Jahren ein vesiko-uretero-renaler Reflux Grad II links nachgewiesen worden; das Ausscheidungsurogramm war normal.

Bei der körperlichen Untersuchung erhoben wir keinen pathologischen Befund. Eine Harnwegsinfektion bestand nicht; die letzte Harnwegsinfektion lag 4 Monate zurück. Bei der Ultraschalluntersuchung ergab sich an Nieren und ableitenden Harnwegen kein pathologischer Befund. 2 Uroflowmetrien erbrachten Normalbefunde.

Ein Miktionsprotokoll ergab 2–3 Miktionen pro Tag mit einem maximalen Volumen von 350 ml. An jedem der protokollierten Tage kam es mehrere Male zu Harninkontinenz. Nach Einschätzung der Mutter spielte die Patientin mit auch für ihr Alter ungewöhnlicher Freude und Intensität. Während des Spiels auftretenden Harndrang versuchte sie so lange wie nur irgend möglich zu unterdrücken, um ihr Spiel nicht unterbrechen zu müssen. Dabei komme es zu immer stärker werdenden Haltemanövern und schließlich zu Harninkontinenz.

Wir erläuterten dem Kind und der Mutter, wie wichtig es sei, bei Harndrang sofort eine Toilette aufzusuchen. Außerdem verordneten wir eine antibiotische Reinfektionsprophylaxe. Schon bei der nächsten Kontrolluntersuchung nach 4 Wochen war es zu einer sehr deutlichen Besserung der Harninkontinenz gekommen. Im Verlauf von weiteren 4 Wochen wurde die Patientin trocken. Die antibiotische Reinfektionsprophylaxe wurde beendet, nachdem 1 Jahr später der Reflux nicht mehr nachweisbar war.

Miktionsaufschub bei Hinweisen auf familiäre Interaktionsstörung

Die 10½jährige Patientin wurde uns wegen »sekundärer Enuresis diurna« bei häufig rezidivierender akuter Zystourethritis ambulant vorgestellt. 2 Jahre vorher waren bei einer auswärtigen Untersuchung das Ausscheidungs- und das Miktionszystourethrogramm normal ausgefallen. Es wurde eine Meatotomie durchgeführt. Die Zystitiden und die Inkontinenz traten unverändert häufig und stark auf.

Bei uns ergab die körperliche Untersuchung keine pathologischen Befunde. Eine Harnwegsinfektion bestand nicht; die letzte Infektion lag 4 Monate zurück. Die Ultraschalluntersuchung ergab normale Befunde. Es bestand kein Restharn. Mehrere Uroflowkurven waren normal; das größte Miktionsvolumen betrug 285 ml.

Ein Miktionsprotokoll zu Hause ergab, daß die Patientin nur 2- oder 3mal täglich und nur bei nicht länger erträglichem Harndrang zur Toilette ging; dabei »wurde es immer allerhöchste Zeit«. Nach Schilderung der Eltern versuchte sie es auch dann jeweils zuerst noch mit Haltemanövern, dann lief sie in größter Geschwindigkeit zur Toilette und verlor unterwegs von mal zu mal wechselnd große Harnmengen. Wir empfahlen, in Zukunft beim ersten Auftreten von Harndrang sofort zur Toilette zu gehen. Außerdem verordneten wir eine antibiotische Reinfektionsprophylaxe. Die Harninkontinenz besserte sich nicht. Nach 3 Monaten ließen wir eine Zystomanometrie anfertigen; diese zeigte normale Befunde.

Erst jetzt erfuhren wir, daß der Vater die Patientin wiederholt wegen ihrer Harninkontinenz geschlagen hatte. Zwischen den Eltern bestanden erhebliche Spannungen, die auch in Gegenwart der Patientin zu schweren, manchmal handgreiflichen Auseinandersetzungen führten. Dabei stellte sich die Patientin zur Enttäuschung der Mutter meist auf die Seite des Vaters. Die Mutter machte einen sehr verunsicherten und sprunghaften Eindruck.

Ein jüngerer Bruder der Patientin war wegen starker Verhaltensstörung seit einigen Monaten in kinderpsychiatrischer Betreuung. Wir empfahlen, die ganze Familie in diese Therapie einzubeziehen.

Miktionsaufschub bei indolent erscheinenden Kindern

Die 7½jährige Patientin wurde wegen »sekundärer Enuresis nocturna et diurna« mit gelegentlichem Stuhlschmieren und Einkoten sowie rezidivierender Zystourethritis ambulant bei uns vorgestellt.

2 Jahre vorher war bei der Untersuchung in einer anderen Klinik ein vesiko-uretero-renaler Reflux rechts Grad I festgestellt worden. Ein Ausscheidungsurogramm war normal.

Die körperliche Untersuchung bei uns ergab keine Auffälligkeiten. Es bestand eine asymptomatische Harnwegsinfektion, die nach 3tägiger Antibiotikabehandlung verschwunden war. Wir verordneten eine antibiotische Reinfektionsprophylaxe. Die Harninkontinenz bei Tag, die Enuresis nocturna sowie das Einkoten und Stuhlschmieren besserten sich nicht.

3 Monate später bei der Sonographie an den Nieren und an der Harnblasenwand keine pathologischen Befunde; bei zahlreichen Untersuchungen ungefähr in der Hälfte der Fälle Restharn um 50 ml, maximal 70 ml. Uroflow bei wiederholten Untersuchungen normal.

Mit länger werdender Beobachtung der Patientin wurde immer deutlicher, daß es ihr lästig war, zur Toilette zu gehen. Sie gab an, Harndrang wahrzunehmen, nach Einschätzung der Mutter schob sie aber die Miktion so lange auf wie nur eben möglich. Daß dabei immer wieder eine Inkontinenz auftrat, manchmal verbunden mit Stuhlabgang, schien die Patientin nicht zu stören. Gespräche über die Harn- und Stuhlinkontinenz waren ihr offensichtlich sehr lästig; sie »schaltete ab«. Ein Leidensdruck war nicht spürbar. Sie machte einen freud- und initiativelosen, passiven Eindruck. In der Schule sind ihre Leistungen mittelmäßig.

Während einer mehrtägigen stationären Beobachtung waren die Miktionsvolumina im Durchschnitt größer als 500 ml, maximal 630 ml. Bei einer Zystomanometrie in der Füllungsphase und während der Miktion kein pathologischer Befund. Der Versuch, das Miktionsverhalten durch ein Training zu verbessern, scheiterte am Fehlen jeglicher Mitarbeit der Patientin.

Definitionen

Ich sehe es als Harninkontinenz bei Miktionsaufschub an, wenn bei einem Patienten ohne neurogene Blasenstörung und ohne infravesikale Obstruktion wiederholt unwillkürlich Harn in zeitlichem Zusammenhang mit Hinauszögern der Miktion trotz Harndrang abgeht. Uroflowmetrie und Zystomanometrie einschließlich Beckenboden-EMG fallen normal aus. Restharn ist fakultativ.

Die Miktionsvolumina sind normal. Eine (meist »sekundäre«) Enuresis nocturna als nächtliche Manifestation kommt auch bei einem Teil der Patienten mit dieser Form von Harninkontinenz vor.

Bei den von v. Gool u. Mitarb. unter der Bezeichnung »Vermeider« vorgestellten überwiegend männlichen Patienten könnte es sich um Miktionsaufschub bei besonders starker Persönlichkeitsstörung handeln (6). Wahrscheinlich lag bei einem Teil der von de Luca u. Mitarb. unter der Bezeichnung »lazy bladder« (5) und der von Anders u. Mitarb. als »habituelle Harnretention« vorgestellten Patienten (2, 3) eine Harninkontinenz bei Miktionsaufschub vor.

Pathophysiologie und -psychologie

Es handelt sich um eine Verhaltensstörung gegenüber der Miktion. Die Patienten nehmen Harndrang wahr, schieben aber die Miktion auf. Die Gründe hierfür sind unterschiedlich. Tab. 9 enthält Beispiele. Wir haben den Eindruck, daß einem Teil dieser Patienten der ursächliche Zusammenhang zwischen Miktionsaufschub und Harninkontinenz nicht bewußt ist.

Bei vielen Patienten mit Harninkontinenz bei Miktionsaufschub findet man intrafamiliäre Beziehungsstörungen, meist gegenüber der Mutter. Oft handelt es sich um überbesorgte, selbstunsichere Mütter, die stark unter der Harninkontinenz ihres Kindes leiden und es mehrmals am Tage auch dann zur Miktion auffordern, wenn kein Harndrang besteht. Die Patienten verweigern bei solchen Aufforderungen die Miktion und reagieren stark aggressiv.

Bei einigen unserer Patientinnen mit Harninkontinenz bei Miktionsaufschub im Rahmen einer Persönlichkeitsstörung stand eine allgemeine Passivität mit freudloser Stimmungslage bis zur Indolenz im Vordergrund.

Ob und nach welcher Dauer sich in der Familie eines Kindes mit Harninkontinenz bei Miktionsaufschub Interaktionsstörungen einstellen, ist außer von der Intensität der Harninkontinenz sehr weitgehend von

1. Schmerzen

2. In der Schule (seltener im Kindergarten):

   Ekel vor dem Toilettenraum
   (Geruch, Schmutz)
   Angst vor Störung auf der Toilette
   (Mädchen z. B. haben Angst, daß
   Jungen in den Raum kommen)
   Scheu, während einer Unterrichtsstunde
   vor der Klasse um Erlaubnis für
   Toilettengang zu bitten

3. Toilette zu Hause

   Weit entfernt vom Zimmer des Patienten – Lage am Hausflur oder im Treppenhaus

4. Bei Spiel, Fernsehen, Lesen:

   Angst, etwas Spannendes zu verpassen
   Angst, daß Freunde inzwischen weggehen
   Angst, daß ein anderer ein Spielzeug an sich nimmt
   Freude am Spiel

Tab. 9
In Zusammenhang mit Miktionen befürchtete Unannehmlichkeiten bei Kindern

Tab. 10
Situationen mit gehäufter Harninkontinenz bei Kindern mit Miktionsaufschub

Heimweg nach der Schule

spannendes Spiel, vor allem mit Freunden

spannendes Fernsehen

spannende Lektüre

den Persönlichkeitsstrukturen des Patienten und seiner Angehörigen abhängig.

Die Überschriften, unter denen in dieser Arbeit die exemplarischen Beobachtungen vorgestellt werden, sind rein deskriptiver Art und in erster Linie als Verständnishilfen gedacht. Hinsichtlich der therapeutischen Beeinflußbarkeit nehmen die Patienten ohne nachweisbare Interaktionsstörung in der Familie und ohne nachweisbare Persönlichkeitsstörung insofern eine Sonderrolle ein, als nur bei ihnen eine auf das Symptom Harninkontinenz bei Miktionsvermeidung gerichtete Verhaltenstherapie zu einem erheblichen Teil Besserung bringt, und zwar meist schon nach relativ kurzer Zeit.

Bei Harninkontinenz infolge Miktionsaufschub sind die Funktionen, u. a. auch das Zusammenspiel von Detrusor und Sphinkterapparat der Harnblase normal. Darum ergeben Uroflowmetrie, Zystomanometrie und Beckenboden-EMG keine pathologischen Befunde. Restharn ist nicht obligat und kommt am ehesten bei Patienten mit Miktionsaufschub bei Persönlichkeitsstörung vor.

Miktionsaufschub als zusätzliche Verhaltensstörung kann sowohl bei Patienten mit Dranginkontinenz (s. S. 21f) als auch bei Patienten mit Stakkatomiktion (s. S. 59f) vorkommen. Patienten mit derartigen Kombinationen wurden bei den exemplarischen Beobachtungen in dieser Arbeit nicht berücksichtigt. Fast alle von uns beobachteten Mädchen mit Harninkontinenz bei Miktionsaufschub hatten rezidivierende Harnwegsinfektionen. Ein vesiko-uretero-renaler Reflux war bei ihnen nicht häufiger als bei Patienten mit Harnwegsinfektionen ohne Harninkontinenz.

Viele Probleme der Pathophysiologie der Harninkontinenz bei Miktionsaufschub sind noch ungeklärt.

Auf welchem Wege die bei Harninkontinenz bei Miktionsaufschub gehäufte sekundäre Enuresis nocturna zustandekommt, ist bisher unbekannt.

Diagnostik

Für die Identifizierung einer Harninkontinenz bei Miktionsaufschub ist eine genaue Analyse des Patientenverhaltens bei Harndrang und Miktion entscheidend. Ebenso wie bei einer Detrusorinstabilität (s. S. 40) tritt die Harninkontinenz in zeitlichem Zusammenhang mit Harndrang auf. Ein Kennzeichen der Patienten mit Miktionsaufschub besteht aber darin, daß der Harndrang bei ihnen nicht gehäuft und anfangs in normaler Intensität auftritt. Die Patienten gehen aber auf den Harndrang hin nicht rechtzeitig zur Toilette, sondern versuchen, die Miktion so lange wie nur möglich aufzuschieben. Die Anlässe hierfür sind bei einem Teil der Patienten für jemanden, der sich in die Erlebniswelt eines Kindes hineinversetzen kann, aus der aktuellen Situation ablesbar (Tab. 10).

Tab. 11 zeigt den Anamnesefragebogen eines Kindes mit Harninkontinenz bei Miktionsaufschub.

Miktionsaufschub kann nur bei Kindern ohne aktuelle Harnwegsinfektion als pathologisch im Sinne meiner Definition gewertet werden. Wir warten nach Behandlung einer Harnwegsinfektion mindestens 4 Wochen unter einer antibiotischen Reinfektionsprophylaxe ab, bevor wir das Verhalten bei Harndrang und Miktion genauer untersuchen.

Differentialdiagnostisch ist besonders die Abgrenzung von einer Dranginkontinenz schwierig. Tab. 12 gibt hierfür Hilfen.

Mit zunehmender Dauer eines Miktionsaufschubs wird der Harndrang immer stärker, so daß schließlich ein unwillkürlicher Harnabgang auch durch Haltemanöver nicht mehr vermieden werden kann.

Anders als bei Kindern mit Dranginkontinenz nimmt bei Kindern mit Miktionsaufschub die Intensität der Haltemanöver von Harndrangepisode zu Harndrangepisode zu. Besonders kennzeichnend für diese Patienten ist die Angabe, daß sie schließlich in größter Eile nach Hause stürmen, an der Haustürklingel Sturm schellen und schon auf den letzten Metern vor der Toilette ihre Kleidung für eine Miktion vorbereiten (nach Voss im Berliner Jargon: »Püllern auf den letzten Drücker«).

Die abgehende Harnmenge kann von mal zu mal sehr stark zwischen wenigen Tropfen mit feuchter Hose und großem Volumen mit äußerlich deutlich sichtbarer starker Durchnässung variieren. Vor allem bei Patienten mit auffälligen psychologischen Befunden ist oft sehr deutlich nachzuweisen, daß sie es »doof finden«, zur Toilette zu gehen, ja sogar über die Harninkontinenz zu sprechen. Das Fehlen jeglicher Hinweise auf Leidensdruck steht oft in einem auffälligen Kontrast zur Häufigkeit und zum Ausmaß der Harninkontinenz. Kombinationen mit Bettnässen und Stuhlinkontinenz kommen vor. Verdacht auf Miktionsaufschub sollte aufkommen, wenn eine Harninkontinenz gehäuft in den in Tab. 10 zusammengestellten oder ähnlichen Situationen auftritt.

Im Gegensatz zu den Patienten mit Dranginkontinenz ist die Blasenkapazität bei Kindern mit Miktionsaufschub für das Alter normal oder sogar auffällig groß. Eine Verdickung der Harnblasenwand kommt auch im Intervall von Harnwegsinfektionen vor. Urodynamische Untersuchungen wie Uroflowmetrie und Zystomanometrie ergeben keinen pathologischen Befund. Sie sind nur dann gerechtfertigt, wenn aus der Patientenbeobachtung eine genügend sichere Abgrenzung von einer Dranginkontinenz nicht möglich ist.

Therapie

Die Patienten müssen lernen, bei jedem Harndrang rasch genug die Blase zu entleeren. Sofern Begleitumstände der Miktion identifizierbar sind, die vom Kind als unangenehm empfunden werden, muß versucht werden, diese auszuschalten.

	ja	nein	?

Einnässen am Tag

	ja	nein	?
War Ihr Kind tagsüber schon mal trocken?	X		
Wenn ja: wie lange?	X		

2 Jahre

	ja	nein	?
Hat Ihr Kind die Wäsche feucht?	X		
– naß?		X	
Näßt es überwiegend nachmittags?		X	
– verteilt über den Tag?	X		
– in welchen Situationen?			

Heimweg von der Schule, beim Spielen, Fernsehen u. ä.

Wie oft näßt Ihr Kind in der Woche ein? _täglich_

Einnässen in der Nacht

	ja	nein	?
War Ihr Kind nachts schon mal trocken?	X		
Wenn ja: wie lange?	X		

2 Jahre

	ja	nein	?
Ist das Bettzeug triefend naß?			
– feucht?			
– abwechselnd feucht und naß?	X		
Wird Ihr Kind nachts durch Harndrang wach?	X		
Wird Ihr Kind im nassen Bett wach?	X		
Ist Ihr Kind auffällig schwer erweckbar?		X	
Näßte jemand aus der Verwandtschaft lange ein?		X	
Wenn ja: Wer?			

Toilettengang

Wie oft geht Ihr Kind pro Tag zum Wasserlassen? _3 – 4 x_

	ja	nein	?
Fordern Sie Ihr Kind zum Wasserlassen auf?	X		
Muß Ihr Kind während des Wasserlassens anhaltend pressen?		X	
Wasserlassen erfolgt in einem Zug?	X		
– mit Unterbrechungen?		X	
Ist der Harnstrahl kräftig?	X		

Verhalten bei Harndrang

	ja	nein	?
Hat Ihr Kind urplötzlich überstarken Drang?		X	
Benutzt es Haltemanöver um den Drang zurückzuhalten?	X		
– herumhampeln, Beine zusammenpressen?	X		
– Fersensitz?		X	
Rennt es zur Toilette?	X		
Schiebt es das Wasserlassen möglichst lange auf und hat dann überstarken Druck?	X		
Wenn ja: In welchen Situationen?			

Heimweg von der Schule, beim Spielen, Fernsehen u. ä.

Tab. 11
Anamnesefragebogen eines Patienten
mit Harninkontinenz bei Miktionsaufschub

◁

▽

Tab. 12
Hilfen für die Differentialdiagnose zwischen
Harninkontinenz bei Miktionsaufschub
und Dranginkontinenz

Inkontinenz bei Miktionsaufschub	Dranginkontinenz
Miktionsintervalle	
normal oder verlängert	verkürzt
Harndrang	
Beginn normal, nach längerem Aufschub stark	von Anfang an überstark (»imperativ«)
Haltemanöver	
Beginn mit Unruhe, langsame Zunahme	sofort Fersensitz
Ausmaß der Harninkontinenz	
feuchte und nasse Kleidung ungefähr gleich häufig	meist nur feuchte Kleidung
Miktionsvolumina	
normal oder vergrößert	verkleinert
Leidensdruck	
nicht selten gering oder fehlend	stark
Kooperationsbereitschaft bei Verhaltenstherapie	
nicht selten fehlend	vorhanden

Dies kann bei Kindern mit Widerwillen gegen oder mit Angst vor Störungen während der Benutzung einer Schultoilette durch entsprechende Regelungen mit den Lehrern gelingen. Bei einem Teil unserer Patienten verschwand die Inkontinenz nach einer ihrem Alter angemessenen Information über die Funktionen von Nieren und Harnblase sowie den ursächlichen Zusammenhang zwischen dem Miktionsaufschub und der Harninkontinenz mit Vorschlägen für eine Verhaltensnormalisierung.

Eine antibiotische Reinfektionsprophylaxe vermindert die Häufigkeit von Rezidiven einer Harnwegsinfektion und damit auch von Schmerzen beim Wasserlassen. Kontrolluntersuchungen des Harns zum frühen Nachweis von Harnwegsinfektionen sollten noch ungefähr ein Jahr über das Verschwinden der Harninkontinenz hinaus in Abständen von ungefähr 3 Monaten durchgeführt werden.

Bei einem Teil der Patienten ist es in der Anfangsphase der Verhaltenstherapie unumgänglich, in angemessenen Abständen an die Notwendigkeit eines Gangs zur Toilette zu erinnern. Einzelheiten s. S. 127.

Oxybutynin oder eine Klingelhose sind gegen Harninkontinenz bei Miktionsaufschub unwirksam.

Bei jedem 3. der von uns beobachteten Patienten war eine Meato- oder Urethrotomie durchgeführt worden, ohne daß die Harninkontinenz sich gebessert hätte.

Für eine Stellungnahme zur Frage, ob die Beseitigung des Miktionsaufschubs die Häufigkeit von Rezidiven einer Harnwegsinfektion oder die spontane Rückbildung von vesiko-uretero-renalen Refluxen günstig beeinflußt, sind die Erfahrungen noch nicht umfangreich genug.

Literatur

1. ALLEN, T. D.: Dysfunctional voiding. In: RETIK, A. B. u. J. CUKIER (Hrsg.): Pediatric Urology, S. 228–239. Williams & Wilkins, Baltimore 1987.
2. ANDERS, D. u. Mitarb.: Approach to the dynamics of bladder dysfunction in girls with recurrent urinary tract infection. Proceedings of the 6th International Symposium of Paediatric Nephrology, Hannover 1983. S. 306–312. Springer, Berlin 1983.
3. ANDERS, D. u. Mitarb.: Dysfunctional voiding in school girls with asymptomatic bacteriuria. The IVth International Symposium on Pyelonephritis. S. 45. Göteborg, Sweden 1986.
4. BAUER, S. B. u. Mitarb.: The unstable bladder of childhood. Urol. Clin. N. Am. **7,** 321–336 (1980).
5. de LUCA, F. G. u. Mitarb.: The dysfunctional »lazy« bladder syndrome in children. Arch. Dis. Childh. **37,** 117–121 (1962).
6. v. GOOL, J. D. u. Mitarb.: Bladder-sphincter dysfunction, urinary infection and vesico-ureteral reflux with special reference to cognitive bladder training. Contr. Nephrol. **39,** 190–210 (1984).
7. v. GOOL, J. D. u. G. A. de JONG: Urge syndrome and urge incontinence. Arch. Dis. Childh. **64,** 1629–1634 (1989).
8. OLBING, H.: Harnwegsinfektionen bei Kindern und Jugendlichen, 3. Aufl. Enke, Stuttgart 1987.
9. TORRENS, M.: Urodynamics. In: TORRENS, M. u. J. F. B. MORRISON (Hrsg.): The physiology of the lower urinary tract, S. 287. Springer, Heidelberg 1987.

Harninkontinenz bei Stakkatomiktion (Detrusor-Sphinkter-Dyskoordination)

H. Olbing

Einleitung

Umfangreiche Erfahrungen der letzten Jahre zeigen, daß bei einem Teil der Kinder mit Harninkontinenz eine Unfähigkeit zur vollständigen Relaxation des externen Blasensphinkters während der Miktion die derzeit einzige faßbare Funktionsstörung ist. Deren Beseitigung führt meistens zum Verschwinden der Harninkontinenz.

Der Kinderarzt kann durch Anamnese und Miktionsbeobachtung die Verdachtsdiagnose stellen. Diese ist eine Indikation zu einem ambulanten Miktionstraining. Tritt hierbei keine ausreichende Besserung ein, so sollten eine weiterführende Diagnostik und gegebenenfalls eine stationäre Trainingsbehandlung veranlaßt werden.

Exemplarische Beobachtungen

Beobachtung 1

Die 6jährige Patientin wurde wegen »sekundärer Enuresis nocturna et diurna« und rezidivierenden Harnwegsinfektionen ambulant bei uns vorgestellt. Bei gezielter Befragung erfuhren wir, daß die Enuresis nocturna immer nur in Zeiten mit Harnwegsinfekten auftrat. Am Tag kam es aber auch in infektfreien Intervallen zu unbemerktem Harnabgang, und zwar mehrmals jeden Tag und ohne auffallende Drangsymptome. Dabei wurde zwar keine Durchnässung der Kleidung sichtbar, die Unterkleidung mußte aber täglich 1–2mal gewechselt werden. Die Miktionen kamen erst nach Pressen in Gang und verliefen teilweise stotternd. Die letzte Harnwegsinfektion lag 3 Wochen zurück.

In einem vorbehandelnden Krankenhaus war 2mal eine interne Urethrotomie nach Otis durchgeführt worden (Harnröhre mit 4,8 bzw. 5,5 Jahren »nur bis 16 Charr kalibrierbar«). Die Inkontinenz besserte sich nach diesen Eingriffen nicht.

Wir erhoben bei der körperlichen Untersuchung keine pathologischen Befunde. Eine Miktionsbeobachtung bestätigte die anamnestische Angabe einer erschwert in Gang kommenden Stakkatomiktion; eine Serie von Uroflowmetrien zeigte verlängerte Miktionen mit verminderter maximaler Flußrate und pathologischen Flußkurven (Abb. 26). Die Harnbefunde waren normal. Die Blasenwand war mit 9 mm pathologisch dick.

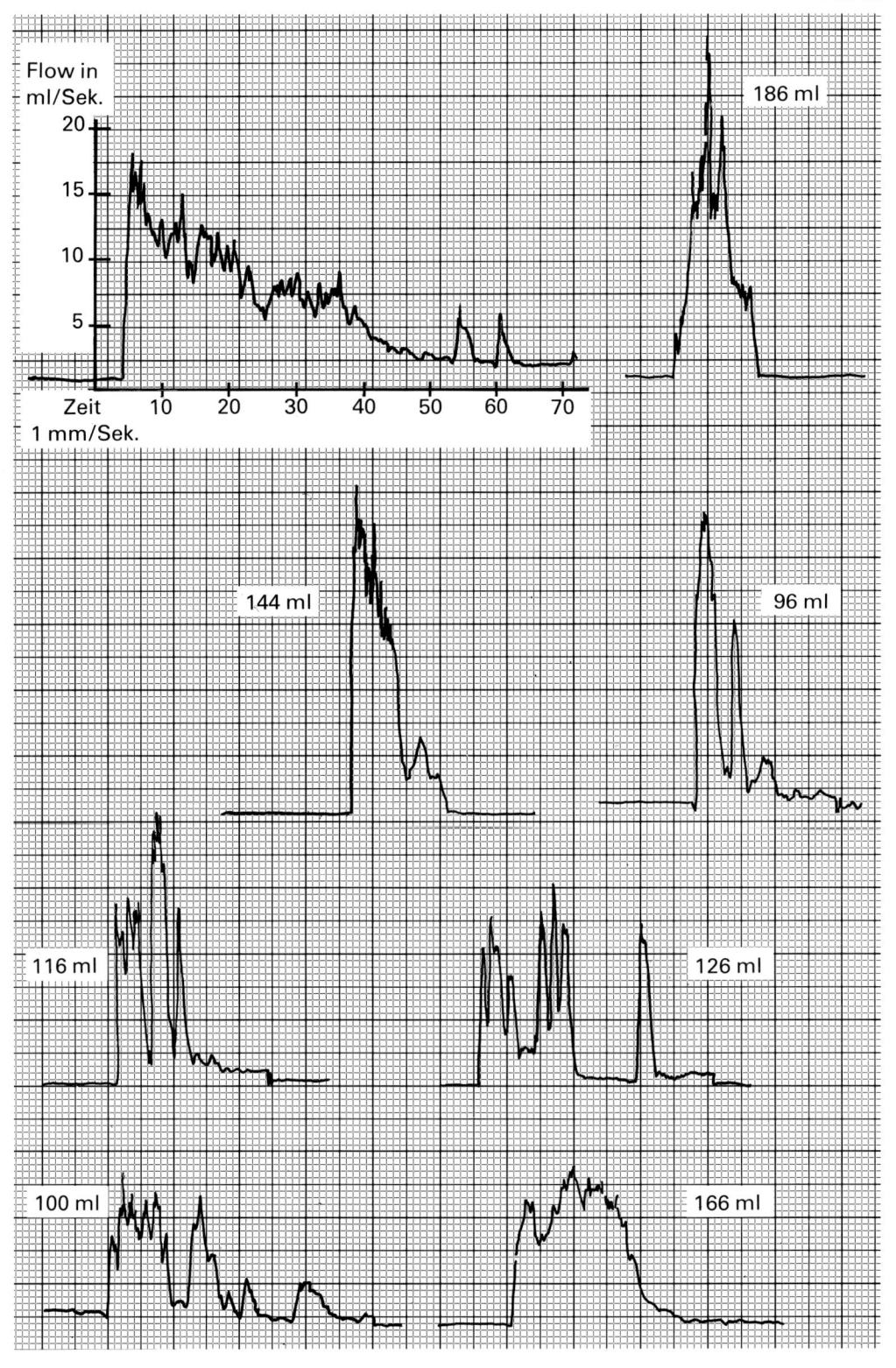

Abb. 26

Abb. 26 und 27
Uroflowmetrien bei unserer 6jährigen Patientin

Abb. 26
Vor Beginn unserer Behandlung.
Einzelheiten im Text

Abb. 27
Nach stationärem Miktionstraining mit Biofeedback durch Uroflowmetrie: die Miktionen haben sich normalisiert

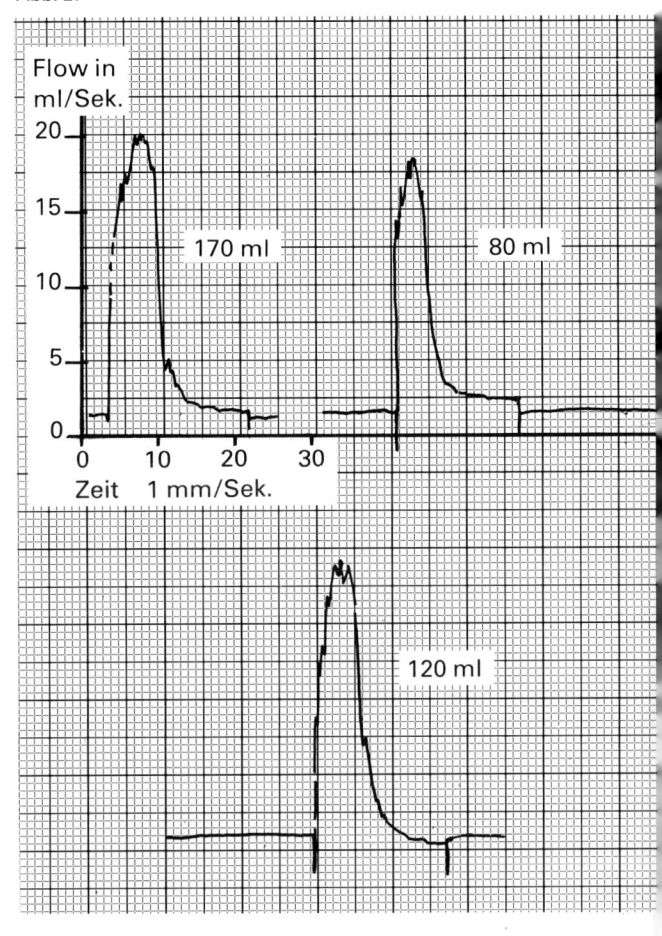

Abb. 27

Miktionsprotokolle zu Hause ergaben 4–6 tägliche Miktionen mit Volumina zwischen 150 und 230 ml. Eine Miktionszysturethrographie zeigte außer einer mittelstarken Zähnelung der Blasenrandkonturen keine pathologischen Befunde. Bei wiederholten Ultraschalluntersuchungen fanden wir bis auf 2 Ausnahmen Restharn, meist um 25 ml, maximal 170 ml.

Wir erklärten der Patientin und der Mutter, worin die Funktionsstörung bei der Stakkatomiktion besteht und gaben detaillierte Anweisungen für ein ambulantes Training zur Miktionsnormalisierung. Einzelheiten s. S. 127. Wegen der vorausgegangenen Harnwegsinfektionen verordneten wir eine antibiotische Reinfektionsprophylaxe. Anschließend blieb die Patientin zwar von Rezidiven der Harnwegsinfektion frei, die Harninkontinenz besserte sich aber nur ungenügend, und bei Kontrolluntersuchungen wurden weiterhin pathologische Uroflowbefunde und meistens Restharn nachgewiesen. Darum wurde eine Zystomanometrie mit Beckenboden-EMG durchgeführt. Die Füllungsphase verlief normal, während der Miktion kam es jedoch nach anfänglicher guter Erschlaffung mehrmals zu salvenartiger Zunahme der Potentiale der Beckenbodenmuskulatur mit synchronen Anstiegen des Detrusordrucks bis nahe 100 cm H_2O (Abb. 28).

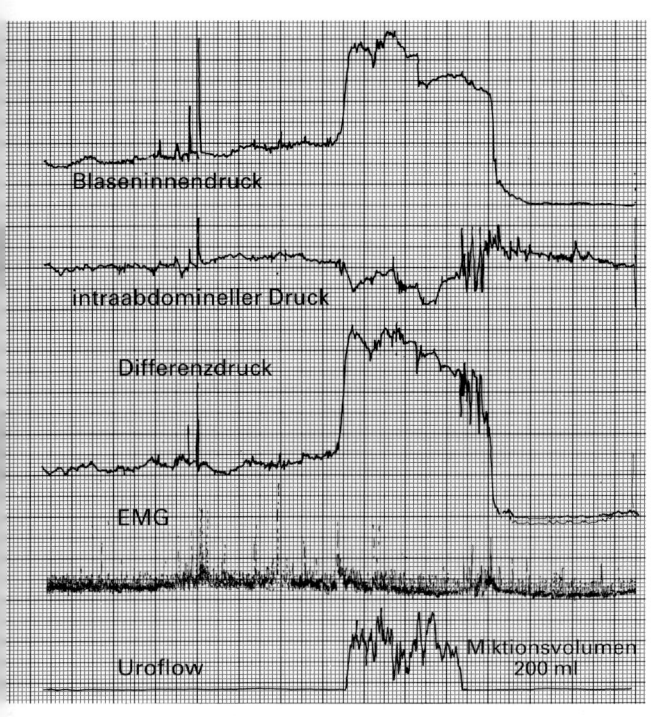

Abb. 28
Zystomanometrie bei der gleichen Patientin: normale Befunde während der Blasenfüllung. Während wiederholter Miktionen konstant starke Zunahme der Muskelpotentiale des Sphincter externus. Alle Miktionen zeigten pathologische Kurvenverläufe, die meisten auch eine Verlängerung der Miktionszeit und pathologisch kleine maximale Flußraten

Wir nahmen die Patientin für 2 Wochen zu einer stationären Verhaltenstherapie mit folgenden Zielen auf:

1. bei Gefühl von Blasenfülle oder Harndrang sofort zur Toilette gehen;
2. völlige Entspannung des Beckenbodens vor Beginn der Miktion;
3. Miktion bei entspanntem Beckenboden in einem Zug;
4. Restharnfreiheit.

Für ein »Biofeedback« über den Miktionsablauf benutzten wir die Uroflowmetrie. Einzelheiten zum Blasentraining s. S. 128. Normale (Abb. 27) und pathologische Uroflowkurven (Abb. 26) und ihr Zusammenhang mit normaler bzw. verspannter Miktion wurden der Patientin erklärt. Die Miktion besserte sich kontinuierlich und war gegen Ende der 2. Woche normalisiert (Abb. 27) Es bestand kein Restharn mehr. Nach der Entlassung nahm die Häufigkeit der Harninkontinenz stetig ab. Nach 4 Monaten war die Patientin trocken. Bei wiederholten Kontrolluntersuchungen blieben die Uroflowbefunde unauffällig. Die Blasenwanddicke normalisierte sich innerhalb ½ Jahres. Danach wurde die antibiotische Reinfektionsprophylaxe abgesetzt.

Beobachtung 2

Der 8½jährige Patient wurde uns wegen »sekundärer Enuresis nocturna et diurna« ambulant vorgestellt. Er hatte keine Harnwegsinfektionen durchgemacht. Nachts wurde er wöchentlich 1–2mal durch Harndrang wach und ging dann zur Toilette; trotzdem war das Bett jede 2. Nacht naß. Jeden Tag kam es durchschnittlich einmal zu Harninkontinenz ohne Drangsymptome. Miktionsauffälligkeiten waren zu Hause nicht aufgefallen.

Bei der körperlichen Untersuchung und im Harn kein pathologischer Befund.

Uns fiel bei der Miktionsbeobachtung erschwerter Beginn mit Pressen auf.

Die Ultraschalluntersuchung ergab eine Verdickung der Harnblasenwand (10 mm bei Volumen von ungefähr 150 ml), kein Restharn. Bei mehreren Uroflowmetrien Befunde wie in Abb. 26.

Die Miktionszystourethrographie zeigte eine Zähnelung der Blasenrandkontur und einen vesikoureteralen Reflux links Grad II ohne Hinweise auf Detrusorinstabilität (Abb. 29–31).

Wir gaben Erklärungen und Anweisungen für ein ambulantes Miktionstraining wie bei der oben geschilderten Patientin. Nachdem 4 Wochen später die Harninkontinenz und die Uroflowkurven sich nicht gebessert hatten, wurde eine Zystomanometrie mit Beckenboden-EMG durchgeführt. Dabei ergab sich ein Befund wie in Abb. 28. Eine 2 Wochen lange stationäre Verhaltenstherapie mit Biofeedback durch Uroflow führte zu einer Normalisierung der Miktion und zum Verschwinden der Harninkontinenz.

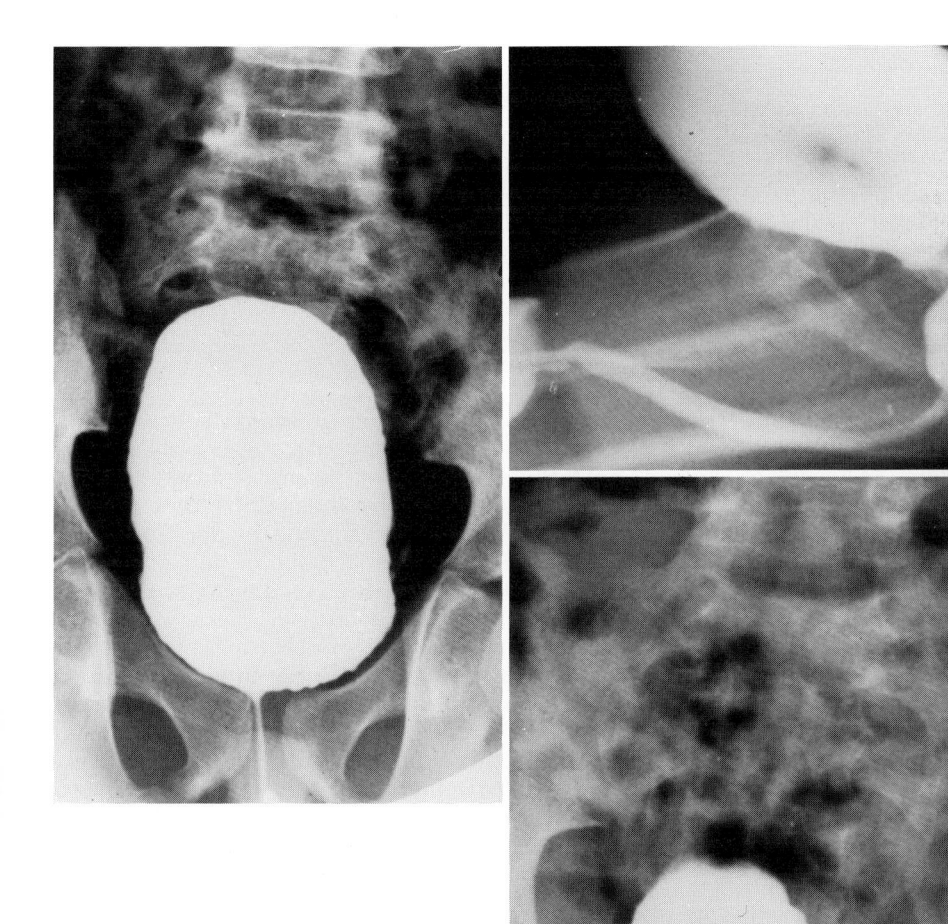

Abb. 29–31
Miktionszystourethrographie bei unserem 8jährigen Patienten: Zähnelung der Blasenrandkontur. Vesikoureteraler Reflux links Grad I. Restharn

Definitionen

Die Uroflowmetrie zeigt bei Stakkatomiktionen pathologische Kurvenverläufe mit Verlängerung der Miktionszeit und Verminderung der maximalen Harnflußrate. Die Zystomanometrie mit Beckenboden-EMG ergibt eine Detrusor-Sphinkter-Dyskoordination; diese ist durch Aktivitätspotentiale des externen Sphinkterapparates während der Miktion gekennzeichnet. Ursache ist das Unvermögen zu einer vollständigen Relaxation des externen Sphinkterapparates während der ganzen Miktion.

Die gleichen Befunde findet man bei Patienten mit der spastischen Form einer neurogenen Blasenstörung. Der Ausschluß einer neurologischen Erkrankung (z. B. Myelomeningozele und tethered-cord-Syndrom) ist eine Voraussetzung für die Diagnose einer Stakkatomiktion im Sinne unserer Definition.

Die normale Miktion

Die Zusammenarbeit von Detrusor und Sphinkterapparat im Wechsel von Harnspeicherung und Miktion macht postnatal eine schrittweise Reifung mit erheblichen interindividuellen Altersunterschieden durch. Meist ist sie mit 4 oder 5 Jahren voll entwickelt. Einzelheiten s. S. 24f. Zumindest bei einem Teil der Patienten scheint anschließend die Koordination von Detrusor und Sphinkter gegenüber somatischen und psychischen Störungen noch für einige Jahre besonders anfällig zu sein.

Eine normale Miktion kommt ohne Zuhilfenahme der Bauchpresse in Gang und führt ohne Unterbrechung zu einer vollständigen Blasenentleerung. Abb. 27 zeigt Uroflowkurven während normaler Miktionen.

Bei einer Miktion mit normaler Koordination von Detrusor und Sphinkterapparat beginnen und enden die Detrusorkontraktion und die vollständige Sphinkterrelaxation gleichzeitig und werden von Anfang bis Ende nicht unterbrochen.

Voraussetzungen einer normalen Miktion sind ausreichende Blasenfüllung sowie das Fehlen von pathologisch verstärktem Harndrang und von irritierenden äußeren Umständen.

Nach Ausreifung der Blasenfunktion kann die Miktion willkürlich modifiziert werden, z. B. auch durch vorzeitige Aktivierung des externen Sphinkterapparates. Darum gehört es zu den Voraussetzungen einer verwertbaren Untersuchung, daß der Patient eine normale Miktion will.

Pathophysiologie

Eine Unfähigkeit zur vollständigen Relaxation des externen Blasensphinkterapparates kann von Patient zu Patient und beim gleichen Patienten von Miktion zu Miktion verschieden stark ausgeprägt sein. Zwischen Persistenz oder sogar Zunahme der Sphinkteraktivität während der gesamten Miktion und explosionsartigen kurzen Kontraktionen gibt es alle Übergänge.

Die Ursache der Unfähigkeit zur vollständigen Sphincter externus-Erschlaffung ist unbekannt. Die meisten Autoren nehmen eine Überaktivität des Sphinkters an. Diese kann ihre Ursache in der Sphinktermuskulatur, aber auch in den neurologischen und psychischen Steuerungsmechanismen haben.

Unmittelbare Folge der Sphinkterkontraktion während einer Miktion kann einerseits eine Verminderung der maximalen Harnflußrate mit Verlängerung der Miktionszeit und andererseits eine Erhöhung des intravesikalen Druckes sein. Eine Sphinkterkontraktion vor Ende einer Miktion führt zu Restharn. Bei häufiger und starker Sphinkterkontraktion während Miktionen kann sich eine Detrusorhypertrophie entwickeln. Durch Verstärkung des Detrusordruckes kann trotz Verspannung eine normale maximale Harnflußrate mit normaler Miktionszeit aufrecht erhalten werden. Kurze, explosionsartige Kontraktionen des während des größten Teils einer Miktion erschlafften Sphinkters

Toilettengang			
Wie oft geht Ihr Kind pro Tag zum Wasserlassen?	4–5x		
	ja	nein	?
Fordern Sie Ihr Kind zum Wasserlassen auf?		X	
Muß Ihr Kind während des Wasserlassens anhaltend pressen?	X		
Wasserlassen erfolgt in einem Zug?		X	
– mit Unterbrechungen?	X		
Ist der Harnstrahl kräftig?		X	
Anmerkung: Wasserlassen kommt nur zögernd in Gang			

Tab. 13
Anamnesefragebogen bei Stakkatomiktion

äußern sich bei der Uroflowmetrie in einem sägezackenartigen Kurvenverlauf. Bei starker und anhaltender Sphinkterkontraktion kann es zu Unterbrechungen der Miktion kommen.

Auf den ersten Blick ist schwer zu verstehen, wie es bei Unfähigkeit zur vollständigen Relaxation des externen Blasensphinkters zu einer Harninkontinenz kommen kann. Die guten Ergebnisse eines gegen die Verspannung gerichteten Miktionstrainings sprechen dafür, daß eine vollständige Erschlaffung des externen Sphinkters während der ganzen Miktion zu den funktionellen Voraussetzungen auch eines vollständigen Harnblasenverschlusses während der Speicherphase gehört. Die Unfähigkeit zur vollständigen Sphinktererschlaffung scheint mit temporärer funktioneller Sphinkterinsuffizienz gekoppelt zu sein, obschon wir die letztere bisher mit unseren Untersuchungsmethoden nicht objektivieren können.

Die Pathogenese der bei Mädchen mit Stakkatomiktion beobachteten Häufung von Harnwegsinfektionen ist bisher ungeklärt. Restharn könnte hierbei eine Rolle spielen. Unsere männlichen Patienten mit Stakkatomiktion hatten meist keine Harnwegsinfektionen durchgemacht.

Operative Eingriffe an den Ureterostien bei Patienten mit Stakkatomiktion scheinen mit einem erheblich erhöhten Risiko iatrogener Obstruktionen belastet zu sein; Einzelheiten s. S. 105f.

Zur Frage psychologischer Auffälligkeiten bei den Patienten mit Stakkatomiktion und von Interaktionsstörungen in ihren Familien finden sich bisher keine aussagekräftigen Untersuchungen.

Stufenbetreuung der Patienten

Basisdiagnostik

Anamnestische Hinweise auf eine Stakkatomiktion sind erschwertes Ingangkommen der Miktion, Zuhilfenahme der Bauchpresse und »Stottern« während der Miktion (Tab. 13). Als pathologisch sind derartige Angaben nur aus Zeiten ohne Harnwegsinfektion verwertbar. Bei einem erheblichen Teil der Patienten bleibt auch gut beobachtenden Eltern die Miktionsstörung verborgen.

Weitaus zuverlässiger als die Anamnese ist eine M i k t i o n s b e o b a c h t u n g durch den Arzt selbst oder einen hierfür ausgebildeten Helfer; Voraussetzungen verwertbarer Ergebnisse sind ausreichende Blasenfülle und Miktion in nicht irritierender Umgebung.

Bei der körperlichen Untersuchung muß vor allem auf Vorwölbungen und pathologische Behaarungen im Lumbosakralbereich sowie auf neurologische und trophische Störungen der unteren Extremitäten geachtet werden (s. S. 172). Der Harn muß mikroskopisch und bakteriologisch untersucht werden.

Eine Sonographie sollte bei jedem Verdacht auf Stakkatomiktion vorgenommen werden. Neben der wünschenswerten Orientierung über Nieren und Harntrakt ermöglicht diese Methode den Nachweis einer Blasenwandverdickung und von Restharn; bei Füllvolumina über 50 ml ist eine Blasenwanddicke von 5 mm und mehr pathologisch (28).

Bei Patienten mit vorausgegangenen febrilen Harnwegsinfektionen sollte schon im Rahmen der Basisdiagnostik eine Miktionszystourethrographie durchgeführt werden. Sie gibt Antwort auf die Frage nach einem vesiko-uretero-renalen Reflux und dient dem Ausschluß einer infravesikalen Obstruktion, vor allem bei Jungen. Für eine Stakkatomiktion charakteristisch ist eine Einengung des Urethralumens in Höhe des muskulären Beckenbodens. Die Blasenrandkonturen sind bei vielen Patienten mit Stakkatomiktion gezähnelt. Restharn am Ende einer Miktionszystourethrographie bedarf einer Kontrolluntersuchung, am besten mit Hilfe der Sonographie.

Eine Ausscheidungsurographie oder Nierenszintigraphie halten wir nur bei Patienten mit vesiko-uretero-renalem Reflux oder mit sonographischen Hinweisen auf Nierenparenchymschäden für erforderlich.

Abb. 32
Terminologie zur Beschreibung und Auswertung einer Uroflowkurve (International Continence Society, 2. Bericht über die Standardisierung der Terminologie der Funktion des unteren Harntrakts. Scand. J. Urol. Nephrol. **11**, 193–196, 1977)

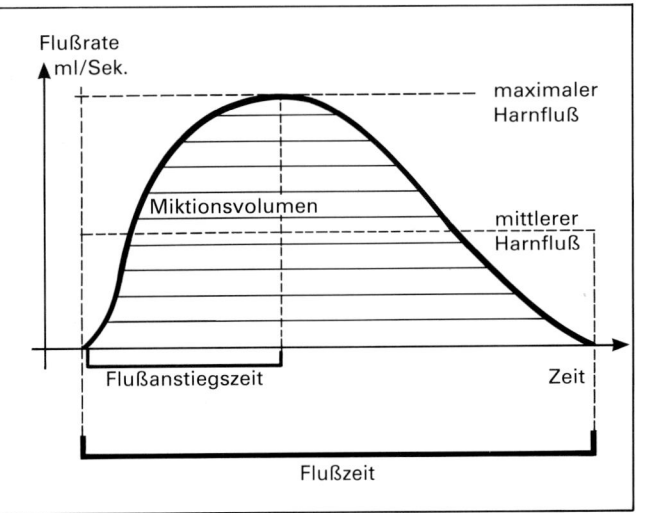

Basistherapie

Ergibt die Basisdiagnostik den Verdacht auf Stakkatomiktion, so sollte ein ambulantes Miktionstraining durchgeführt werden. Voraussetzung für dessen Erfolg ist eine individuell angepaßte Information von Patient und Mutter über die vorliegende Funktionsstörung sowie über die Ziele und Inhalte des Trainings. Trainingsziel ist eine rechtzeitige, entspannte, einzügige und restharnfreie Miktion.

Der Patient soll bei den ersten Hinweisen auf Blasenfülle oder -druck sofort ruhig eine Toilette aufsuchen und in der für sein Geschlecht typischen Miktionshaltung die Blase entspannt in einem Zug vollständig entleeren. Weitere Einzelheiten s. S. 127 u. 131.

Kindern mit vorausgegangenen Harnwegsinfektionen verordnen wir eine antibiotische Reinfektionsprophylaxe. Bei Patienten mit Obstipation sollte man für regelmäßige Darmentleerung sorgen.

Weiterführende Diagnostik

Erbringt das ambulante Miktionstraining nach 2–3 Monaten keine ausreichende Besserung, so sind weiterführende Untersuchungen notwendig. Sofern nicht schon im Rahmen der Basisdiagnostik vorgenommen, wird eine Miktionszystourethrographie gemacht.

Ebenso wichtig ist die Uroflowmetrie (Abb. 26, 27, 32 u. 33). Abb. 26 zeigt »sägezackenartige« Kurven bei Stakkatomiktion. Bei Patienten mit sehr starker Verspannung verläuft die Miktion fraktioniert mit pathologischen Kurvenverläufen bei den Einzelfraktionen. Eine pathologische Verminderung der maximalen Harnflußrate und eine pathologische Verlängerung der Miktionszeit findet man nur bei einem Teil der Patienten und Miktionen, nämlich bei denen mit starker Verspannung ohne Kompensation durch verstärkte Detrusorkontraktion. Tab. 14 und Abb. 33 enthalten Normalwerte für die maximale Harnflußrate und die Miktionszeit.

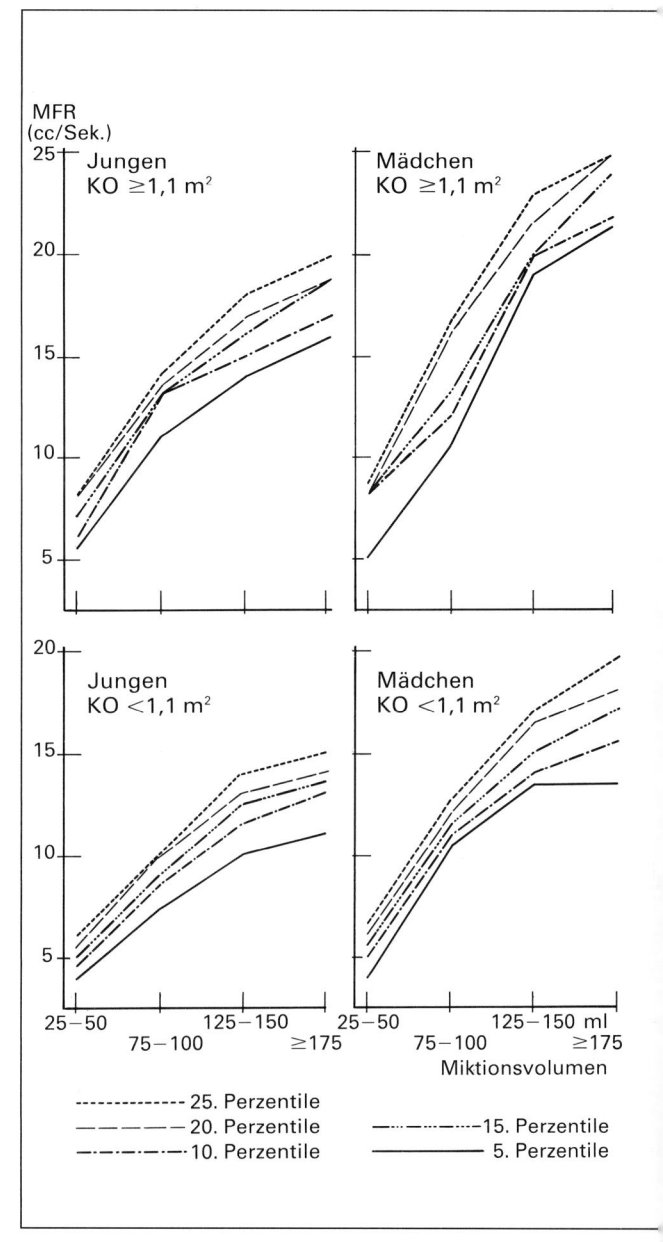

Abb. 33
Beurteilungskriterien für den maximalen Harnfluß (95% Toleranzbereiche für die 5., 10., 15., 20. und 25. Perzentile). Die Normalbereiche sind abhängig von Geschlecht, Körperoberfläche (KO) und Miktionsvolumen (41)

Alter (Jahre)	maximaler Harnfluß (ml/Sek.)		Miktionszeit (Sek.)
	♀	♂	
> 8	< 13	< 11	> 10
< 8	< 22	< 16	

Tab. 14
Sicher pathologische Werte für maximalen Harnfluß und Miktionszeit (Miktion bei voller Blase; 33, 41)

Alter (Jahre)	pathologische Werte (Charr)
0–4	<10
5–9	<12
10–14	<14
>15	<22

Tab. 15
Beurteilungskriterien für die Urethrakalibrierung bei Mädchen (31)

Voraussetzung für die Verwertbarkeit pathologischer Befunde bei der Uroflowmetrie ist das Fehlen einer aktuellen Harnwegsinfektion, eine ausreichende Blasenfüllung, Miktion ohne pathologisch gesteigerten Harndrang, eine störungsfreie Umgebung und eine angemessene Information des Patienten über den Zweck dieser Untersuchung.

Wir verlangen einen Zeitabstand von mindestens 4 Wochen seit der letzten Harnwegsinfektion. Der Patient muß wissen, daß er bei dieser Untersuchung genauso urinieren soll wie normalerweise zu Hause. Eine Einzeluntersuchung mit pathologischem Ergebnis bedarf der Kontrolle.

Wir verlangen für die Diagnose einer Stakkatomiktion pathologische Uroflowkurven bei mindestens ¼ der unter optimalen Bedingungen durchgeführten Untersuchungen; eine Verlängerung der Miktionszeit und eine Verminderung der maximalen Harnflußrate sind fakultativ.

Bestätigen die bis hierhin durchgeführten Untersuchungen den Verdacht auf Stakkatomiktion und sind sowohl der Patient als auch die Eltern zu einer stationären Verhaltenstherapie bereit und in der Lage, so führen wir eine Zystomanometrie mit Beckenboden-EMG durch. Auch für diese Untersuchung sind ausreichend langer Zeitabstand von Harnwegsinfektionen, angst- und schmerzfreie Durchführung in nicht irritierender Umgebung und ausreichende Aufklärung des Patienten über den Ablauf des Verfahrens Voraussetzungen.

Die Untersuchung dient der Beantwortung folgender, für die individuelle weitere Therapie wichtiger F r a g e n:

1. Nachweis einer Detrusor-Sphinkter-Dyskoordination;
2. Abgrenzung von einer Detrusorhypokontraktilität;
3. Nachweis einer zusätzlichen Detrusorinstabilität.

Genügend aussagekräftig sind nur Untersuchungen ohne Narkose und ohne Sedativa.

Gegenüber weiteren instrumentellen Untersuchungen sind wir sehr zurückhaltend. Bei erhöhtem Blasenauslaßwiderstand ohne Nachweis einer Ursache durch die schon erwähnten Untersuchungsmethoden führen wir in der Regel eine Urethrozystoskopie, bei Mädchen eine Urethrakalibrierung durch. Bei der Ergebnisinterpretation der letzteren müssen altersadäquate, strenge Kriterien angelegt werden (Tab. 15).

In der Differentialdiagnose ist beim einzelnen Patienten die Abgrenzung einer fraktionierten Miktion (s. S. 73f) von einer Stakkatomiktion schwierig; Tab. 16 bietet hierfür Hilfen an.

Weiterführende Therapie

Bei Patienten mit Stakkatomiktion und Nachweis einer Detrusor-Sphinkter-Dyskoordination ohne neurogene Ursache nach erfolglosem ambulantem Miktionstraining führen wir eine 2wöchige stationäre Verhaltenstherapie mit Biofeedback durch. Einzelheiten s. S. 131.

Die Trainingserfolge sind stark von der Motivierbarkeit des Patienten abhängig. Diese scheint weitgehend vom Leidensdruck und von der Fähigkeit zur Konzentration auf eine Aufgabe abzuhängen. Normal entwickelte Kinder sind in der Regel von 5–6 Jahren an erfolgreich trainierbar. Patienten, bei denen individuelle oder familiäre psychologische Probleme vorliegen, arbeiten vielfach nicht ausreichend mit.

Eine medikamentöse Beeinflussung der Dyskoordination des externen Sphinkterapparates ist nicht möglich; Phenoxybenzamin ist nur am internen Blasensphinkter wirksam (37). Bei der Kombination von Stakkatomiktion und Detrusorinstabilität beobachteten wir bei einem Teil der Patienten eine Besserung während der Behandlung mit Oxybutynin *(Dridase)*. Derzeit sind die Möglichkeiten zu einer stationären Verhaltenstherapie in unserem Land noch auf wenige spezialisierte Kliniken begrenzt. Unsere Klinik ist zur Hilfe bei der Ausbildung von Trainingsleitern bereit.

Tab. 16
Einige Unterschiede zwischen Stakkato- und fraktionierter Miktion

Stakkatomiktion	Fraktionierte Miktion
Miktionsstörung	
Meist »versteckt«. Erst nach gezielter Frage Beschreibung von initialer Verzögerung und Pressen während der Miktion	Meist offensichtlich und spontan beschrieben. Fraktionierte Miktion. Erste Fraktion(en) ohne initiale Verzögerung und ohne Bauchpresse, spätere Fraktionen beginnen erst nach deutlichem Pressen
Harnblasenwand (infektionsfreies Intervall)	
Verdickt	Nicht verdickt
Restharn	
Intra- und interindividuell inkonstant, meist geringes Volumen	In der Regel relativ konstant, meist große Volumina
Zystomanometrie, Detrusordruck	
Während Miktion simultan mit Kontraktionen des externen Sphinkters erhöht	Pathologisch schwach
Beckenboden-EMG während Miktion	
Aktivitätspotentiale teils während gesamter Miktion, teils nur »explosionsartig«	Ruhepotentiale

Schlußbemerkungen

Der Nachweis einer Stakkatomiktion ist aus folgenden Gründen für die Patienten wichtig:

1. Erst nach Normalisierung der Miktion verschwindet die Harninkontinenz.

2. Nach den Erfahrungen in Göteborg (17) nimmt nach Normalisierung der Miktion die Häufigkeit von rezidivierenden Harnwegsinfektionen signifikant ab.

3. Ureterneueinpflanzungen bei Kindern mit Stakkatomiktion scheinen mit einem erhöhten Risiko postoperativer Obstruktionen belastet zu sein; Einzelheiten s. S. 105f.

Für den Kinderarzt ist es wichtig, bei Patienten mit »sekundärer Enuresis nocturna et diurna« an die Möglichkeit einer Stakkatomiktion zu denken und bei entsprechenden Ergebnissen der ihm zur Verfügung stehenden einfachen Untersuchungsmethoden ein ambulantes Miktionstraining zu veranlassen. Bei Mädchen mit vorausgegangenen Harnwegsinfektionen sollte eine antibiotische Reinfektionsprophylaxe durchgeführt werden. Bei Persistenz der Miktionsstörung sind weiterführende Diagnostik und Therapie erforderlich.

Literatur

1. ABERLE, B. u. P. KREPLER: Aussagewert der Uroflowmetrie bei Kindern. Urologe **5**, 289–295 (1969).
2. ABRAMS, P., R. FENELEY u. M. TORRENS: Urodynamik fur Klinik und Praxis. Springer, Heidelberg 1987.
3. ALLEN, T. D.: Dysfunctional voiding. In: RETIK, A. B. u. J. CUKIER (Hrsg.): Pediatric Urology. International Perspectives in urology 14, S. 228–239. Williams & Williams, Baltimore-London-Los Angeles-Sidney 1987.
4. ANDERS, D. u. Mitarb.: Approach to the dynamics of bladder dysfunction in girls with recurrent urinary tract infections. In: BRODEHL, J. u. J. H. H. EHRICH (Hrsg.): Paediatric Nephrology, S. 306–312. Springer, Berlin-Heidelberg-New York-Tokyo 1984.
5. BARRETT, D. M.: Disposable (infant) surface electrocardiogram electrodes in urodynamics: A simultaneous comparative study of electrodes. J. Urol. **124**, 663–665 (1980).
6. BARRETT, D. M. u. A. J. WEIN: Flow evaluation and simultaneous external sphincter electromyography in clinical urodynamics. J. Urol. **125**, 538–541 (1981).
7. BLAIVAS, J. G. u. Mitarb.: Detrusor-external sphincter dyssynergia. J. Urol. **125**, 542–544 (1981).
8. BLAIVAS, J. G.: Sphincter electromyography. Neurourol. Urodyn. **2**, 269–288 (1983).
9. BURKE, E. C. u. G. B. STICKLER: Enuresis – Is it being overtreated? Mayo Clin. Proc. 118–119 (1980).
10. v. GOOL, J. D. u. Mitarb.: Bladder-sphincter dysfunction, urinary infection and vesico-ureteral reflux with special reference to cognitive bladder training. Contr. Nephrol. **39**, 190–210 (1984).
11. v. GOOL, J. D. u. G. A de JONGE: The urge syndrome and urge incontinence in children. Arch. Dis. Childh. **64**, 1629–1634 (1989).
12. GRIFFITHS, D. J.: Residual urine, underactive detrusor function, and the nature of detrusor/sphincter dyssynergia. Neurourol. Urodyn. **2**, 289–294 (1983).
13. GRIFFITHS, D. J. u. R. J. SCHOLTMEIJER: Detrusor/sphincter dyssynergia in neurologically normal children. Neurourol. Urodyn. **2**, 27–37 (1983).
14. GRIFFITHS, D. J. u. R. v. MASTRIGT: The routine assessment of detrusor contraction strength. Neurourol. Urodyn. **4**, 77–87 (1985).
15. GRIFFITHS, D. J. u. R. J. SCHOLTMEIJER: Vesicoureteral reflux and lower urinary tract dysfunction: Evidence for 2 different reflux/dysfunction complexes. J. Urol. **137**, 240–244 (1987).
16. HALD, T. u. W. E. BRADLEY: The urinary bladder. Neurology and dynamics. Williams & Wilkins, Baltimore 1982.
17. HELLSTRÖM, A.-L., K. HJÄLMAS u. U. JODAL: Rehabilitation of the dysfunctional bladder in children: Method and 3-year follow-up. J. Urol. **138**, 847–849 (1987).
18. HJÄLMAS, K.: Micturition in infants and children with normal lower urinary tract. Scand. J. Urol. Nephrol., Suppl. 37 (1976).
19. International continence Society Committee on Standardisation of Terminology: First, second, third, and fourth report. In: HALD, T. (Hrsg.): The Urinary Bladder, Neurology and Dynamics, S. 318–330. Williams & Wilkins, Baltimore-London 1982.
20. JØRGENSEN, T. M., J. C. DJURHUUS u. H. D. SCHRODER: Idiopathic detrusor sphincter dyssynergia in neurologically normal patients with voiding abnormalities. Eur. Urol. **8**, 107–110 (1982).
21. KING, L. R.: Commentary: Sphincter dyssynergia in children with reflux. J. Urol. **129**, 217–218 (1983).
22. KOLVIN, I., R. C. MacKEITH u. S. R. MEADOW: Bladder control and enuresis. William Heineman Medical Books Ldt., London 1973.

23. LIBO, L. M. u. Mitarb.: EMG Biofeedback for functional bladder-sphincter dyssynergia: A case study. Biofeedback Self-Reg. **8**, 243–253 (1983).

24. LINDBERG, U. u. Mitarb.: Asymptomatic bacteriuria in schoolgirls. III. Relation between residual urine volume and recurrence. Acta paediat. scand. **64**, 437–440 (1975).

25. MADERSBACHER, H.: Miktionsreifungsstörungen. In: BICHLER, K. H. u. J. E. ALTWEIN (Hrsg.): Der Harnwegsinfekt, S. 65–75. Springer, Heidelberg 1985.

26. MAIZELS, M., L. R. KING u. C. F. FIRLIT: Urodynamic biofeedback: A new approach to treat vesical sphincter dyssynergia. J. Urol. **122**, 205–209 (1979).

27. MAIZELS, M. u. Mitarb.: The vesical sphincter electromyogram in children with normal and abnormal voiding patterns. J. Urol. **129**, 92–95 (1983).

28. MENZEL, D., H. BACHMANN u. K. PISTOR: Sonographic assessment of bladder wall thickness in healthy children, children with dysfunctional voiding, and children with bladder neck obstruction. XXIst annual meeting of the European Society for Peadiatric Nephrology, Budapest 3.–5. 9. 1987.

29. NEO, H. N.: The role of dysfunctional voiding in failure or complication of ureteral reimplantation for primary reflux. J. Urol. **134**, 1172–1175 (1985).

30. NORGAARD, J. P. u. J. C. DJURHUUS: Treatment of detrusor-sphincter-dyssynergia by bio-feedback. Urol. int. **37**, 236–239 (1982).

31. OLBING, H. u. G. RODECK: Distale Urethrastenosen bei Mädchen. Dt. Ärzteblatt **82**, 3178–3188 (1985).

32. OLBING, H.: Vesico-uretero-renal reflux and the kidney. Pediat. Nephrol. **1**, 638–646 (1987).

33. POMPINO, H.-J. u. D. HOFFMANN: Normal urinary flow for girls aged 3–14 years. Z. Kinderchir. **38**, 177–181 (1983).

34. ROLLEMA, H. J., P. C. v. BATENBURG u. U. JONAS: Automatisierte Uroflowmetrie: Neue Variablen. Urologe **(A) 25**, 281–285 (1986).

35. RUARTE, A. C. u. E. M. QUESADA: Urodynamic evaluation in children. In: RETIK, A. B. u. J. CUKIER (Hrsg.): Pediatric Urology. International Perspectives in Urology 14, S.114–132. Williams & Wilkins, Baltimore-London-Los Angeles-Sidney 1987.

36. SIROKY, M. B., C. A. OLSSON u. R. J. KRANE: The flow rate nomogram: I. Development. J. Urol. **122**, 665–668 (1979).

37. SMEY, P., L. R. KIND u. C. F. FIRLIT: Dysfunctional voiding in children secondary to internal sphincter dyssynergia: Treatment with phenoxybenzamine. Urol. Clins N. Am. **7**, 337–347 (1980).

38. SUGAR, E C. u. C. F. FIRLIT: Urodynamic biofeedback: A new therapeutic approach for childhood incontinence/infection (vesical voluntary sphincter dyssynergia). J. Urol. **128**, 1253–1258 (1982).

39. TANAGHO, E. W. u. Mitarb.: Spastic striated external sphincter and urinary tract infection in girls. Br. J. Urol. **43**, 69–82 (1971).

40. TAYLOR, C. M., J. J. CORKERY u. R. H. R. WHITE: Micturition symptoms and unstable bladder activity in girls with primary vesicoureteric reflux. Br. J. Urol. **54**, 494–498 (1982).

41. TOGURI, A. G., T. UCHIDA u. D. E. BEE: Urological neurology and urodynamics. J. Urol. **127**, 727–731 (1982).

42. WEAR, J. B., R. B. WEAR u. Ch. CLEELAND: Biofeedback in urology using urodynamics: Preliminary observations. J. Urol. **121**, 464–468 (1979).

43. ZINNER, N. R.: Review of techniques to evaluate micturitional performance. Promises of 1971 revisited. In: LUTZEYER, W. u. J. HANNAPPEL (Hrsg.): Urodynamics upper and lower urinary tract II, S. 263–285. Springer, Berlin-Heidelberg 1985.

Harninkontinenz bei fraktionierter Miktion (Detrusorhypokontraktilität)

H. OLBING

Einleitung

Eine funktionelle Schwäche des Sphinkterapparates kann man sich als Ursache einer Harninkontinenz leicht vorstellen. In diesem Beitrag werden Patienten mit Harninkontinenz beschrieben, bei denen eine Detrusorhypokontraktilität die einzige objektiv faßbare Funktionsstörung war. Die Verdachtsdiagnose ergab sich aus der Miktionsbeobachtung bzw. aus der Uroflowmetrie. Eine Zystomanometrie ergab pathognomonische Befunde.

Exemplarische Beobachtung

Die 12jährige Patientin wurde uns wegen »sekundärer Enuresis nocturna et diurna mit Miktionsstörung« bei rezidivierenden Harnwegsinfektionen ambulant vorgestellt.

Mit 5½ Jahren wurden erstmals in einer anderen Klinik bildgebende Untersuchungen durchgeführt. Die Miktionszystourethrographie ergab eine auffällig große und schlaffe Blase mit deutlicher Randzähnelung und Restharn (Abb. 34–37). Bei der Ausscheidungsurographie kein pathologischer Befund, insbesondere kein Hinweis auf Nierenparenchymnarben. Mit 6½ Jahren wurde eine Blasenteilresektion mit Abtragung eines Blasendivertikels durchgeführt, mit 8½ Jahren eine Ureterneueinpflanzung *(Politano-Leadbetter)* wegen Uretermündungsstenose links. Mit 11 Jahren fiel erstmals eine fraktionierte Miktion mit Restharn auf. Die Patientin hatte zahlreiche Harnwegsinfektionen durchgemacht, davon mindestens 2 mit hohem Fieber.

Bei uns ergab die körperliche Untersuchung keine Auffälligkeiten. Es bestand keine Harnwegsinfektion. Während einer einwöchigen stationären Beobachtung näßte die Patientin nachts 2mal und am Tage einmal während eines Mittagsschlafes große Volumina ein. Miktionsfrequenzen und -volumina waren für das Alter normal. Die Miktion verlief fraktioniert. Die erste Fraktion kam leicht in Gang, die späteren erst nach starkem Pressen. Die Uroflowmetrie zeigte eine fraktionierte Miktion mit weitgehend normalem Ablauf der in kurzen Abständen aufeinanderfolgenden Einzelfraktionen; die maximale Harnflußrate war bei den ersten Fraktionen normal, bei den späteren vermindert (Abb. 38). Nach Beendigung dieser fraktionierten Miktionen wurde mehrmals Restharn um 100 ml nachgewiesen.

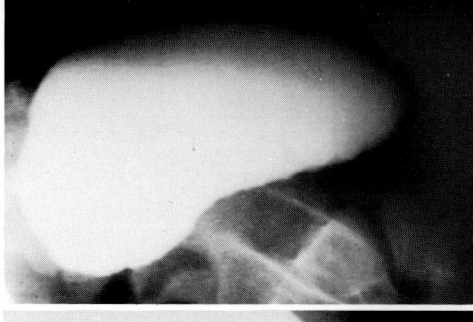

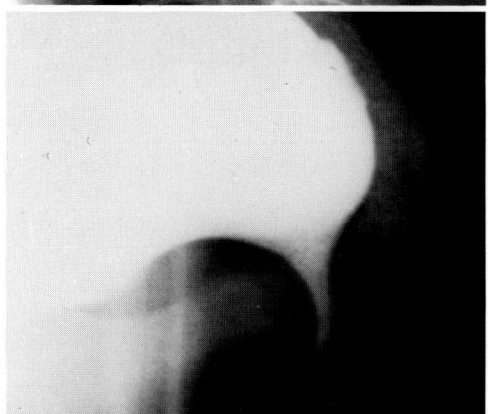

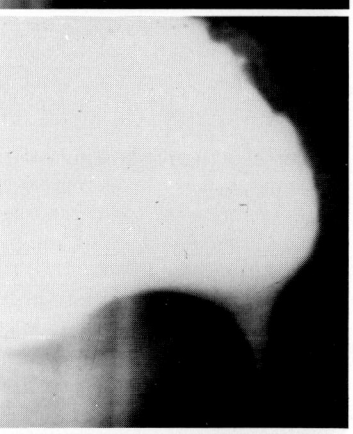

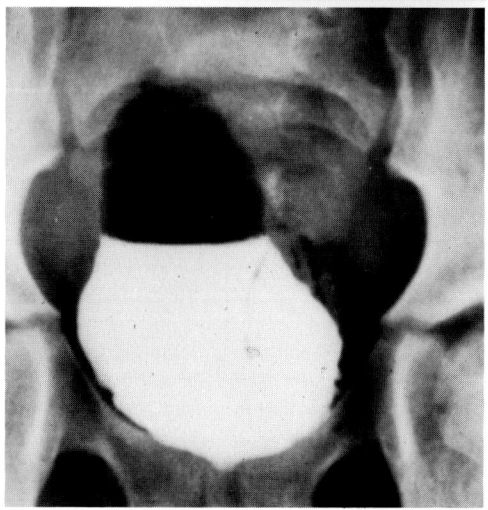

Abb. 34–42
Eigene Beobachtung; Patientin E. R.

Abb. 34–37
Miktionszystourethrographie im Alter von 5½ Jahren (Fremdaufnahmen). Auffällig große schlaffe Blase mit Randzähnelung und Restharn; kein vesiko-uretero-renaler Reflux. Großer Restharn

◁

Während die Miktionszystourethrographie keine nennenswerten Änderungen gegenüber den Abb. 34–37 aufwies, zeigte die Ausscheidungsurographie, daß sich in der Zwischenzeit ausgedehnte Parenchymnarben in beiden Nieren entwickelt hatten, vor allem links (Abb. 40).

Serumkreatinin (0,8 mg/dl) und ^{51}Cr-EDTA-Clearance (96 ml/Min./1,73 m² Körperoberfläche) waren normal. Beim ^{99m}Tc DMSA-uptake-Test verhielten sich die Speicheranteile links zu rechts wie 34% zu 66%; in der linken Niere fanden sich mehrere, z. T. ausgedehnte Speicherdefekte (Abb. 41).

Bei der Zystomanometrie Miktionsbeginn bei 300 ml; Blasenauslaßwiderstand 34 cm H$_2$O), maximaler Detrusordruck 20 cm H$_2$O. Die Miktion verlief fraktioniert und mit Bauchpresse, das Beckenboden-EMG zeigte bei allen Detrusorkontraktionen Ruhepotentiale (Abb. 42).

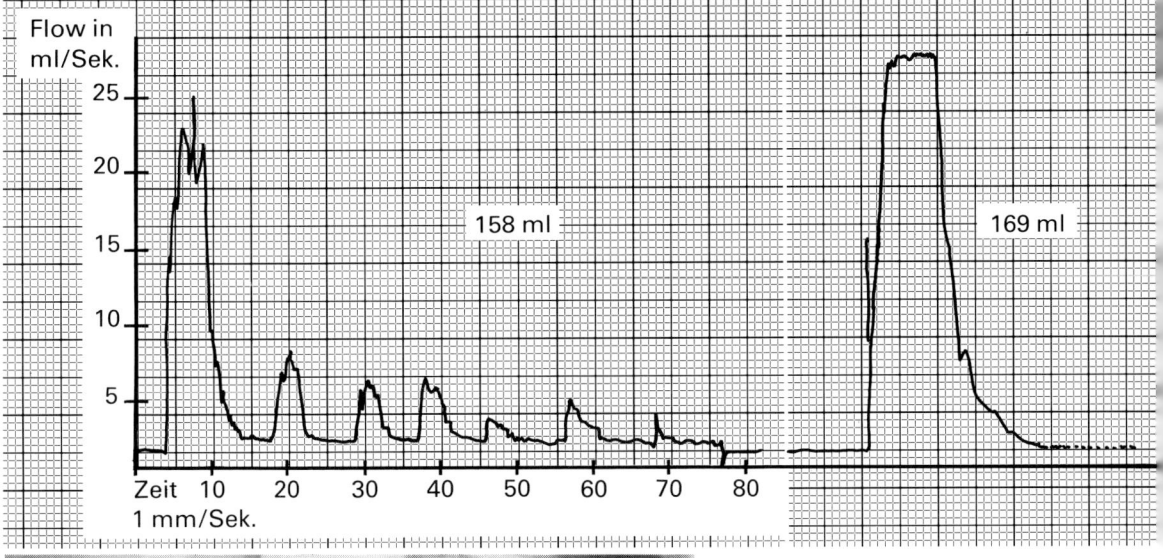

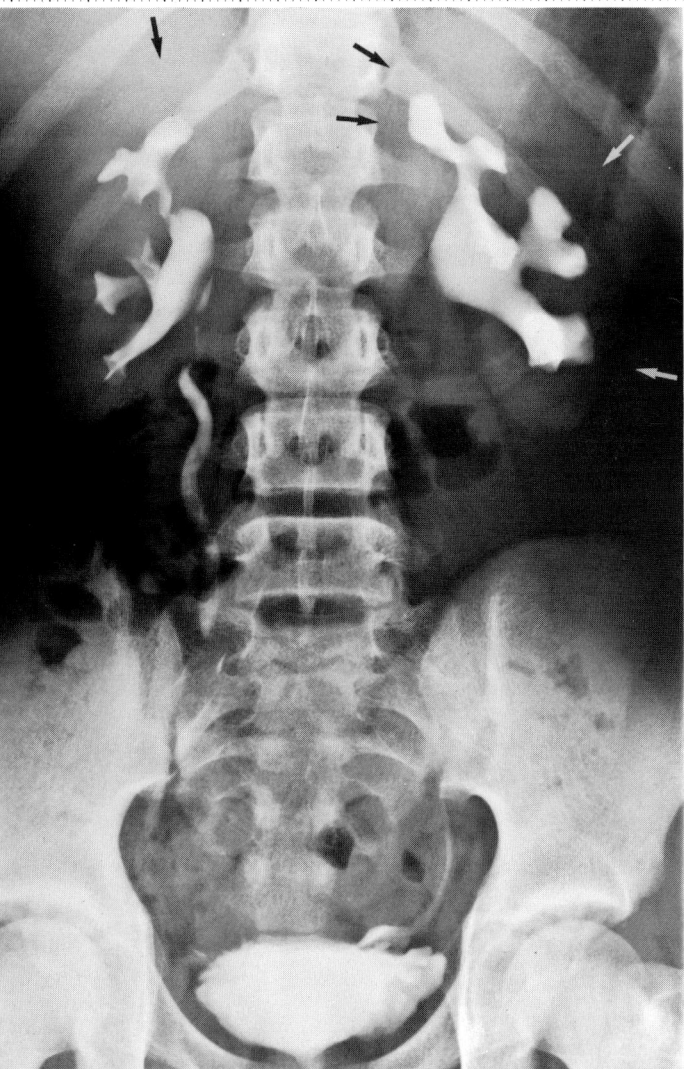

Abb. 38 und 39
Uroflowmetrie im Alter von 12 Jahren

Abb. 38
Vor der Behandlung:
Alle Miktionen verliefen fraktioniert mit weitgehend normalen Flowkurven der Einzelfraktionen. Nach der letzten Fraktion bestand noch Restharn von 120 ml

Abb. 39
Nach Behandlung:
Einzügige, normal konfigurierte Miktionskurve. Die Sonographie ergab Restharnfreiheit

Abb. 40
Ausscheidungsurographie im Alter von 12 Jahren. Narben in beiden Nieren (Pfeile)

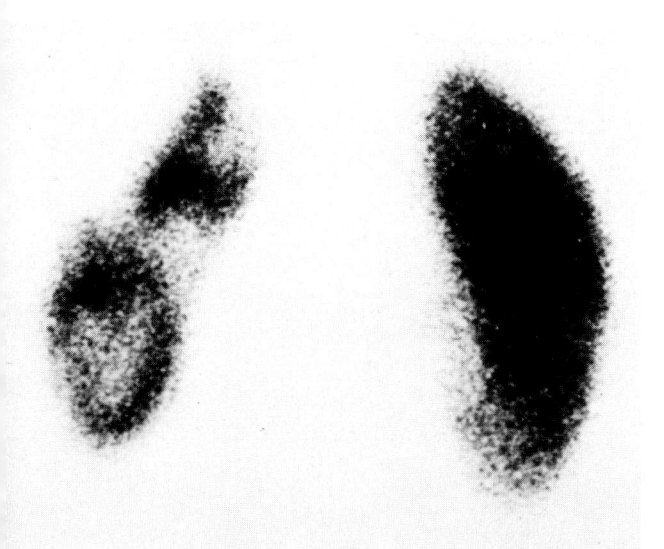

Abb. 41
^{99m}Tc DMSA-Szintigraphie im Alter von 12 Jahren. Mehrere, zum Teil ausgedehnte Speicherdefekte in der linken Niere. Die gespeicherte Aktivität verteilt sich auf links zu rechts wie 34% zu 66%

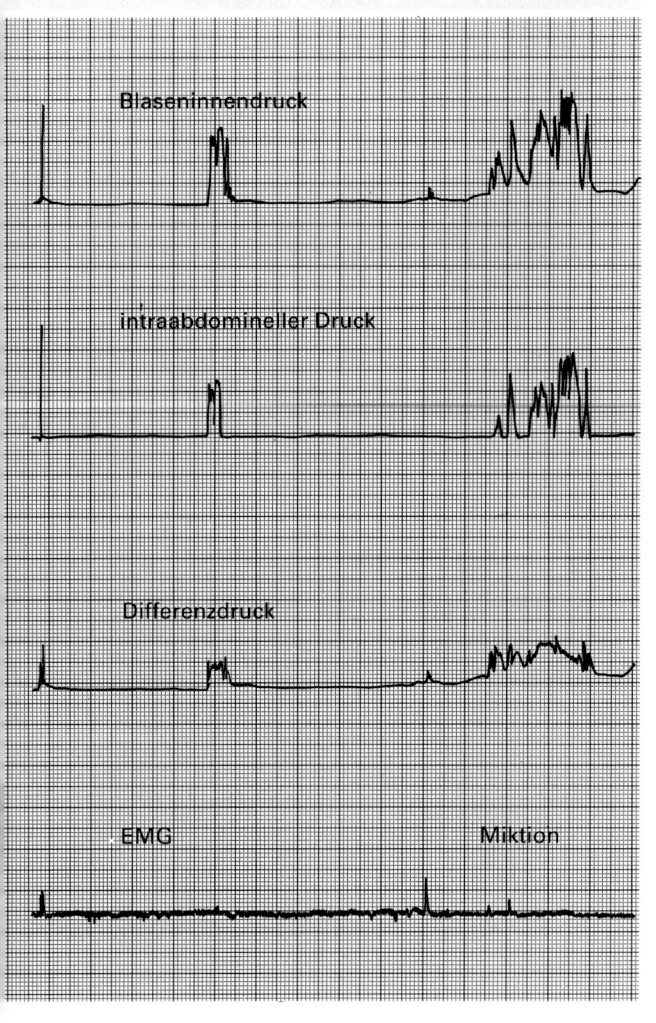

Abb. 42
Zystomanometrie im Alter von 12 Jahren. Fraktionierte Miktion bei normalem Blasenauslaßwiderstand, Detrusordruck von maximal 20 cm H$_2$O und Ruhepotentiale des Beckenboden-EMG bei allen Detrusorkontraktionen. Bei allen Miktionsfraktionen Betätigung der Bauchpresse

Pathophysiologie

Bei Gesunden endet die Detrusorkontraktion erst nach vollständiger Blasenentleerung, sofern die Miktion nicht willentlich vorzeitig unterbrochen wird. Die bei unserer Patientin dokumentierte unwillkürliche Beendigung der Detrusorkontraktion vor vollständiger Blasenentleerung ist pathologisch. Der Detrusordruck erreichte keine höheren Werte als 20 cm H_2O. Der externe Sphinkterapparat blieb bis zum Ende jeder einzelnen Detrusorkontraktion vollständig erschlafft. Es handelte sich um eine Hypokontraktilität des Detrusor (3).

Bei 2 der 4 während der letzten 2 Jahre von uns beobachteten Patienten (beides Mädchen) bestand eine Megazystis; diese wurde in einem Fall schon unmittelbar nach der Geburt nachgewiesen.

Unsere Patienten hatten vesiko-ureterorenale Refluxe (2mal einseitig und 2mal beidseitig) mit segmentalen Narben in allen einem Reflux ausgesetzten Nieren. Alle Patienten hatten rezidivierende akute Pyelonephritiden durchgemacht. Hinweise auf individuelle oder familiäre psychologische Probleme bestanden nicht.

Eine Erklärung für das Zustandekommen einer Harninkontinenz bei Detrusorhypokontraktilität erscheint auf den ersten Blick schwierig. Der Sphinkterapparat zeigt ja während der Miktion normale Aktionspotentiale, und bei der Zystomanometrie werden keine erhöhten Detrusordrucke gemessen. Es drängt sich die Frage auf, ob vielleicht unsere antagonistischen Vorstellungen von der Funktion des Detrusor einerseits und des Sphinkters andererseits durch eine komplexere Betrachtungsweise ersetzt werden müssen. Eine Hypokontraktilität des Detrusor könnte zu einer mit unseren bisherigen Untersuchungsmethoden nicht dokumentierbaren Störung der Koordination mit dem Sphinkter während der Speicherphase führen und so eine Inkontinenz verursachen. Wie weit ein größerer Restharn nach der letzten Miktion vor dem Zubettgehen ursächlich an einer Enuresis nocturna bei Patienten mit fraktionierter Mik-

Tab. 17
Anamnesefragebogen bei fraktionierter Miktion

	ja	nein	?
Toilettengang Wie oft geht Ihr Kind pro Tag zum Wasserlassen? _4–5x_			
Fordern Sie Ihr Kind zum Wasserlassen auf?		X	
Muß Ihr Kind während des Wasserlassens anhaltend pressen?	X		
Wasserlassen erfolgt in einem Zug?		X	
– mit Unterbrechungen?	X		
Ist der Harnstrahl kräftig?		X	
Anmerkung: Drückt beim Wasserlassen mit beiden Händen auf den Bauch			

tion beteiligt ist, ist unbekannt. Ein Teil der Patienten mit fraktionierter Miktion bei Detrusorhypokontraktilität ist bei Tag und Nacht trocken.

Diagnostik

Die Verdachtsdiagnose ergibt sich aus der Anamnese (s. Tab. 17) und der fraktioniert ablaufenden Miktion. Die Uroflowmetrie zeigt charakteristische Befunde, die Zystomanometrie führt zur Sicherung der Diagnose.

Von besonderer praktischer Bedeutung ist die Abgrenzung gegenüber einer verspannten Miktion aufgrund einer Detrusor-Sphinkter-Dyskoordination (s. S. 69). Diese Differentialdiagnose wird durch eine Zystomanometrie mit Beckenboden-EMG geklärt.

3 von unseren 4 Patienten hatten eine Harninkontinenz am Tage, die nicht in zeitlichem Zusammenhang mit auffällig starken Drangsymptomen auftrat. 2 Patienten hatten zusätzlich eine Enuresis nocturna.

Therapie

Wir haben 3 Patientinnen mit stationärem Miktionstraining und eine mit 2mal 2 mg Carbachol *(Doryl)* behandelt und erreichten bei allen eine einzügige restharnfreie Miktion mit normalem Uroflow (Abb. 39). Die Harninkontinenz verschwand. In der Regel dürfte ein Miktionstraining der Behandlung mit Carbachol vorzuziehen sein.

Ziel des Miktionstrainings ist eine einzügige, restharnfreie Blasenentleerung. Für eine Stellungnahme zur Frage der Häufigkeit von Harnwegsinfektionen, vor allem von akuten Pyelonephritiden nach Normalisierung der Miktion sind unsere Erfahrungen noch nicht umfangreich genug.

Wir halten es für zweifelhaft, daß die bei 2 von unseren Patientinnen durchgeführten Blasenteilresektionen notwendig waren.

Schlußbemerkungen

Unter dem Leitsymptom einer Harninkontinenz am Tag mit oder ohne zusätzliche Enuresis nocturna kann sich eine Detrusorhypokontraktilität verstecken. Der Verdacht ergibt sich aus der Anamnese oder der Beobachtung einer fraktioniert ablaufenden Miktion. Die Uroflowmetrie zeigt charakteristische, die Zystomanometrie mit Beckenboden-EMG pathognomonische Befunde. Nach unseren Beobachtungen sowie den Befunden von RUARTE u. Mitarb. (4) sowie von GRIFFITHS u. Mitarb. (1–3) ist das Risiko von Nierenparenchymschäden außerordentlich groß. Daraus ergibt sich die Notwendigkeit einer frühen Diagnose und Therapie. Kinder mit fraktionierter Miktion brauchen eine Überweisung in eine Klinik mit besonderen Erfahrungen mit Blasenfunktionsstörungen.

Literatur

1. GRIFFITHS, D. J.: Residual urine, underactive detrusor funktion, and the nature of detrusor/sphincter dyssynergia. Neurourol. Urodyn. **2**, 289–294 (1983).
2. GRIFFITHS, D. J. u. R. van MASTRIGT: The routine assessment of detrusor contraction strength. Neurourol. Urodyn. **4**, 77–87 (1985).
3. GRIFFITHS, D. J. u. R. J. SCHOLTMEIJER: Vesicoureteral reflux and lower urinary tract dysfunction: Evidence for 2 different reflux/dysfunction complexes. J. Urol. **137**, 240–244 (1987).
4. RUARTE, A. u. E. M. QUESADA: Urodynamic evaluation in children. In: RETIK, A. B. u. J. C. CUKIER (Hrsg.): Pediatric Urology. International Perspectives in Urology **14**, S. 114–132. Williams & Wilkins, Baltimore-London-Los Angeles-Sydney 1987.

Streßinkontinenz

H. Olbing

Eine eigene Beobachtung

Die 6¾jährige Patientin wurde wegen »therapieresistenter primärer Enuresis diurna« vorgestellt. Jeden Tag kam es mehrmals zu unwillkürlichem Abgang kleiner bis mittelgroßer Harnmengen, und zwar immer nur während einer Anspannung der Bauchpresse, z. B. beim Husten, Niesen oder bei schwerem Heben. Meist wurde dabei die Kleidung nur etwas feucht, so daß der Harnabgang von der Umgebung nicht gleich bemerkt wurde. Bei Turnübungen mit Bauchpresse wurde aber die Inkontinenz an der Sportkleidung so häufig von den anderen Kindern bemerkt und zum Anlaß von Hänseleien gemacht, daß die Patientin trotz großer Freude am Sport in dieser Kindergruppe nicht mehr mitmachen wollte.

Der Harnabgang trat ohne pathologische Drangsymptome und ohne Haltemanöver ein.

Die Patientin ging nach Angaben der Mutter 5–7mal täglich zur Toilette und hatte eine normale Miktion. Nachts war sie seit 3½ Jahren trocken. Seit ungefähr einem Jahr waren mehrere Harnwegsinfektionen mit gehäuftem schmerzhaftem Harndrang und einer Zunahme der Inkontinenz abgelaufen. Die Mutter litt an der gleichen Form von Harninkontinenz.

Ich bat die Mutter, ein Miktions- und Inkontinenzprotokoll von 2 Tagen zu erstellen. Die Patientin hatte am 1. Tag 7 und am 2. Tag 5 Miktionen; das größte Miktionsvolumen betrug 250 ml, das kleinste 100. An jedem der beiden Tage war je 2mal unwillkürlich eine kleine Harnmenge ohne Drangsymptome abgegangen, jeweils bei Betätigung der Bauchpresse.

Bei der körperlichen Untersuchung des körperlich und geistig altersgerecht entwickelten Kindes kein pathologischer Befund, insbesondere keine Anomalien am Meatus externus urethrae und seiner Umgebung; keine neurologischen Auffälligkeiten. Harnbefunde ebenso wie Ultraschallbefunde an Nieren und ableitenden Harnwegen unauffällig, insbesondere keine Verdickung der Harnblasenwand und kein Restharn. Miktionsbeobachtung und Uroflow ohne pathologische Befunde.

Bei der Miktionszystourethrographie kein pathologischer Befund; Füllungsvolumen der Harnblase bei dieser Untersuchung 270 ml.

Unter der Verdachtsdiagnose einer Sphinkterinsuffizienz der Harnblase verordnete ich zunächst eine ambulante Beckenbodengymnastik mit dem Ziel einer Stärkung des willkürlichen externen

Sphinkterapparates. Außerdem begann ich eine antibiotische Reinfektionsprophylaxe (abends 25 mg Trimethoprim).

Nachdem 3 Monate später keine Besserung der Inkontinenz eingetreten war, ließ ich eine Zystomanometrie mit Messung des Urethradruckprofils durchführen. In der Füllungsphase kam es nicht zu Detrusorkontraktionen; als Maximaldruck wurde 22 cm H_2O in der Harnblase und 17 cm H_2O in der Urethra gemessen. Damit war die Verdachtsdiagnose einer Sphinkterinsuffizienz der Harnblase bestätigt.

Ich verordnete zusätzlich zum Beckenbodentraining Imipramin. Bei einer Dosis von morgens und abends je 25 mg besserte sich die Streßinkontinenz deutlich, verschwand aber noch nicht ganz. Nach Dosisverschiebung auf 37,5 mg morgens und 12,5 mg abends wurde die Patientin trocken. Bei einem Auslaßversuch nach 6 Monaten trat die Streßinkontinenz nach 2 Tagen wieder auf, verschwand aber erneut nach Wiederbeginn der Behandlung mit Imipramin.

Streßinkontinenz

Die Streßinkontinenz ist dadurch gekennzeichnet, daß bei unter Normalbedingungen trockenen Patienten mit normaler Miktion ohne neurologische Auffälligkeiten und ohne morphologische Anomalien an der Urethra während intraabdomineller Druckerhöhungen ungewollt Harn abgeht. Ursache ist eine Insuffizienz des Blasensphinkters; das Verhältnis der Beteiligung der internen und externen Sphinkteranteile ist meist nicht eindeutig zu differenzieren.

Die Streßinkontinenz ist bei Kindern selten, befällt erheblich häufiger Mädchen als Jungen und tritt familiär gehäuft auf.

Verdachtsdiagnose: Sie ergibt sich aus einer genauen Beschreibung der Umstände, unter denen die Harninkontinenz auftritt. Kennzeichnende Anlässe einer Streßinkontinenz bei Kindern sind Husten, Niesen sowie Erhöhungen des intraabdominellen Druckes durch Bauchpresse bei Spiel und Sport.

Differentialdiagnose: Abzugrenzen sind vor allem eine ektope Uretermündung (s. S. 145f) und eine Dranginkontinenz (s. S. 21f).

Bei der Lachinkontinenz, die ausschließlich bei Lachattacken auftritt und familiär gehäuft ist, wird meist der gesamte Blaseninhalt ungewollt entleert; Ursache ist eine reflektorische Detrusorkontraktion während des Lachens ohne gleichzeitige ausreichende Kontraktion des unter anderen Umständen normal funktionierenden Sphinkterapparates.

Anomalien der Urethra, z. B. eine starke Epispadie bei Mädchen, können zu Harninkontinenz von mittelstarker Blasenfüllung an führen, die bei intraabdomineller Druckerhöhung zunimmt; das gleiche gilt für Mädchen nach Operationen wegen Analatresie. Neurogene Blasenstörungen müssen ausgeschlossen werden (z. B. Myelomeningozele).

Mit der Untersuchung des Urethradruckprofils kann die Verdachtsdiagnose gesichert werden. Leider liegen bei Kindern bisher nur begrenzte Erfahrungen vor; bei Mädchen ist die Untersuchung durch die Kürze der Harnröhre erschwert. Einzelheiten der Methodik gehen aus Abb. 43 hervor. Ein maximaler Urethradruck unter 35 cm H_2O gilt als pathologisch erniedrigt; nach ABRAMS u. Mitarb. (1) beträgt der Mittelwert vor dem 25. Lebensjahr bei Mädchen 90 cm H_2O (Bereich 55–103), bei Jungen 75 cm H_2O (Bereich 37–126).

Therapie

Das trizyklische Antidepressivum Imipramin führt u. a. zu einer Tonuserhöhung des Blasensphinkterapparats. Diese für einen Einsatz bei der Streßinkontinenz entscheidende Wirkung könnte durch eine in vitro gut dokumentierte periphere Blockade der Wiederaufnahme des Neurotransmitters Norepinephrin in der präsynaptischen Nervenendigung verursacht sein. Außerdem führt Imipramin an der Harnblase durch eine geringe anticholinerge

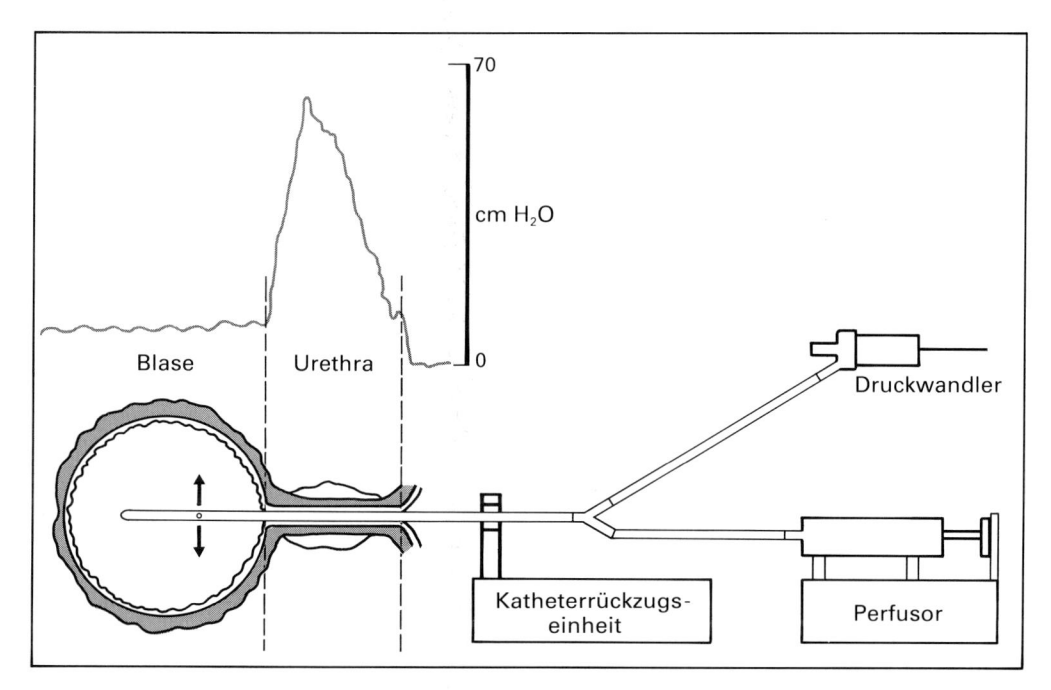

Abb. 43
Messung des Urethradruckprofils
(nach 1)

Wirkung zu einer Verminderung der Detrusorkontraktilität; dieser Effekt ist bei Detrusorinstabilität erwünscht, bei einer Streßinkontinenz irrelevant. Die wichtigsten unerwünschten Wirkungen sind Mundtrockenheit durch Hemmung der Speicheldrüsensekretion, Pupillendilatation durch Hemmung des M. sphincter iridis, Störung des Nahesehens durch Blockade des Ziliarmuskels sowie Tachykardie, Schwindel, Hemmung der Darmmotilität; sie beruhen auf der anticholinergischen Aktivität. Manche Kinder bekommen starke Angstträume.

Imipramin ist bei Patienten mit gleichzeitiger Behandlung mit Monoaminooxydasehemmern kontraindiziert (Gefahr von Hyperpyrexie, Krämpfen und Koma durch toxische Schädigung des zentralen Nervensystems).

Schlußbemerkungen

Nach unseren Erfahrungen stehen Kinder mit Streßinkontinenz durch ihre Frustrationserlebnisse, vor allem durch Hänseleien ihrer Altersgenossen, unter erheblichem Leidensdruck. Bei unserer Patientin ergab die Untersuchung nach der Marburger Verhaltensliste eine pathologisch gesteigerte emotionale Labilität und Kontaktangst. Seit der Ausschaltung der Inkontinenz hat sie sich nach Einschätzung ihrer Eltern emotional deutlich stabilisiert. Bringt die Harninkontinenz auch keine direkte somatische Gefährdung mit sich, so erleben doch die Patienten und ihre Angehörigen eine erfolgreiche Therapie als Erlösung. Bei gesicherter Diagnose und nach Erfolglosigkeit eines Beckenbodentrainings ist m. E. der Versuch einer Behandlung mit Imipramin gerechtfertigt.

Als Dosis empfehle ich bis zum 10. Lebensjahr bis zu 50, bei älteren Kindern maximal 75 mg/d.

In Haushalten mit Kleinkindern muß Imipramin sorgfältig verschlossen werden, damit Ingestionsunfälle vermieden werden.

Hinsichtlich einer chirurgischen Behandlung spricht die Vielzahl der in der Literatur genannten Methoden dafür, daß bisher keine befriedigt.

Die spärlichen Informationen über Harnwegsinfektionen bei Mädchen mit Streßinkontinenz erlauben keine Stellungnahme zu der Frage, ob die bei unserer Patientin aufgetretenen rezidivierenden Harnwegsinfektionen eine Zufallskombination darstellen.

Literatur

1. ABRAMS, P., R. FENELEY u. M. TORRENS: Urodynamik für Klinik und Praxis. Springer, Berlin-Heidelberg-New York 1987.
2. CASTLEDEN, C. u. Mitarb.: Imipramin – a possible alternative to surgical therapy for urinary incontinence. J. Urol. **125,** 218 (1981).
3. DEES, J. E.: Congenital epispadia with incontinence. J. Urol. **62,** 513 (1949).
4. HOHENFELLNER, R., J. W. THÜROFF u. H. SCHULTE-WISSERMANN: Kinderurologie in Klinik und Praxis, S. 35. Thieme, Stuttgart 1986.
5. JOHNSTON, J. H. u. N. HARRISON: Investigation of bladder function. In: WILLIAMS, D. E. u. J. H. JOHNSTON (Hrsg.): Pediatric Urology, II. Aufl. Butterworth, London 1982.
6. McGUIRE, E. J. u. J. A. SAVASTANO: Stress incontinence and detrusor instability/urge incontinence. Neurourol. Urodyn. **4,** 313–316 (1985).

Zur Häufigkeit idiopathischer Blasenkontrollstörungen

H. OLBING

Die wenigen bisherigen Untersuchungen zur Häufigkeit an nicht selektierten Kollektiven erfolgten mit nur sehr grober Differenzierung verschiedener Formen von Enuresis bzw. Harninkontinenz. HELLSTRÖM u. Mitarb. (2) fanden beispielsweise unter 3556 sieben Jahre alten Kindern im Raum Göteborg bei 7% der Jungen und 2,8% der Mädchen eine isolierte Enuresis nocturna, während 4,9% der Jungen und 4,3% der Mädchen Bettnässen kombiniert mit einer Blasenkontrollstörung am Tage hatten.

VAN GOOL u. Mitarb. (1) identifizierten unter 196 Kindern, die wegen persistierender Harninkontinenz am Tage zu einem kognitiven Blasentraining in die Universitäts-Kinderklinik Utrecht überwiesen wurden, 40 mit Dranginkontinenz und Detrusorinstabilität, 18 mit Stakkatomiktion und Detrusor-Sphinkter-Dyskoordination und 28 mit fraktionierter, unvollständiger Miktion und Detrusorhypo- oder -akontraktilität.

Wir selber haben unter den 98 mehr als 4 Jahre alten Patienten, die von September 1990 bis Mai 1991 erstmals wegen Harnwegsinfektionen, Enuresis oder Harninkontinenz ambulant zu uns überwiesen wurden, die in Abb. 44 wiedergegebenen Häufigkeiten gefunden.

Die Gruppenzuordnung erfolgte aufgrund von Anamnese, Miktionsprotokoll, körperlicher Untersuchung, Sonographie und Uroflowmetrie bei mindestens 2-, bei den meisten Patienten 3maliger ambulanter Vorstellung mit Intervallen von 2–3 Monaten.

Parallel zu den ambulanten Sprechstunden in unserer Klinik bieten in unserem Klinikum auch die Urologische Klinik und die Kinder- und Jugendpsychiatrische Klinik poliklinische Betreuung an. Kinderärzte überweisen in der Regel in die Kinderklinik, Urologen in der Regel in die Urologische Klinik; Überweisungen von Allgemeinärzten verteilen sich auf die Polikliniken aller 3 Kliniken.

Unter unseren 98 Patienten war die isolierte Enuresis nocturna am häufigsten (26 Patienten). Mit nur geringem Abstand

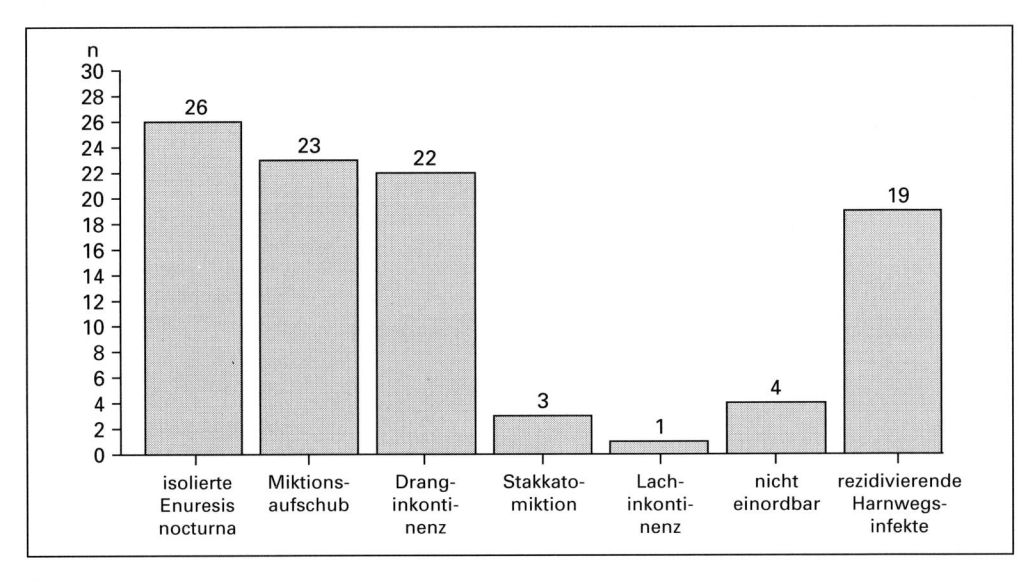

Abb. 44
Häufigkeit der verschiedenen Formen von idiopathischer Enuresis und Harninkontinenz bei mehr als 4 Jahre alten Patienten, die von September 1990 bis Mai 1991 erstmals in unserer Klinik vorgestellt wurden

folgten Kinder mit Harninkontinenz bei Miktionsaufschub (23 Patienten). Eine Dranginkontinenz diagnostizierten wir bei 22 Kindern, eine Stakkatomiktion bei 3 und eine Lachinkontinenz bei einem Kind. 19 Patienten hatten rezidivierende Harnwegsinfektionen ohne Hinweise auf eine Blasenkontrollstörung im Intervall. Eine fraktionierte Miktion bestand bei keinem dieser Patienten, wurde aber vor und nach dem in Abb. 44 erfaßten Zeitraum mit ungefähr halb so großer Häufigkeit wie eine Stakkatomiktion gefunden.

Als nicht einordbar klassifizierten wir 2 Kinder ausländischer Familien, deren Deutschkenntnisse für eine aussagekräftige Anamnese nicht ausreichten und die nur einmal und ohne Dolmetscher in unsere Klinik kamen; bei 2 anderen Patienten bestand eine Enuresis bzw. Harninkontinenz, die keiner der von uns definierten Formen mit ausreichender Sicherheit zugeordnet werden konnte.

Literatur

1. van GOOL, J. D., M. A. W. VIJVERBERG u. T. P. V. M. de JONG: Functional daytime incontinence:. clinical and urodynamic assessment. Scand. J. Urol. Nephrol. Suppl. **141**, 58–69 (1992).
2. HELLSTRÖM, A.-L., E. HOMSON u. S. HANSSON: Incontinence and nucturition habits in 7-year-old Swedish school entrants. Eur. J. Pediatr. **149**, 434–437 (1990).

Psychosomatische und psychosoziale Aspekte der Enuresis im Kindesalter

K. Menzel

Das Einnässen eines Kindes jenseits seines 4. Lebensjahres ist – unabhängig von der eigentlichen Ursache – ein Störfaktor von weitreichendem und vielfältigem Einfluß auf die innerfamiliäre psychosoziale Situation, in die das Kind eingebettet ist (1, 3, 4–6, 11, 13). Unter den Personen des familiären Bezugssystems werden dabei ganz unterschiedliche, z. T. konträre Reaktionen ausgelöst und über lange Zeit als Einstellungen beibehalten. Diese können z. B. so aussehen:

Das Kind fühlt sich als Versager, weil es den Erwartungen der Erwachsenen (vielleicht auch in anderer Beziehung) zum wiederholten Male nicht entspricht und mit den pädagogisch definierten Mahnungen zum Trockenwerden, die leider oft Strafcharakter haben, nichts anfangen kann oder diese u. U. als ungerecht empfindet und dagegen opponiert.

Die Mutter muß gegen den Verdacht ankämpfen, daß das Kind »überhaupt kein Interesse« daran zu haben scheint, trocken zu werden, und ihr die ganzen Umstände mit Wäsche, nassem Bett und dem frustrierenden erzieherischen Mißerfolg aus reiner Nachlässigkeit, wenn nicht sogar aus Absicht antut. Hierin fühlt sie sich bestärkt, wenn das Einnässen bei Übernachtungsaufenthalten außerhalb der Familie: z. B. bei der Großmutter, Ferienaufenthalten o. ä. seltener auftritt oder sogar ausbleibt, nach Rückkehr in das häusliche Milieu aber sofort wieder in gewohnter Weise einsetzt.

Die Mutter fühlt sich – in übertragenem Sinne – ebenfalls als Versager, denn sie hat bis dahin bereits viele gut gemeinte Ratschläge, die bei anderen Kindern zum Erfolg geführt haben sollen, befolgt und hat, wie man es immer wieder geschildert bekommt mit: »schon alles versucht« – leider ohne das erhoffte Ergebnis.

Der Vater mokiert sich vielleicht darüber, daß es seine Frau nicht fertig bringt, das Kind trocken zu kriegen (»sie ist eben zu nachgiebig . . .«) und läßt mit halbem

Vorwurf durchblicken, daß es bei ihr, seiner Frau, nach Informationen aus der Verwandtschaft ja auch recht lange gedauert haben soll, bis sie trocken geworden war. Das hört sich fast wie ein Makel an.

Die Mutter des Vaters meint, daß alle ihre Kinder »sehr früh« ihre Blasenfunktion beherrschen gelernt haben würden und sich dabei keine Probleme ergeben hätten, so daß sie überhaupt nicht verstehen würde, wie es jetzt bei ihrem Enkel im Rahmen seiner Sauberkeitserziehung zu derartigen Schwierigkeiten kommen könne.

So engt sich das »Bettnässerelend« im Kern meistens auf 2 Personen – Mutter und Kind – ein, während die übrigen Mitglieder des familiären Umfeldes, zu denen manchmal auch Geschwister gehören, die abfällige Bemerkungen und Hänseleien nicht immer unterdrücken können, sich mißbilligend, distanzierend oder kritisierend am Rande des Geschehens befinden. Handelt es sich um das seltenere Tagnässen, werden sich zusätzlich Altersgenossen in Kindergarten oder Schule in den Chor der Spötter einreihen, nachdem sie durch den Geruch der nassen Unterhose aufmerksam geworden sind.

Erwachsene, Kindergärtnerinnen oder Lehrpersonen, ja, auch die Mutter zu Hause, können überhaupt nicht begreifen, daß das Kind, dem man oft den Harndrang anmerken kann, diesen ableugnet, sich weigert, die Toilette aufzusuchen, und kurze Zeit später dennoch eingenäßt hat. Wenn jetzt auch noch das »Corpus delicti« ausgezogen und versteckt – am Ende noch im Wäscheschrank zwischen der sauberen Wäsche – oder scheinbar achtlos unter das Bett geworfen wird, dann hören Toleranz und Verständnis des Erwachsenen auf. Zu sehr verstößt das Kind in seinem Verhalten gegen ungeschriebene Gesetze der Erwachsenenlogik, als daß man es nachempfinden und begreifen könnte.

So etwa stellt sich häufig die Situation dar, wenn das Kind in der Sprechstunde vorgestellt wird – nun soll der Arzt helfen. Aber so schnell, wie es in einer oft überhöhten Erwartung gehofft wird, geht das nicht. Im Gegenteil: in jeder therapeutischen Ungeduld liegt bereits der Keim zum Mißerfolg. Die wichtigste Aufgabe im Beginn ärztlicher Bemühungen besteht deshalb darin, für das Kind Zeit zu gewinnen. Als nächstes folgt die Aufgabe, der Mutter die Schuld für ihre bislang ergebnislos gebliebenen Bemühungen abzunehmen und schädliche Behandlungsversuche, speziell solche mit Strafcharakter (Flüssigkeitsbeschränkung, Vorhaltungen, Beschämung, Androhung des Entzuges von Zuwendung u. ä.) aus der Welt zu schaffen.

Bekanntlich handelt es sich bei der Enuresis um ein uneinheitliches Syndrom, das nur ausnahmsweise auf eine einzige Ursache zurückzuführen ist. Vielmehr wirken in seiner Entstehung und Chronifizierung jeweils ganz verschiedene Faktoren mit. Die in jüngerer Zeit durch OLBING (11a bis g) vorgenommene systematische Differenzierung nach pathogenetischen Gesichtspunkten hat bei Enuretikern zur Aufdeckung einer Reihe funktionell bedingter Harnentleerungsstörungen geführt, woraus Behandlungskonzepte entwickelt wurden, mit deren Hilfe bei erfolgreichem Verlauf auch das Einnässen verschwand.

Diese Therapie enthält allerdings in Form der besonderen Patientenführung, der Beratung von Mutter, Kind und Familie Elemente, die auf Schaffung einer vertrauensvollen Atmosphäre sowie eine psychische Entlastung abzielen und daher über die alleinige Beseitigung einer Funktionsstörung hinaus wichtige ganzheitliche Aspekte in die Behandlung hat einfließen lassen. Hier bestätigt sich, daß jedweder Therapieerfolg auch davon abhängt, »inwieweit es dem Therapeuten gelingt, die durch das Symptom verursachten Spannungen abzubauen und die Eltern-Kind-Beziehungen auf eine vertrauensvolle Basis zu stellen« (13).

Weitere Überlegungen zum Thema werfen dabei 3 wichtige Fragen auf:

1. Ein spontanes Verschwinden der Enuresis ist bekanntlich möglich; je älter der Patient ist, um so eher ist zu hoffen, daß er symptomfrei wird. Nach DE JONGE (zit. nach 2) remittieren Mädchen häufiger als Knaben. Nur etwa 0,5 bis maximal 3% (2, 3) bleiben auch im Erwachsenenalter Enuretiker.

2. Ein kleinerer Teil der Patienten wird – zunächst – zum Therapieversager, und zwar gilt das für jede Art der Therapie, sei sie nun symptomorientiert, verhaltens- oder psychotherapeutisch ausgerichtet.

3. Es können dysfunktionale Harnentleerungsstörungen auch bei Kindern nachgewiesen werden, die nicht zur gleichen Zeit an einer Enuresis leiden. Nach Untersuchungen an der Freiburger Universitätskinderklinik wurden mittels Uroflowmetrie bei 28 von 60 nicht-enuretischen Kindern pathologische Kurven gefunden (= 46,7%) (7).

Schließlich sei noch angefügt, daß die in dem umfangreichen Schrifttum zum Thema mitgeteilten Erfahrungen nicht nur die Ansicht einzelner Autoren enthalten, sondern auch die durch ihr jeweiliges spezielles Fachgebiet zustandekommende schwerpunktmäßige Schichtung ihrer Klientel widerspiegeln. Bei der Enuresis gibt es ja keine allgemeingültige, spezifische Konstellation, für die nur ein einziges Fachgebiet zuständig wäre, noch darf man von der Annahme einer einzigen, umschriebenen Ursache ausgehen (als seltene Ausnahmen seien die dystope Einmündung eines Ureters sowie die Harninkontinenz als Symptom einer Aszensionsstörung des Rückenmarkes erwähnt [11g]).

Für die überwiegende Zahl der Enuretiker sind dagegen vielfach miteinander verflochtene dispositionelle Umstände und bestimmte Auslösemechanismen von Bedeutung (1, 3, 11 u. a.). Zu diesen ist die so häufig anzutreffende genetische Komponente ebenso zu zählen, wie die unter dem Stichwort »Reifungsverzögerung« zusammengefaßten Erkenntnisse über Besonderheiten bei der Bildung bedingter Reflexe, ferner anatomische Auffälligkeiten im Bereich der ableitenden Harnwege oder vorausgegangene bzw. symptombegleitende Harnwegsinfekte, ohne deren Sanierung das Einnässen nicht zu beseitigen ist.

Von Wichtigkeit sind ebenfalls psychische Faktoren, von denen man aber nicht immer klar sagen kann, ob sie als Mitursache oder Folge der Enuresis aufzufassen sind (1, 3, 11b, d, e). Außerdem können sie auch die Entstehung anderer Störungen bzw. Verhaltensauffälligkeiten begünstigen.

Zunächst liegt es in der Entscheidung der Eltern, welchen Fachmann sie für ihr Kind zu Rate ziehen wollen. Jedoch sieht z. B. der Kinderpsychiater im Durchschnitt »andere« (auch in ihrem Schwierigkeitsgrad anders zu beurteilende) Patienten mit Enuresis als der Urologe, der niedergelassene Kinderarzt wiederum »andere«, als der nephrologisch spezialisierte Pädiater an einer großen Klinik, bei dem häufig genug Kinder vorgestellt werden, die – von therapeutischen Mißerfolgen begleitet – bereits durch viele Hände gegangen waren.

Wie viele Eltern gegebenenfalls zu paramedizinischen Methoden und Medikamenten Zuflucht nehmen, z. B. von einem Rutengänger nach verborgenen Wasseradern unter dem Haus suchen lassen, welche »den Urin des Kindes anziehen könnten« (8) – darüber lassen sich nur Vermutungen anstellen.

Es wird daher erst eine Gesamtsicht fachärztlicher, psychologischer und verhaltensbiologischer Aspekte ein annähernd vollständiges Bild ergeben, auf das sich ein zweckmäßiges diagnostisches und therapeutisches Vorgehen gründen kann.

Übereinstimmung besteht unter den Fachleuten darin, daß die Anamnese besonders sorgfältig und ausführlich erhoben werden muß, weil sich aus ihr bereits sehr wichtige Hinweise für eine weitere Differenzierung des Syndroms ergeben (1, 3–7, 11, 13, 16). Man sieht hierbei das Kind in seinen Reaktionen, speziell seinem Miktionsverhalten durch die Augen der Mutter oder anderer wichtiger Bezugspersonen. Gleichzeitig gewinnt man eine Vorstellung von dem L e i d e n s d r u c k, der Mutter und Kind miteinander ebenso verbindet, wie er geeignet sein kann, sie gegeneinander aufzubringen.

Die Möglichkeit, im Rahmen einer sorgfältig geplanten Studie Kinder in ihrem Verhalten langfristig direkt zu beobachten und zu protokollieren, hat Frau G. HAUG-SCHNABEL (5–7) in der Deutung der Enuresis zu neuen Schlüssen geführt, die für unser allgemeines Verständnis von Bedeutung sind. Sie unterscheidet ein sog. »S p i e l e i f e r n ä s s e n«, das der von OLBING beschriebenen »Harninkontinenz bei Miktionsaufschub« weitgehend entsprechen dürfte (s. S. 51f), von einem sog. »K o n f l i k t n ä s s e n«. Damit gelangen wir zu dem wichtigen Teilaspekt der *Enuresis als Möglichkeit einer psychosomatischen Manifestation.* Für diese besondere Betrachtungsweise gilt allgemein der Satz von NISSEN: »Gesichert ist nur die Erkenntnis, daß Disposition und Konflikt für die Manifestation solcher Erkrankungen von großer Bedeutung sind« (11). Auch EGGERS (3) spricht – bei der Enuresis – von einer »Verflechtung zwischen hereditären und Umweltfaktoren« (vgl. auch 1).

Bei den von HAUG-SCHNABEL beobachteten Kindern ergab sich 32mal ein eindeutiger »Zusammenhang zwischen individuell genau zu differenzierender psychischer Belastung und unkontrollierter Harnabgabe«. Diese erfolgte oft in kurzem Abstand – weniger als 30 Minuten – zum letztmaligen Harnlassen auf der Toilette. Stets war ein belastendes Ereignis vorausgegangen: Streitereien (z. T. in Verbindung mit körperlicher Auseinandersetzung) oder Enttäuschungen. Die betreffenden Kinder brachen im Anschluß daran ihre Spielaktivitäten ab, zogen sich aus der Gruppe zurück, liefen planlos im Raum umher oder hielten sich abseits, die Haltung verkrampft mit abwesendem Blick. Kurze Zeit darauf kam es zum Einnässen, die beobachteten Kinder wirkten wieder entspannter *»und in vielen Fällen höchst liebebedürftig«.*

Den Grund für dieses Umschlagen aus einer aggressiven Haltung während der Auseinandersetzung mit Gruppenmitgliedern in ein von starkem Zuwendungsbedürfnis gekennzeichneten Verhalten vermutet sie in der Konsequenz zweier gleichzeitig aktivierter Verhaltenstendenzen. Von diesen setzte sich nach dem Gesetz des sog. »Höchstwertdurchlaß« zunächst die durch Ärger hervorgerufene Aggression durch, der nach Abklingen der entsprechenden Reizintensität die mit Entspannung einhergehende Zuwendungsbedürftigkeit auf dem Fuße folgte. In dieser Phase fand zugleich das Einnässen statt.

Es scheint hier eine ungünstige, fehlgeleitete Koppelung stattgefunden zu haben in der Weise, daß – ursprünglich im Säuglingsalter – Harnabgabe infolge des nässebedingten Unbehagens erhöhtes Zuwendungsbedürfnis mit einem entsprechenden Appell an die Mutter auslöst, welche diese durch Windelwechsel und liebevolles Umgehen mit dem Kind zufriedenstellt. So gesehen wird der Säugling nach dem Harnlassen durch mütterliche Aktivitäten gewissermaßen »belohnt«.

Beim Konfliktnässer ist inzwischen das durch die aktuelle Situation »aktivierte Zuwendungsbedürfnis (allein) zum zentralnervösen Harnabgabesignal geworden« (6). Diese verhaltensbiologische Interpretation führt zu einer neuen, in sich geschlossenen Hypothese über die Entstehung und den Wirkungsmechanismus des psychosomatischen Zusammenhanges bei dieser Unterform der Enuresis. Auch Kinder, die das Bett ihrer Eltern aufsuchen dürfen, nachdem sie ihr eigenes naß gemacht hatten, könnten sich nach dieser Hypothese »belohnt« fühlen.

Bei einer e i g e n e n B e o b a c h t u n g scheint es sich so verhalten zu haben:

Eine knapp 10 Jahre alte ANNELIESE näßte nachts in größeren Abständen noch immer ein: manchmal zweimal in einer Woche, dann konnte es mehrere Wochen lang hintereinander gut gehen. In den Sommerferien war sie stets kontinuierlich trocken. Ein Kalenderprotokoll ergab zweifelsfrei, daß den nassen Nächten am Tage Konflikte mit Schulkameraden, Ärger über angeblich ungerechte Benotung von Schulaufgaben, überhaupt Ungerechtigkeiten aller Art, aber dann auch das Platzen von Verabredungen mit Altersgenossen vorausgegangen waren.

Häufig kam das Mädchen, nachdem sein Bett naß geworden war, in das Bett der Mutter gekrochen und benahm sich dann »auffallend schmuserisch«, was die Mutter nach anfänglicher Duldung »einfach unverschämt« fand, weil sie ja wußte: kommt das Mädchen in der Nacht, hatte es wieder eingenäßt; also »bestand gar kein Grund, sich dafür nun auch noch Streicheleinheiten zu holen, besonders wo sie doch über Tage auch ganz schön frech sein konnte«. Ihre Deutung lautete: »die will bloß nicht in ihrer nassen Koje liegen!«. Sie wurde daher zunehmend unmutig und schickte sie zuletzt wieder weg.

Daraufhin legte sich ANNELIESE zu der älteren Schwester ins Bett, die aber sehr ärgerlich reagierte und sie kurzerhand hinauswarf.

Das war jetzt etwa ein halbes Jahr her, und seitdem fiel der Mutter auf, daß mal Süßigkeiten, mal »Fruchtzwerge« oder delikate Leckerbissen anderer Art aus dem Eisschrank verschwanden, und nun auch kleinere Beträge aus der Geldbörse, in der das wöchentliche Wirtschaftsgeld aufbewahrt wurde.

Das konnte nur ANNELIESE gewesen sein, die auch sonst auf leckere Sachen so erpicht war und deren Taschengeld nie reichte, um ihre diesbezüglichen Wünsche zu erfüllen. Das Besondere aber war: diese Vorfälle ereigneten sich jeweils in der gleichen Nacht, in der auch das Bett naß war.

Tatsächlich bestätigte sich der mütterliche Verdacht, aber die zu Rede gestellte ANNELIESE zuckte nur mit den Achseln. Sie vermochte ihr Verhalten nicht zu erklären. Die Mutter war daraufhin ebenso ratlos wie ärgerlich und suchte jetzt kinderärztliche Hilfe.

Bei diesem Mädchen hatte es sich offensichtlich um eine Enuresis nocturna nach dem Muster des Konfliktnässens gehandelt, auf das die Mutter r e p r e s s i v reagiert hat, womit alles nur noch s c h l i m m e r geworden war. Das vermehrte Zuwendungsbedürfnis wurde – mit den Maßstäben des Erwachsenen gemessen – als eine grobe Ungehörigkeit und Provokation fehlgedeutet, daher auch so beantwortet. Nachdem ANNELIESE von ihrer älteren Schwester ebenfalls – und zwar grob – abgewiesen worden war, kam dem nächtlichen Naschen und dem Entwenden kleinerer Geldbeträge die Bedeutung einer Ersatzbefriedigung zu, die das Bedürfnis nach vermehrter Zuwendung kompensieren sollte.

Gewiß wird man diese Beobachtung nicht verallgemeinern dürfen; auch bleibt z. Zt. noch völlig offen, was die therapeutischen Einzelgespräche mit Tochter und Mutter am Ende bewirken werden; immerhin aber handelt es sich hier um einen neuen interessanten Aspekt in der bunt zusammengesetzten Facette der Enuresis, der zugleich auch einen gesprächstherapeutischen Ansatz liefert, nämlich: die Sicht der Mutter zu verändern, indem man ihr die zu vermutenden verhaltensbiologischen Zusammenhänge verdeutlicht.

Abschließend sei noch kurz auf allgemeine Erfahrungen eingegangen, wie sie in einer pädiatrischen Gemeinschaftspraxis mit psychosomatischem Arbeitsschwerpunkt gewonnen wurden, weil sich selbst in recht kleinen Zahlen die Verhältnisse wiederspiegeln, die auch in Studien von größerem Umfang mitgeteilt worden sind (z. B. 2):

Hinter Bauchschmerzen, Appetit- und Eßstörungen und noch vor Kopfschmerzen nicht organisch bedingter Ursache steht die Enuresis an 3. Stelle der Häufigkeitsskala (9). Unter 204 in den letzten beiden Jahren ausschließlich wegen psychischer Auffälligkeiten, Schulschwierigkeiten oder Verhaltensstörungen vorgestellten Kindern befanden sich 24 Enuretiker (= 11,8%). Von diesen hatten 15 kontinuierlich seit der Geburt eingenäßt, 9 Kinder wiesen dagegen ein mehr oder weniger langes, maximal bis zu 3½ Jahren andauerndes »trockenes Intervall« auf.

Die allenthalben bekannte Knabenwendigkeit (z. B. 3) fanden wir auch in unserem kleinen Klientel bestätigt: 16 waren männlichen, 8 weiblichen Geschlechts. Das Durchschnittsalter bei der Vorstellung in der Sprechstunde betrug bei den Knaben 7,7, bei den Mädchen 8,7 Jahre, was zeigt, daß sich die Enuresis schon über Jahre hingezogen und zu den unterschiedlichsten Interventionen Anlaß gegeben hatte. Ausnahmslos waren urologische Untersuchungen vorausgegangen; aber lediglich einmal war eine Verminderung der Blasenkapazität und eine Detrusordysfunktion festgestellt worden. Zwei Mädchen hatten erfolglos gebliebene Eingriffe (Meatotomie) hinter sich, was die These der »unerfüllbaren Hoffnung« bestätigt: vorwiegend psychisch bedingte Störungen können nicht mit chirurgischen Mitteln behoben werden (16; s. a. 11).

Bei der Hälfte der Patienten – mit einer Ausnahme nur Kinder mit einer primären Enuresis – konnten im Erbumkreis, meist bei einem Elternteil, deren Geschwister und Kinder weiteres Vorkommen von Enuresis ermittelt werden, was an der unteren Grenze der in der Literatur angegebenen Häufigkeit lag, und damit hinter den Erwartungen zurückblieb (3).

Bei denjenigen Kindern, die bereits ein längeres »trockenes Intervall« hinter sich gebracht hatten, konnten z e i t l i c h folgende E r e i g n i s s e dem Beginn erneuten Einnässens zugeordnet werden:

Kind kommt in den Kindergarten: 2mal;
Einschulung: 1mal;
drohendes Schulversagen: 2mal;
Scheidung der Eltern: 3mal.

Bei einem 10,2 Jahre alten Mädchen war die bestehende sekundäre Enuresis eingebettet in eine neurotische Fehlentwicklung.

Diese Ereignisse sind zweifellos nicht als eigentliche Ursache des wieder auftretenden Einnässens anzusehen, aber sie haben als »Stressoren« und Auslöser große Bedeutung (1, 13). Bei der auch sonst für Enuresis günstigen D i s p o s i t i o n (Häufung im Erbumkreis, Trennungstraumen, psychisch-geistige Überforderung) dürften sie den letzten Anstoß zum Wiederaufleben der Symptomatik gegeben haben.

Zusammenfassung

Unter den disponierenden, auslösenden und krankheitserhaltenden Faktoren der Enuresis spielen psychosozial-chronifizierende und bei einem Teil der Patienten auch psychosomatische Aspekte eine wichtige Rolle. In einer kinderärztlichen Praxis mit psychosomatischem Arbeitsschwerpunkt steht die Enuresis an 3. Stelle der Häufigkeit nicht organisch bedingter Beschwerden. Anhand einer Kasuistik wird die komplexe Krankengeschichte einer Patientin mit »Konfliktnässen« dargestellt und das sich daraus ergebende gesprächstherapeutische Vorgehen angedeutet.

Literatur

1. APLEY, J., R. McKEITH u. R. MEADOW: Das Kind und seine Symptome. 2. Aufl. S. 93. Hippokrates, Stuttgart 1983.
2. BRUMBY, A. u. H.-Chr. STEINHAUSEN: Der Verlauf der Enuresis im Kindes- und Jugendalter. Prax. Kinderpsychol. Kinderpsychiat. **38**, 2–5 (1989).
3. EGGERS, Ch.: Psychologisch-psychiatrische Aspekte der Enuresis im Kindes- und Jugendalter. Vortrag a. d. 86. Jahrestagung d. Dtsch. Gesellsch. f. Kinderheilkunde,16.–19. 9. 90 in Köln.
4. HAAR, R.: Untersuchungen zur Psychosomatik von einnässenden Kindern. In: ZAUNER, J. u. G. BIERMANN (Hrsg.): Klinische Psychosomatik von Kindern u. Jugendlichen. S.169–180. Reinhardt, München-Basel 1986.
5. HAUG-SCHNABEL, G.: Das Enuresis-Gespräch. Acta paedopsychiat. **53**, 45–53 (1990).
6. HAUG-SCHNABEL, G.: Zur Biologie der Enuresis – ein Beispiel für Verhaltensstörungen als Modifikation biologisch sinnvoller Verhaltenselemente durch ungünstige Umweltbedingungen. Zoologische Jahrbücher Sektion Physiologie/Verhaltensbiologie **95**, 233–256 (1991).

7. HAUG-SCHNABEL, G.: Enuresis: Aktuelles zu einem alten Problem. Acta Urol. **21,** 259–266 (1990).
8. MENZEL, K.: Unveröffentlichte Beobachtung.
9. MENZEL, K.: Psychosomatische Störungen in der Adoleszenz. Der informierte Arzt. Gazette Medicale **12,** 1259–1265 (1991).
10. NISSEN, G.: Psychosomatische Störungen bei Kindern und Jugendlichen (Editorial). Z. Allgemeinmed. **67,** 1205–1207 (1991).
11. OLBING, H.: Formen der Enuresis beim Kind. pädiat. prax. **38,** 291–294 (1989) (11a); 413–438 (11b); 655–659 (11c); **39,** 255–262 (1989/90) (11d); 505–519 (11e); 521–525 (11f); **40,** 249–259 (1990) (11g).
12. PEHLE, P. u. E. SCHRÖDER: Harnzurückhaltung als Behandlung des nächtlichen Einnässens. Prax. Kinderpsychol. Kinderpsychiat. **36,** 49–55 (1987).
13. SCHMIDT, M. H. u. G. ESSER: Psychologie für Kinderärzte. S.148. Enke, Stuttgart 1985.
14. STEGAT, H.: Apparative Verhaltenstherapie der Enuresis und Behandlungsbetreuung. der kinderarzt **21,** 442–447 (1990).
15. STEGAT, H.: Apparative Verhaltenstherapie der Enuresis und Behandlungsabbruch. der kinderarzt **21,** 1131–1135 (1990).
16. ZIMPRICH, H.: Kinderpsychosomatik. S. 154. Thieme, Stuttgart-New York 1984.

Psychologisch-psychiatrische Aspekte der Enuresis im Kindes- und Jugendalter

CH. EGGERS

Definition, Altersverteilung, Häufigkeit

Die Enuresis wird definiert als unwillkürliche und unfreiwillige Entleerung der Harnblase bei Fehlen zugrundeliegender organischer Ursachen. Eine Enuresis kann erst jenseits des 5. Lebensjahres mit Sicherheit diagnostiziert werden. Es wird unterschieden zwischen primärer und sekundärer Enuresis; bei sekundärer Enuresis besteht mindestens ein halbjährliches Intervall ohne Einnässen. Die primäre Enuresis ist am häufigsten (90% der Patienten). Die meisten Kinder nässen nur nachts ein; 70–90% haben eine Enuresis nocturna, während die Enuresis diurna viel seltener ist und nur in 20–25% vorkommt, seltener allein (5%), häufiger in Kombination mit einer Enuresis nocturna (15–20%).

Bei der Enuresis handelt es sich n i c h t um ein einheitliches Syndrom; es besteht eine Variabilität möglicher Ursachen und der klinischen Erscheinungsformen (Häufigkeit, Regelmäßigkeit, Zeitpunkt des Auftretens, Situationsabhängigkeit). Auch die therapeutischen Ansätze sind vielfältig.

Die H ä u f i g k e i t der Enuresis ist altersabhängig. Im Alter von 3 Jahren nässen etwa 34% der Kinder nachts noch ein, 26% tagsüber (18). Im Alter von 5 Jahren ist nur noch bei 10% der Kinder nächtliches und bei 3% tägliches Einnässen zu beobachten, im Alter von 8 Jahren bei 4% bzw. 2%. Im Alter von 14 Jahren kommt es bei etwa 1% der Kinder zum nächtlichen Einnässen; diese Zahl bleibt etwa konstant bis ins Erwachsenenalter. Es besteht eine deutliche K n a b e n w e n d i g k e i t (♂ : ♀ = 2:1). So nässen im Alter von 7 Jahren 6,7% Knaben im Vergleich zu 3,3% Mädchen mehr als einmal pro Woche ein, im Alter von 14 Jahren ist das Verhältnis 1,1 : 0,5% (19) (Tab. 18).

D e f i n i t i o n e n sind ihrer Natur nach willkürlich. Aber nachdem mehr als 15–20% der Kinder im Alter von 3–4 Jahren einnässen, ist es vernünftig, erst ab dem 5. Lebensjahr von einer Enuresis nocturna zu sprechen. Allerdings hat BETTELHEIM (1988) berichtet, daß in einem israelischen Kibbuz noch 40% der 9jährigen Kinder nachts einnässen und dies für niemanden ein Problem darstellt.

Alter	Population	Häufigkeit des Einnässens (mind. einmal wöchentlich)	
7 Jahre	359	6,7%	3,3%
14 Jahre	1913	1,1%	0,5%

Tab. 18
Prävalenz der Enuresis im Alter
von 7 und 14 Jahren (19)

Symptomatik, psychopathologische Auffälligkeiten

Kennzeichnend für das Einnässen ist das unwillkürliche, in der Regel vollständige Entleeren der Blase. Beim nächtlichen Einnässen kommt es in der Regel nicht zum spontanen Erwachen infolge Harndrangs. Die Kinder schlafen – nach subjektiven »Angaben« vieler Eltern – häufig besonders tief und sind schlecht erweckbar. Werden die Kinder wach, ziehen sie ihren Schlafanzug aus, da die Nässe für sie unangenehm ist. Es gibt Kinder, die regelmäßig jede Nacht einnässen. Das Einnässen kann aber auch sehr unregelmäßig sein, die Trockenperioden können variieren, es kann tage- und wochenlange freie Intervalle geben.

Zumindest beim nächtlichen Einnässen werden charakteristische Persönlichkeitsauffälligkeiten seltener beobachtet. Sowohl HALLGREN (9) als auch RUTTER u. Mitarb. (19) beobachteten, daß psychiatrische Auffälligkeiten bei Kindern, die Tag und Nacht einnäßten, häufiger waren als bei Kindern, die nur nachts Harn ließen. Auch Kinder, die zusätzlich einkoten, sind stärker verhaltensauffällig als Kinder, die nur einnässen.

Spezifische Persönlichkeitsstörungen und Verhaltensauffälligkeiten gibt es bei der Enuresis nicht. Es zeigt sich aber, daß unspezifische Verhaltensstörungen bei enuretischen Kindern häufiger auftreten als bei nicht-enuretischen (19). Die Verhaltensstörungen enuretischer Kinder äußern sich vorwiegend im emotionalen und sozialen Bereich (Traurigkeit oder im Gegenteil inadäquat ausgelassen-albernes Verhalten als Ausdruck der Abwehr von Depressivität und Minderwertigkeit; Aggressivität, Rückzug, Scheu).

Ist auch keine Symptomspezifität bei Enuresis zu beobachten, so sind mehr oder weniger latente depressive Symptome bei genauerem Hinsehen häufig zu beobachten. WEINBERG u. Mitarb. (25) konnten eine Stimmungsabhängigkeit der Einnäßfrequenz bei enuretischen Kindern beobachten, d. h. es bestand ein Zusammenhang zwischen depressiver Verstimmung und Einnässen. Zwischen dem Symptom »Enuresis« und einer kindlichen Depression bestehen ähnlich enge Beziehungen wie zwischen dem Symptom »Enkopresis« und einer kindlichen Depression (6).

Exemplarische Beobachtungen

Die Bezüge zwischen Enuresis und Depression werden nachstehend in 3 kurzen Schilderungen deutlich. Sie zeigen jeweils auch die komplexe Familiendynamik, die dem Symptom »nächtliches Einnässen« zugrunde liegen kann.

Beobachtung 1

Ein 10jähriger Junge begann nach einem schweren Autounfall des Vaters einzukoten und einzunässen, als er 5 Jahre alt war.

Die Familiendynamik ist recht auffällig: Der Vater des 10jährigen HARRY ist Alkoholiker, eng an seine eigene Mutter gebunden und befindet sich in einem Loyalitätskonflikt zwischen seiner sehr dominierenden Mutter und seiner Ehefrau. HARRYS Mutter hat selbst eine entbehrungsreiche und lieblose Kindheit durchgemacht. Sie wurde noch als Heranwachsende von ihrer Mutter geschlagen, u. a. auch am Heiligen Abend, weil sie zu spät von der Arbeit zurückkam. Auch von ihrer Schwiegermutter, der Mutter von HARRYS Vater, wird sie abgelehnt und disqualifiziert, so daß sich die Kette der Demütigungen, die die Mutter in ihrer eigenen Kindheit erfahren hat, bis jetzt fortsetzte. So nimmt es nicht wunder, daß ihre Beziehung zum Kind gestört ist, denn eine solche Mutter kann keine selbstsichere, ihr eigenes Wesen bejahende Mutter sein, die dann auch das Wesen ihres Kindes erkennen und bejahen kann.

HARRY ist zunächst bei der Mutter, dann bei der Großmutter väterlicherseits und schließlich wieder bei der Mutter aufgewachsen. Die Mutter ist sehr eifersüchtig, da HARRY eine bessere Beziehung zu seiner Großmutter hat als zu ihr, und sie straft ihn, indem sie ihn ins Bett steckt und einsperrt und damit verhindert, daß er zur Großmutter geht. Die Mutter charakterisiert ihre eigene Beziehung zu ihrem Sohn mit den Worten: *»Haß oder so was ähnliches«*.

HARRYS Symptomen gegenüber reagiert sie abweisend: *»Hau ab, du stinkst«*. HARRY war somit nicht in der Lage, eine gute und verläßliche Beziehung zu seiner Mutter herzustellen. Dies zeigt sich in seinem Verhalten gegenüber dem Therapeuten, von dem er ständig Geschenke, Spielsachen und vor allem stetige Zuwendung verlangt. Die Therapiestunde wird jedesmal aggressiv oder mit Clownerien beendet, worin sich Trennungs- und Verlustängste äußern.

Die Bedürfnisse nach Zuwendung und Liebe zeigen sich auch in HARRYS »Besitzgier«; so hortet er zu Hause in seinem Bett massenhaft Spielsachen. Der wichtigste Besitz für HARRY auf Station ist eine Wolldecke, die er von zu Hause mitgebracht hat und in die er sich ganz einhüllt, wenn er sich unglücklich fühlt. Die Wolldecke hat die Bedeutung eines »Übergangsobjektes« (WINNICOTT), sie ermöglicht ihm den depressiven Rückzug und ist Ausdruck seines Trennungsschmerzes.

Die depressive Gestimmtheit des Jungen ist auch in seiner ersten Zeichnung (»Haus mit Baum«, Abb. 45) erkennbar. In einer anderen Zeichnung (Abb. 46) ist ein drachenähnliches Tier zwischen ihm und seiner Mutter dargestellt, Ausdruck der Aggression, aber auch ödipaler Wünsche. Die letzte Zeichnung (Abb. 47) verrät dagegen wieder sehr freundliche Züge.

Der Junge ist inzwischen symptomfrei und wird ambulant weiterbetreut (Spieltherapie, Familientherapie).

Beobachtung 2

Abb. 48 zeigt die Zeichnung eines 9jährigen Mädchens, dessen Wünsche nach Geborgenheit und Umsorgtwerden bei depressiver Grundstimmung deutlich zum Ausdruck kommen. Das Mädchen wurde wegen Enuresis und Stehlens stationär aufgenommen.

Die Ehe der Eltern des Mädchens war nach spannungsreichem Verlauf geschieden worden. Die Mutter arbeitete als Bardame und kümmerte sich wenig um die Tochter. Die Tochter sagte zu ihrer Mutter: *»Die anderen hast du lieb, nur mich kannst du nicht leiden.«* Die Mutter hatte selbst eine sehr ambivalente Beziehung zu ihrer eigenen Mutter, sie hat sie geliebt und gehaßt, und sie ist viel von ihr geschlagen und mißhandelt worden. Den gleichen Beziehungsmodus überträgt sie auf ihre Tochter, die sie zwar haßt und quält, die sie aber andererseits auch nicht weggeben möchte.

Das Mädchen wuchs infolgedessen in einer sehr kalten, frostigen Atmosphäre, ohne emotionale Wärme auf. Es nahm ein vorgereiftes, altkluges und affektiertes Verhalten an als Ausdruck eines unglücklichen Versuchs, Aufmerksamkeit auf sich zu lenken. Das Mädchen fühlte sich innerlich kalt, leer, von jedermann verlassen und war chronisch depressiv verstimmt. Das spiegelte sich auch in dem sehr negativen Selbstbild wider: es fühlte sich häßlich und verachtenswert und konnte keine vertrauensvolle Beziehung zu einer anderen Person aufnehmen. In der Therapie äußerte es den Wunsch, wieder ein Baby zu sein und von der Mutter getragen zu werden. Gleichzeitig grübelte sie über pessimistische Vorstellungen, so daß sie eines Tages eine Alkoholikerin werden und sich selbst töten würde.

Das Mädchen ist ein typisches Substitut der Mutter, die von ihrer Tochter all die Liebe und Zuwendung erwartet, die sie von der eigenen Mutter, von der sie mißhandelt worden ist, nicht bekommen hat. Die Mutter kann das auch formulieren, indem sie sagt: *»Mein Haß auf CLAUDIA ist vielleicht begründet in meinen Lebenserfahrungen.«* Sie sagt auch: *»CLAUDIA sagt mir nie, ob ich sie liebe.«* So wie die Mutter der Liebe ihrer eigenen Mutter nicht sicher sein konnte, hat sie auch Angst, von ihrer Tochter genauso zurückgestoßen zu werden, wie früher von ihrer eigenen Mutter.

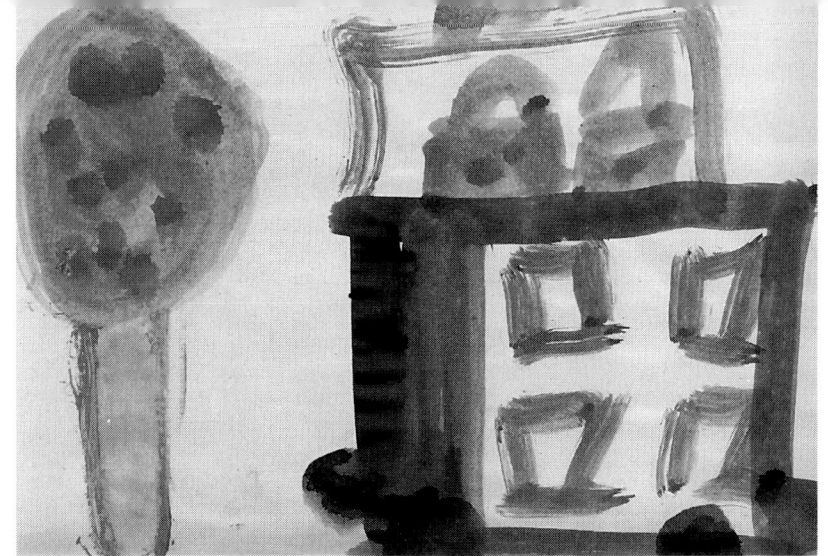

Abb. 45–47
Beobachtung 1

Zeichnungen eines 10jährigen Jungen mit Enuresis und Enkopresis

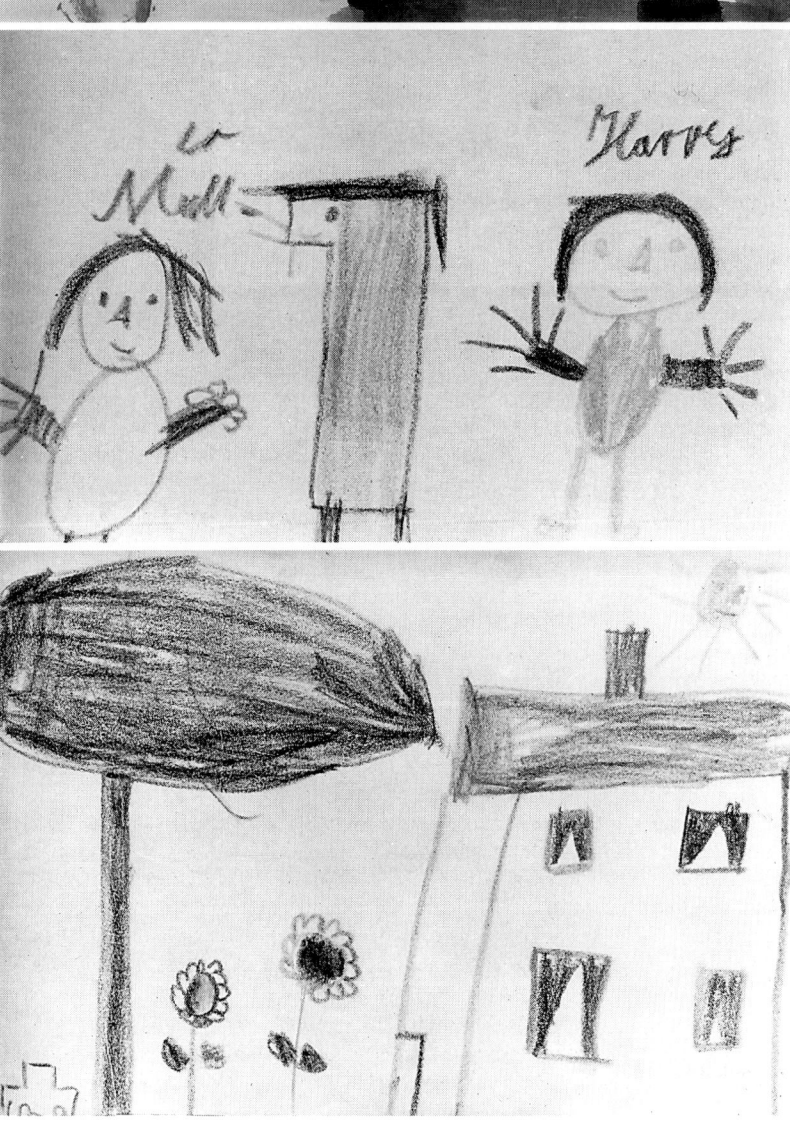

Die gleiche Angst, die die Mutter ihrer eigenen, gehaßten und geliebten Mutter, von der sie mißhandelt worden ist, gegenüber hatte, nämlich die Angst, sie durch ihren Haß zu verlieren, überträgt die Mutter auf ihre Tochter, die sie ebenfalls mißhandelt. In dem Maße, wie die Mutter während der Therapie ihre Besorgnis und Liebe ihrer Tochter gegenüber vor sich selbst besser eingestehen konnte, gab sie auch zu, daß ihr das Bewußtsein, ihre Tochter zu lieben, große Angst mache. Sie meint, daß es vielleicht die Angst sei, sich irgendwann von ihrer Tochter trennen zu müssen.

So ist die Mutter-Kind-Beziehung in ganz ähnlicher Weise wie die Beziehung zwischen Mutter und ihrer eigenen Mutter durch ungestillte Sehnsüchte nach Geborgenheit, Zuwendung, Liebe und Vertrauen gekennzeichnet, wie sie eindrucksvoll in der Zeichnung des 9jährigen Mädchens zum Ausdruck kommen, Wünsche, die aufgrund der teufelskreisartigen Verflechtung pathologi-

Abb. 48
Beobachtung 2

Zeichnung eines 9jährigen Mädchens mit Enuresis nocturna

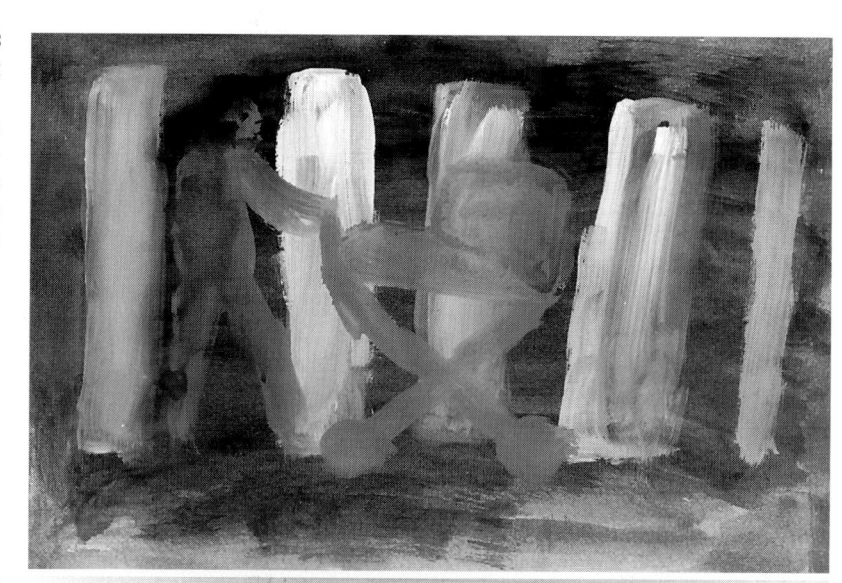

Abb. 49
Beobachtung 3

Zeichnung eines 12jährigen Mädchens mit Enuresis nocturna

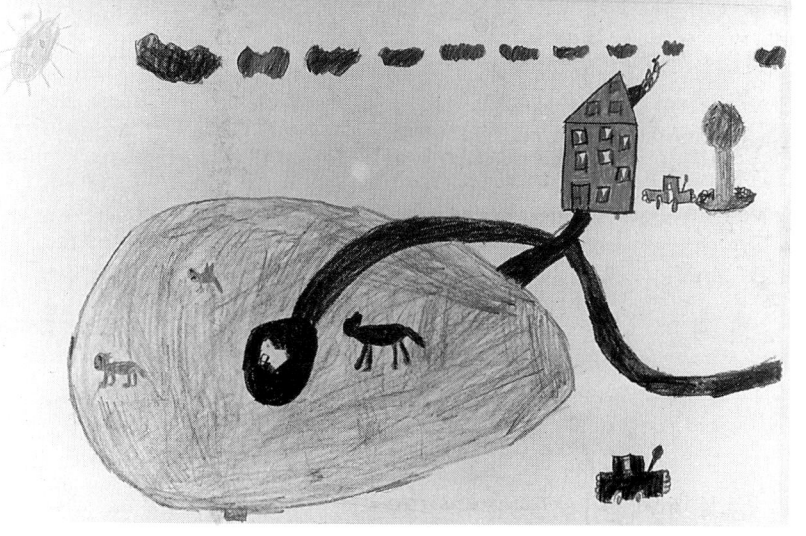

scher Mutter-Großmutter- und Mutter-Kind-Beziehungen ohne Therapie unerfüllbar bleiben.

Beobachtung 3

Abb. 49 zeigt die Zeichnung »Familie in Tieren« eines 12jährigen Mädchens, das wegen Enuresis nocturna behandelt worden war. Die Patientin wurde von ihrer Mutter abgewertet, die alle negativen Aspekte ihres eigenen Selbst auf die Tochter übertrug. Die Mutter ist selbst von ihrer eigenen Mutter abgelehnt, abgewertet und mißhandelt worden.

Die Patientin ist das uneheliche Kind einer vorehelichen Beziehung mit einem Mann, der spurlos verschwunden ist. Sie wird von der leiblichen Mutter nicht akzeptiert. Bis zum 3. Lebensjahr war sie bei der Großmutter mütterlicherseits und bei einer Tante aufgewachsen. Von der Tante war sie mißhandelt worden. Auch die Mutter ist von ihrer eigenen Mutter mißhandelt worden. Ab dem 3. Lebensjahr lebte die Patientin in einer Pflegefamilie und kam im Alter von 5 Jahren zur Mutter, die wieder geheiratet hatte. Aus dieser Ehe ging der Stiefbruder, jetzt 6 Jahre alt, hervor.

In der Zeichnung ist die Patientin selbst als grüner Vogel kaum erkennbar und wahrnehmbar (links oben). In der Mitte sitzt geborgen und zufrieden der Bruder, der in der Familie die Prinzenrolle spielt. Der Vater ist als braunes Pferd relativ frei, weil er den Zaun überspringen kann, die Mutter wird als Hund dargestellt. Sie sei unglücklich, weil sie nicht über den Zaun kommen kann. Der Bruder, als Ente im blauen Teich dargestellt, ist am glücklichsten und zufriedensten.

Auffallend sind die 2 schwarzen, sich kreuzenden Wege, die schwarze Wolke rechts und die versteckten Aggressionssymbole an beiden Autos. Die Depressivität des Mädchens muß verdrängt und kann nicht wahrgenommen werden. Im bildnerischen Ausdruck kann sie auch nur in verschlüsselter Form zum Ausdruck gebracht werden.

Diskussion

Es ist schwer zu differenzieren, ob es sich bei psychischen Auffälligkeiten enuretischer Kinder um primäre oder sekundäre Verhaltenssymptome handelt. Dies muß sorgfältig eruiert werden. Wichtig ist, daß Einnässen auch dann, wenn eine organische Genese vorliegt, zu sekundären psychischen Beeinträchtigungen führen kann, vor allem zu Scham- und Schuldgefühlen. Depressive Resignation, eine Neigung zu sozialer Isolierung und vor allem ein herabgesetztes Selbstwerterleben sind häufig zu beobachtende psychische Begleiterscheinungen. *Hier kommt es sehr auf ein wohlwollend-tolerantes und verständnisvolles Eingehen der Bezugsperson an!*

Kinder, die – aus welchen Gründen auch immer – einnässen, schämen sich. Scham- und Schuldgefühle werden verstärkt durch Reaktionen der Umgebung, sei es durch Hänseleien von Alterskameraden, sei es durch mehr oder weniger stark ausgedrückte Mißbilligung seitens der Eltern bis hin zu Strafen oder beides zusammen.

Die Auftretenswahrscheinlichkeit psychischer Symptome bei enuretischen Kindern hängt sehr stark von ursächlichen und konstellativen Bedingungen ab, besonders von den Einstellungen der Umgebung und der pädagogischen Haltung der Eltern. Ein Kind, das in verzerrten intrafamiliären Bezügen aufwächst, wird naturgemäß auffälliger sein als ein Kind, dessen Eltern verständnisvoll und wohlwollend auf das Einnässen reagieren. Dies dürfte allerdings eher die Ausnahme als die Regel sein.

Eine für die Enuresis typische Pathologie familiärer Strukturen läßt sich erwartungsgemäß nicht beschreiben. Es ist einsehbar, daß die Auftretenswahrscheinlichkeit für eine Enuresis nocturna um so größer ist, je gestörter die Familie ist. So kommt es vor allem bei Familien mit einem hohen Aggressionspotential, bei mißhandelnden Eltern, aber auch in Inzestfamilien verstärkt zu einer sekundären Enuresis nocturna. Die Enuresis ist dann in der Regel Begleitsymptom von anderen Verhaltensstörungen wechselnder Ausprägung.

Dies war bei einem 12jährigen Jungen der Fall, der von uns zur Zeit wegen seines Einnässens, wegen Schulschwänzens und wegen sozialer Auffälligkeiten, wie

Stehlen, stationär behandelt wird. Er näßte immer dann ein, wenn der Vater ihn geschlagen hatte. Der Vater neigte zu häufigen aggressiven Durchbrüchen infolge einer Alkoholabhängigkeit, wobei er nicht nur das Wohnungsmobiliar demolierte, sondern auch seine Kinder mißhandelte. Die Enuresis dieses Kindes ist u. a. zusätzlich zu den Mißhandlungserlebnissen auch dadurch bedingt, daß er intensive Wünsche nach einem idealen Vater hat, daß ihm eine männliche Identifikation mit einer positiven Vaterfigur fehlt und daß er unter für ihn selbst noch unbewußten massiven Verlust- und Todesängsten gegenüber der krebskranken Mutter leidet.

Bei einem weiteren, 13jährigen Mädchen mit einer Enuresis nocturna steht diese Symptomatik in einem unmittelbaren Zusammenhang mit deren Abwehr gegenüber äußerst dramatischen frühkindlichen Erlebnissen: Alkoholismus und Kriminalität des leiblichen Vaters, schwere aggressive Auseinandersetzungen zwischen verschiedenen Stiefvätern und der Mutter, wobei diese »Stiefväter« ebenfalls häufig in kriminelle Delikte verwickelt waren bzw. sind.

Intrafamiliäre Beziehungsstörungen sind besonders auch bei Kindern mit Harninkontinenz infolge Miktionsaufschub zu finden (s. S. 51f). Es werden überbesorgte, selbstunsichere Mütter beschrieben, die stark unter der Harninkontinenz ihres Kindes leiden und ihm gegenüber eine energische und fordernde Einstellung einnehmen, da sie durch das Einnässen ihres Kindes in ihrem Selbstwertgefühl weiter verunsichert werden. *Typischerweise kann sich dann zwischen Mutter und Kind ein regelrechter Machtkampf um die rechtzeitige Miktion entwickeln, wobei sich das Kind in eine aggressiv-trotzige Verweigerungshaltung hineinsteigert.*

Diagnostik

Besonders wichtig zur Diagnose einer Enuresis ist das klinisch-psychologische Interview, das die Familiengeschichte, die individuellen Entwicklungsdaten des Kindes, die Beurteilung der familiären Interaktionsstile und Kommunikationsmuster und Informationen über vorausgegangene Behandlungsversuche sowie die pädagogische Einstellung der Eltern ins Auge fassen muß. Einen Überblick über die wesentlichen zu erfassenden Daten gibt Tab. 19.

Tab. 19
Diagnostik, Anamnese und Exploration (22)

1. Familiäre Belastung
2. Hinweise auf eine Entwicklungsverzögerung und/oder Hirnfunktionsstörung
3. Hinweise auf eine urologische Störung (Häufigkeit des Harnlassens, Harnwegsinfekte, Harnträufeln während und nach dem Harnlassen)
4. Gemeinsames Auftreten mit Enkopresis
5. Häufigkeit und Zeitpunkt des Einnässens
6. Situative Faktoren (emotionale Belastung, familiäre Probleme, Zusammenhang mit bestimmten Ereignissen, während des Spiels)
7. Schlafplatz
8. Symptomatik im außerhäuslichen Bereich
9. Entwicklung der Symptomatik (Verschlechterungen, Besserungen)
10. Art und Erfolg der bisher eingeleiteten Maßnahmen
11. Einstellung und Verhalten des Kindes und der Familie gegenüber der Symptomatik und den bisherigen Therapiemaßnahmen
12. Psychologischer Entwicklungsstand und Persönlichkeit (allgemeine Psychopathologie)
13. Beziehungen zu Familie, Freunden, Schule (Leistungsprobleme, Geschwisterbeziehungen etc.)
14. Erziehungsverhalten der Eltern und Art des elterlichen Umgangs mit dem Kind

Der Arzt muß sich genau beschreiben lassen, wann, unter welchen Umständen und wie häufig das Einnässen auftritt. Bei Verdacht auf eine nephrologisch-urologische Erkrankung ist eine entsprechende Diagnostik notwendig. Als Routineuntersuchung genügt die mikroskopische Analyse des Harns.

Ätiologische Faktoren

Es besteht kein Zweifel an einer **genetischen Prädisposition**. Die Angaben in der Literatur über eine homologe hereditäre Belastung bei Verwandten ersten Grades schwanken zwischen 20 und 70% (1, 24).

Möglicherweise ist für die Enuresis eine genetisch bedingte Reifeverzögerung relevanter zentral nervöser Strukturen, die für die sensorisch-motorische Koordination der Blasenentleerung verantwortlich sind, ätiologisch von Bedeutung. Am wahrscheinlichsten dürfte eine Verflechtung zwischen hereditären und Umweltfaktoren sein. Eltern, die sehr früh mit der Reinlichkeitserziehung anfangen, schon vor Vollendung des 1. Lebensjahres, die sehr zwanghaft, intolerant und fordernd in dieser Hinsicht sind, sind häufig bei enuretischen Kindern anzutreffen. Auch überprotektive, einengende Erziehungshaltungen wurden beschrieben. Die geschilderten Einstellungen sind Ausdruck von **Selbstunsicherheit bei den Elternpersönlichkeiten**.

Vor allem, wenn bei **reifeverzögerten** Kindern – eine mehr oder weniger diskrete motorische und/oder sprachliche Reifeverzögerung findet sich bei enuretischen Kindern häufiger – die Reinlichkeitserziehung zu früh erfolgt, wirkt sich dies besonders verhängnisvoll auf die Sauberkeitsentwicklung des Kindes aus. Wir beobachten bei enuretischen Kindern immer wieder eine sehr strikte und früh abgeschlossene Sauberkeitserziehung. Solche Kindern »scheißen und stinken« dann gelegentlich länger und anhaltend gegen die Ordnung, Sauberkeit und Leistungsbezogenheit der häuslichen Umgebung an, die im übrigen nicht selten als friedlos, unsicher und kühl erlebt wird. Ein solches Mädchen, Kind recht alter Eltern, der 56jährige Vater hatte bereits einen leichten Schlaganfall erlitten, wirkte bei der Vorstellung depressiv. Während der Spieltherapie, in der das »Scheißen und Stinken« eine wichtige Rolle spielte, bezeichnete es sich selber einmal als »Toilettentieftaucher«.

HALLGREN (10) fand, daß Mütter enuretischer Kinder, die selbst in ihrer Kindheit eingenäßt haben, häufiger in disharmonischen zwischenehelichen Beziehungen lebten als Mütter, die in ihrer Kindheit nicht eingenäßt hatten. Dieser Befund ist nicht überraschend, denn es entspricht allgemeiner kinderpsychiatrischer Erfahrung, daß Eltern, die in ihrer Kindheit psychische Probleme hatten, später in einem stärkeren Maße dazu disponiert sind, in schwierigen ehelichen Beziehungen zu leben und ihre Probleme unbewußt an ihre eigenen Kinder weiterzugeben. Eltern dagegen, die selbst in einer glücklichen Kindheit und in geglückten Beziehungen aufwachsen konnten, haben eine größere Chance, später auch in glücklichen ehelichen Beziehungen zu leben, was wiederum eine Voraussetzung dafür ist, daß die Kinder ohne wesentliche Reifungs- und Entwicklungsprobleme aufwachsen können.

In der Vorgeschichte von enuretischen Kindern wird gehäuft über familiäre Interaktionsstörungen, Trennungstraumata, Scheidungserfahrungen, Verlust naher Angehöriger durch Tod berichtet. Das Einnässen kann auch als depressives Symptom der Verzweiflung des Kindes aufgefaßt werden, »das Kind weint in seine Blase«.

Die Enuresis nocturna steht bei manchen Kindern im Dienste der Abwehr gegen unerträgliche seelische Traumen, wie Tod eines Elternteils, Mißhandlung, sexuellen Mißbrauch, Mißachtung durch einen Elternteil oder erhebliche zwischeneheliche Beziehungskonflikte der Eltern. Solch ein Kind hat nicht das für seine Entwicklung unbedingt notwendige Maß an Geborgenheit, Sicherheit und Vertrauen erfahren. Es macht dann durch sein Symptom »Einnässen« darauf aufmerksam, daß mit seiner emotionalen Entwicklung etwas nicht stimmt und daß es in seiner Individuation zu einer lebendigen, autonomen, selbstsicheren Persönlichkeit behindert wird.

Die Phase der Reinlichkeitserziehung ist eine besonders wichtige und entscheidende Phase für die kindliche Individuation. Die Mutter-Kind-Beziehung und die Art, wie die Mutter in dieser Phase ihrem Kind beisteht, Anforderungen behutsam, tolerant und einfühlsam vermittelt, nicht aber fordernd oder sogar brutal erzwingt, ist entscheidend für die spätere Persönlichkeitsentwicklung des Kindes, vor allem für die Art, wie es mit sich selbst umgeht, sich selbst akzeptiert und wertschätzt oder im Gegenteil sich selbst ablehnt, sich schämt, sich entwertet und als schuldig fühlt.

Nicht immer muß es an der Unfähigkeit der Mutter liegen, mit ihrem Kind einfühlsam, tolerant und doch konsequent umzugehen, es kann auch sein, daß die Mutter durch eigene Krankheit daran gehindert wird, in der Kleinkindzeit sich ihrem Kind hinreichend widmen zu können.

Dies war in dramatischer Weise bei einem jetzt 6jährigen Mädchen der Fall, das bereits mit 2½ Jahren in den Kindergarten gegeben worden war, weil die Mutter, die an einem Hirntumor litt, sehr krank war. Das Mädchen hatte dort nicht gesprochen, nur geschrien, habe sich an die Wand gestellt und nicht mit anderen Kindern gespielt, sei nur für sich allein gewesen. Zu Hause sprach das Mädchen von da ab nur noch in einer Babysprache, was dem Vater jedoch nie aufgefallen war, da er nicht nur mit der aufwendigen Pflege seiner schwerkranken Frau überfordert, sondern auch durch die ganz erheblichen Querelen zwischen den beiden Großmüttern mütterlicherseits und väterlicherseits und einer weiteren Tante überbelastet war, die in heftigste Streitereien verwickelt waren und sich gegenseitig nur bekämpft hatten. Es herrschte in dieser Familie »das totale Chaos«, das es dem Mädchen zusätzlich verunmöglichte, den Verlust seiner Mutter auch wirklich zu betrauern, deren Siechtum es bis zu deren Tod leibnah miterlebte.

Die dringend notwendige Verarbeitung des traumatischen Erlebens ist dem Kind in der nunmehr zusammengesetzten Familie weiter unmöglich gemacht, da zwischen der Stiefmutter und dem Vater erhebliche zwischeneheliche Diskrepanzen in bezug auf den pädagogischen Umgang mit der Tochter bestehen und die Stiefmutter das Verhalten des Kindes (Einnässen, Babysprache, erhebliche Autoaggressionen durch Schlagen des Kopfes gegen die harte Wand oder auf den Boden) als gegen sie persönlich gerichteten Angriff und Zeichen von Ablehnung und Mißtrauen ihr gegenüber erlebt.

Der Kinderpsychiater sieht das Symptom »Einnässen« häufig im Kontext mit schweren Entwicklungsstörungen und familiären Beziehungskrisen: Kindesmißhandlung, emotionale Vernachlässigung bis hin zur Verwahrlosung oder, wie eben kurz geschildert, mit Krankheit, Tod und zusätzlich bestehenden erheblichen Rivalitäten und Streitigkeiten zwischen sekundären Bezugspersonen und erneut auftretenden Problemen in der später zusammengesetzten Familie mit einem Stiefelternteil.

Der Pädiater muß prüfen und entscheiden, ob er bei einem einnässenden Kind den Kinderpsychiater zuzieht.

In der Regel wird das Einnässen durch geringere Ursachen bedingt sein, die in diesem Abschnitt diskutiert wurden (diskrete neurologische, sensomotorische Reifeverzögerungen, verfrühte und forcierte Reinlichkeitserziehung, Geburt eines Geschwisters, vorübergehende Trennung des Kindes vom Elternhaus, ungeschickte pädagogische Einstellungen der Eltern). Auf latente Aggressionen zwischen Mutter und Kind, die häufig durch extreme Verwöhnung kompensiert werden können, auf subtile Machtkämpfe zwischen Mutter und Kind und auf diskrete zwischeneheliche Diskrepanzen und intrafamiliäre Kommunikationsstörungen ist feinfühlig zu achten und entsprechend behutsam einzugehen.

Es kann aber auch sein, daß die Mutter eines enuretischen Kindes aufgrund ihrer eigenen Frühsozialisation verstärkt auf Sauberkeit und komplikationsfreie Routine achtet und ihr Erfolgserlebnisse wichtig sind; solche Mütter sind selbst perfektionistisch und leistungsstrebig oder aber selbst unsicher und ängstlich. Vor allem letztere lassen sich leicht durch Schwiegermütter, Freundinnen oder Nachbarinnen unter Leistungsdruck setzen. Hier können 1–2 behutsame Gespräche hilfreich sein und zu einer Modifikation der mütterlichen Einstellung führen.

Prognose

Langzeitstudien haben ergeben, daß die Prognose von der Einnäßfrequenz abhängt. Unter 5jährigen Kindern, die nur intermittierend einnässen, sind knapp 95% im Alter von 9 Jahren trocken, während nur 56% der Kinder der gleichen Altersgruppe zum gleichen Zeitraum trocken sind, wenn sie jede Nacht einnässen. Die Rückfallwahrscheinlichkeit ist am größten unter 5–6jährigen Enuretikern, während Rückfälle nach dem 11. Lebensjahr selten sind.

Die Prognose der sekundären Enuresis ist schlechter als die der primären, sie liegt für den gleichen Zeitraum bei 46% (13). Auch scheint die Prognose bei älteren Mädchen besser zu sein als bei gleichaltrigen Knaben (Mädchen, die im Alter von 11 Jahren einnäßten, waren im Alter von 13 Jahren zu 60% trocken im Vergleich zu nur 36% der Knaben [13]) . Die **jährliche spontane Remissionsrate** liegt bei 5–9jährigen Kindern bei 14%, im Alter zwischen 10 und 18 Jahren bei 16% (7).

Einen Überblick über den Verlauf der Enuresis nocturna bei Kindern verschiedener soziokultureller Herkunft gibt Abb. 50. Hier wird deutlich, wie mit zunehmendem Alter die Frequenz des nächtlichen Einnässens abnimmt, die Kurven verlaufen erstaunlich parallel. Auffallend ist weiterhin, daß die Kinder aus Neuseeland (linke Kurve) offensichtlich früher trocken werden als die Kinder aus dem Sudan (mittlere Kurve) und besonders aus Baltimore (rechte Kurve). Diese zeitlichen Differenzen sind am ehesten durch soziokulturell bedingte unterschiedliche Erziehungspraktiken in den 3 Populationen zu erklären.

Wenige Untersuchungen liegen vor über die Verlaufsentwicklung von Persönlichkeits- bzw. Verhaltensauffälligkeiten bei enuretischen Kindern. RUTTER u. Mitarb. (19) stellten Nachuntersuchungen an 14jährigen Kindern an, die im Alter von 10 Jahren sowohl eingenäßt hatten als auch psychisch auffällig waren. Von den Kindern, die im Alter von 14 Jahren trocken waren, waren knapp 60% auch psychisch unauffällig geworden, während nur knapp 30% von den Kindern, die nach wie vor einnäßten, ihre psychischen Auffälligkeiten verloren hatten. Die Autoren fanden unter 5jährigen Kindern, die mit 7 Jahren erneut eingenäßt hatten, etwa 5mal so häufig Verhaltensauffälligkeiten wie unter 5jährigen, die trocken geblieben waren.

STRÖMGREN u. THOMSEN (23) haben 29 junge Erwachsene untersucht, die im Alter zwischen 7 und 14 Jahren wegen einer Enuresis nocturna behandelt worden waren. In der Nachuntersuchung wichen die Probanden in ihren Persönlichkeitsprofilen nur unwesentlich von den Kontrollprobanden ab; sie wiesen aber eine Tendenz zu sozialer Unsicherheit auf, fühlten sich weniger akzeptiert und zeigten mehr Mißtrauen gegenüber anderen.

Therapie

Es ist wichtig, möglichst rasch einen therapeutischen Erfolg zu erzielen, um das erheblich gefährdete Selbstvertrauen des Kindes positiv zu beeinflussen und das Familienklima zu entlasten. Es ist besonders wichtig, daß das Kind möglichst rasch aus der Sündenbockrolle des Versagers herauskommt. Deshalb ist durchaus der Einsatz verschiedener Therapiemethoden, wie Beratung, Pädagogik, Weckprogramm, apparative Konditionierung und medikamentöse Unterstützung sinnvoll.

Mehrere Studien konnten zeigen, daß Kinder mit einer Enuresis nach erfolgreicher Behandlung mehr Selbstvertrauen gewannen, glücklicher, autonomer und unabhängiger waren (15–17, 21).

Entsprechend der Heterogenität des Syndroms »Enuresis« gibt es eine Vielfalt von Therapiemethoden. Im Vordergrund stehen die Verhaltenstherapie, die Psychotherapie und die Pharmakotherapie.

Zur Verhaltenstherapie gehört das Blasentraining, evtl. ein Weckschema und eine apparative Konditionierung mit einer Klingelhose bzw. Klingelmatratze: bei Kontakt eines Harntropfens mit den durch eine saugfähige Textilschicht getrennten

Metallfolien wird der Stromkreis zwischen den beiden Folien geschlossen und dadurch die Klingel betätigt, die das Kind weckt, so daß es mit seiner vollen Blase die Toilette aufsuchen kann.

Die apparative Konditionierung hat sich als erfolgreichste Therapiemethode entwickelt, wenn man von der reinen Symptombeseitigung ausgeht. Es wird von 75–90% Initialerfolgen berichtet (5, 11).

BUTLER u. Mitarb. (3) waren bei 65,3% der von ihnen mit dem »body-warn alarm« behandelten 55 Kinder mit einer Enuresis nocturna erfolgreich. Die meisten Rückfälle ereignen sich innerhalb der ersten 6 Monate nach Beendigung der apparativen Konditionierung. Dann ist ein Wiederbeginn des Trainings erforderlich. Die apparative Konditionierung setzt allerdings kooperative Eltern und Kinder voraus, die auch psychisch keine wesentlichen Störungen aufweisen sollten.

Unter der medikamentösen Therapie ist die Therapie mit Imipramin *(Tofranil)* am weitesten verbreitet. Dabei handelt es sich um eine Substanz, bei der durch zahlreiche Doppelblindstudien ein therapeutischer Effekt gegenüber Plazebo nachgewiesen worden ist. Der Wirkungseintritt erfolgt rasch, innerhalb weniger Tage. Die Remissionsrate liegt bei etwa 70%, jedoch bleibt nur ein geringer Prozentsatz an mit Imipramin behandelten Kindern auch nach Absetzung der Substanz trocken (20). Eine vergleichende Untersuchung zwischen Imipramin und anderen trizyklischen Antidepressiva mit Amitriptylin und Nortriptylin hat keine Unterschiede in bezug auf die Wirksamkeit ergeben.

Die Dosierung von Imipramin liegt bei 1–2,5 mg/kg KG, in der Regel wird man mit 25–50 mg auskommen; eine Dosiserhöhung über 60 mg hinaus ist in der Regel nicht sinnvoll.

Die Nebenwirkungen zeigen sich in Trockenheit der Mund- und Nasenschleimhaut, Hypotonie, Schwindel, Herzklopfen, Händezittern, Schlafstörungen, Kopfschmerzen, Obstipationsneigung und Akkommodationsstörungen, bei hyperkinetischen Kindern kann es zu einer Verschlimmerung der Unruhe kommen. Deshalb ist auch an die Anwendung eines weitgehend nebenwirkungsfreien Medikaments zu denken.

In letzter Zeit ist ein gegenüber Plazebo deutlich überlegener Effekt von Desmopressin *(Minirin)* bei der Enuresis nocturna nachgewiesen worden (14).

Bei der unkomplizierten Enuresis ohne tiefgreifende Persönlichkeitsstörungen und Störungen der familiären Interaktion

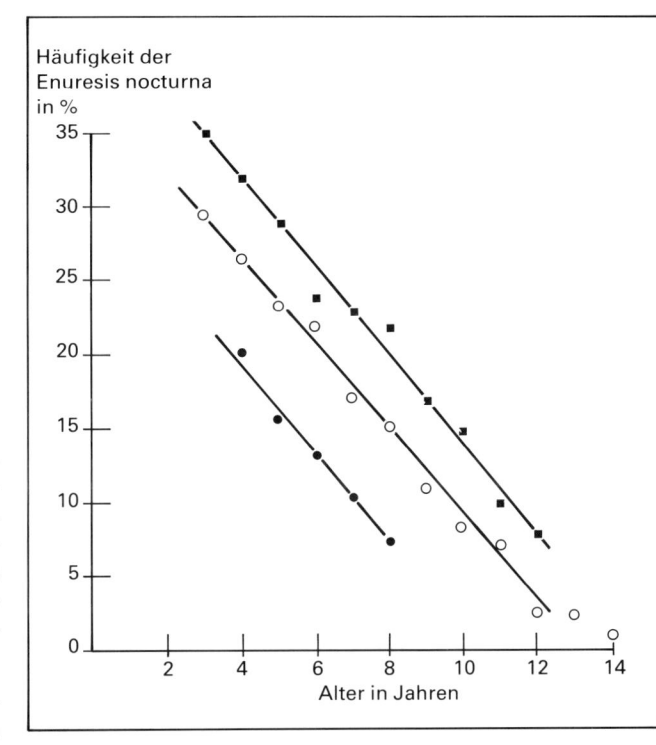

Abb. 50
Häufigkeit des nächtlichen Einnässens in Abhängigkeit vom Alter bei 3 verschiedenen Populationen (4)

● Kinder aus Neuseeland
○ Kinder aus Khartoum (Sudan)
■ Kinder aus Baltimore

reicht in der Regel eine **symptomatische Therapie** aus, bestehend aus einer allgemeinen pädagogischen Beratung, einem Weckprogramm, unterstützt durch eine medikamentöse antidiuretische Therapie. Genügt das nicht, so ist der Einsatz einer Klingelmatratze zu erwägen. Bei gravierenden Persönlichkeits- und familiären Interaktionsstörungen, d. h. wenn die Enuresis Teilsymptom einer schweren Beziehungsproblematik des Kindes ist, ist eine **individuelle Psychotherapie**, bei jüngeren Kindern als **Spieltherapie**, und eine **Familientherapie** indiziert. Bei zerrütteten Familienverhältnissen und Verwahrlosungserscheinungen oder auch drohender Verwahrlosung ist eine **heilpädagogische Langzeitbehandlung** in einer entsprechenden Einrichtung anzustreben.

Literatur

1. BAKWIN, H.: The genetics of enuresis. In: KOLVIN, I., R. C. MacKEITH u. S. R. MEADOW (Hrsg.): Bladder control and enuresis, S. 73-77. Heinemann, London 1973.
2. BETTELHEIM, B.: Die Kinder der Zukunft. Reprints Psychol., Bd. 16. Asanger, Heidelberg 1988.
3. BUTLER, R. J., E. J. REDFERN u. W. I. FORSYTHE: The child's constructing of nocturnal enuresis: A method of inquiry and prediction of outcome. J. Child Psychol. Psychiat. **31**, 447–454 (1990).
4. CRAWFORD, J. D.: Introductory comments. J. Pediat. **114**, 687–689 (1989).
5. DOLEYS, D. M.: Enuresis and Encopresis. In: OLLENDICK, T. H. u. M. HERSEN (Hrsg.): Handbook of Child Psychopathology, S. 201–210. Plenumy Press, New York-London 1983.
6. EGGERS, Ch.: Depression im Kindesalter. Nervenheilkunde **2**, 3–16 (1983).
7. FOXMAN, B., R. B. VALDEZ u. R. H. BROOK: Childhood enuresis: Prevalence, perceived impact, and prescribed treatments. J. Pediat. **77**, 482–487 (1986).
8. GRAHAM, Ph.: Child Psych. A Developmental Approach. Oxford Med. Publication, S.196–201. Oxford University Press, Oxford-New York-Tokyo 1986.
9. HALLGREN, B.: Enuresis. II: A study with reference to certain physical, mental and social factors possibly associated with enuresis. Acta psychiat. neurol. scand. **31**, 405–436 (1956).
10. HALLGREN, B.: Enuresis: A clinical and genetic study. Acta psychiat. neuro scand. Suppl. 114 (1957).
11. KAMMERER, E.: Enuresis. In: REMSCHMIDT, H. u. M. SCHMIDT (Hrsg.): Kinder- und Jugendpsychiatrie in Klinik und Praxis, Bd III, S. 83–95. Thieme, Stuttgart-New York 1985.
12. KLAUBER, G. T.: Clinical efficacy and safety of desmopressin in the treatment of nocturnal enuresis. J. Pediat. **114**, 719–722 (1989).
13. MILLER, F. J. W.: Children who wet the bed. In: KOLVIN, I., R. C. MacKEITH u. S. R. MEADOW (Hrsg.): Bladder control and enuresis, S. 47–52. Heinemann, London 1973.
14. MILLER, K., S. GOLDBERG u. B. ATKIN: Nocturnal enuresis: Experience with long-term use of intranasally administered desmopressin. J. Pediat. **114**, 723–726 (1989).
15. MOFFAT, M. E. K., C. KATO u. I. B. PLESS: Improvements in self-concept after treatment of nocturnal enuresis: a randomized clinical trial. J. Pediat. **110**, 647–652 (1987).
16. MOFFAT, M. E. K.: Nocturnal enuresis: Psychologic implications of treatment and nontreatment. J. Pediat. **114**, 697–704 (1989).
17. NETLEY, C., F. KHANNA u. J. B. J. McKENDRY: Effects of different methods of treatment of primary enuresis on psychological functioning in children. Can. med. Ass. J. **131**, 577–579 (1984).
18. RICHMAN, N.: Pre-school to school: a behavioural study. Academy Press, London 1982.
19. RUTTER, M., W. YULE u. P. GRAHAM: Enuresis and behavioural deviance: Some epidemiological considerations. In: KOLVIN, I., R. MacKEITH u. S. R. MEADOW (Hrsg.): Bladder control and enuresis, S.137–147. Heinemann, London 1973.
20. SCHARF, M. B.: Childhood enuresis. A comprehensive treatment program. Psych. Clin **10**, 655–666 (1987).
21. SHAFER, D.: Enuresis. In: RUTTER, M. u. L. HERSOV (Hrsg.): Child psychiatry. Modern approaches, S. 581–612. Blackwell Scientific Publ., Oxford-London-Edinburgh-Melbourne 1977.
22. STEINHAUSEN, H.: Psychische Störungen bei Kindern und Jugendlichen, S. 174. Urban & Schwarzenberg, München-Wien-Baltimore 1988.
23. STRÖMGREN, A. u. P. H. THOMSEN: Personality traits in young adults with a history of conditioning-treated childhood enuresis. Acta psychiat. scand. **81**, 538–541 (1990).
24. STRUNK, P.: Enuresis. In: EGGERS, C. u. Mitarb.: Kinder- und Jugendpsychiatry, S. 247–255. Springer, Berlin-Heidelberg-New York-London-Paris-Tokyo-Hong Kong 1989.
25. WEINBERG, W. u. Mitarb.: Depression in children refered to an educational diagnostic centre: Diagnosis and treatment. J. Pediat. **83**, 1065–1072 (1973).

Risiko von Uretermündungsstenosen und Refluxpersistenz nach Refluxoperation bei Blasenfunktionsstörung

H. OLBING und B. LETTGEN

Einleitung

Alle etablierten Operationsmethoden zur Beseitigung vesikoureteraler Refluxe haben gemeinsam, daß die durch die Blasenwand verlaufende Ureterstrecke verlängert wird. Bei den anatomischen Gegebenheiten ist es nicht verwunderlich, daß nach derartigen Operationen bei einem Teil der Patienten Ureterdilatationen auftreten. In der Regel sind diese nur gering ausgeprägt und verschwinden nach einigen Wochen spontan. Bei einem kleinen Teil der operierten Patienten ist die postoperative Ureterdilatation jedoch stärker und persistiert länger mit einem erheblichen Risiko einer Nierenparenchymschädigung (5).

Bei der Mehrzahl der Kinder, die während der letzten Jahre mit einer länger als 3 Monate persistierenden und erheblichen postoperativen Uretermündungsstenose in unsere Betreuung kamen, hatte zur Zeit der Refluxoperation eine Blasenfunktionsstörung bestanden. Wir halten es daher für **wichtig**, daß bei jedem Patienten mit Indikation zu einer Antirefluxoperation eine Blasenfunktionsstörung entweder sorgfältig ausgeschlossen oder, falls vorhanden, vor der Operation durch entsprechende Behandlung beseitigt wird.

Exemplarische Beobachtungen

Uretermündungsstenose nach Refluxoperation bei Detrusor-Sphinkter-Dyskoordination

Die 8jährige Patientin wurde uns wegen Uretermündungsstenose links überwiesen. 2 Jahre vorher war in einer anderen Klinik wegen vesikoureteralem Reflux links Grad I (Abb.51) nach *Politano-Leadbetter* operiert worden. Am 9. Tag nach der Operation begannen Symptome einer schweren akuten Pyelonephritis.

Die Anamnese ergab zahlreiche Harnwegsinfektionen seit dem 2. Lebensjahr, davon mehrere mit Fieber. Ungefähr ½ Jahr vor der Refluxoperation stellte sich Bettnässen bei Dranginkontinenz am Tage ein. Die Eltern erinnerten sich, die Miktion sei seit dieser Zeit verzögert und erschwert in Gang gekommen und stotternd verlaufen. Die letzte Harnwegsinfektion lag 5 Wochen zurück.

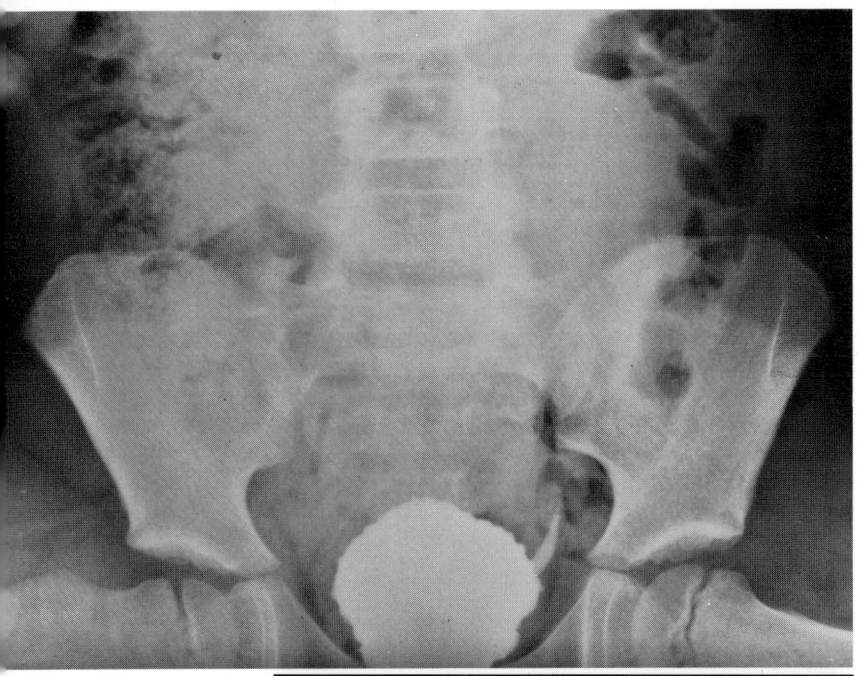

Abb. 51
Zystographie vor der Operation (Fremdaufnahme): Reflux links Grad I. Blasenrandkontur deutlich gezähnelt (Blasenfüllung unvollständig; ob es sich um eine Miktionsaufnahme handelt, ist nicht erkennbar)

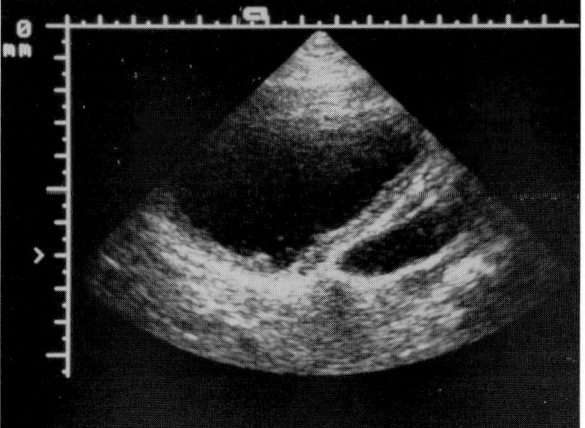

Abb. 52
Sonographie bei Erstvorstellung in unserer Klinik. Der Ureter ist bis zur Einmündungsstelle in die Harnblase dilatiert

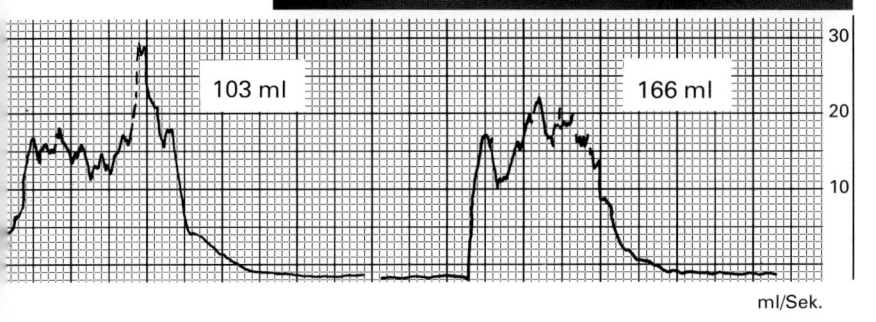

Abb. 53
Uroflowmetrien bei Erstvorstellung in unserer Klinik: maximale Harnflußrate eingeschränkt, Miktionszeit verlängert, Miktionskurve sägenzackenartig: charakteristisches Bild einer Stakkatomiktion

Die körperliche Untersuchung zeigte keine Auffälligkeiten. Das Miktions- und Inkontinenzprotokoll ergab normal lange Miktionsintervalle und eine Harninkontinenz an durchschnittlich 4 Tagen der Woche; die Patientin näßte jede Nacht geringe Harnmengen ein.

Die Ultraschalluntersuchung ergab eine Verdickung der Blasenwand auf 1,2 cm (Abb. 52), Restharn von 250 ml sowie eine mittelstarke Dilatation des Harnleiters links bis zur Blasenwand. Wiederholte Uroflowmetrien dokumentierten Stakkatomiktionen (Abb. 53). Die Miktionszystourethrographie zeigte Persistenz des vesikoureteralen Refluxes links Grad I mit starker Trabekulierung der Harnblasenwand, deutlichem Restharn und Urethraeinengung in Höhe der Beckenbodenmuskulatur (Abb. 54). Bei der Ausscheidungsurographie fand sich links eine Verkleinerung der Niere mit Uretermündungsstenose, rechts eine kompensatorische Nierenhypertrophie (Abb. 55–57). Serumkreatinin (0,8 mg/dl) und ^{51}Cr-EDTA-Clearance (104 ml/Min./1,73 m^2 Körperoberfläche) waren normal. Die ^{123}J-Hippuran-Durchflußszintigraphie ergab eine Verzögerung des Harnabflusses links (Abb. 58), der aber nach Injektion von Furosemid befriedigend in Gang kam (Abb. 59). Die linke Niere war nur mit 22% an der Gesamtnierenfunktion beteiligt.

Die Zystomanometrie mit EMG zeigte in der Füllungsphase keine Auffälligkeiten; während der Miktion ergab sich der typische Befund einer Detrusor-Sphinkter-Dyskoordination (Abb. 60).

Wir führten stationär eine Verhaltenstherapie mit Biofeedback durch (s. S. 128). Es dauerte eine Woche, bis die Miktionsabläufe sich besserten und die Restharnvolumina geringer wurden. Nach 2 Wochen waren die Uroflowbefunde normalisiert (Abb. 61) und der Restharn beseitigt. Die Ureterdilatation links nahm kontinuierlich ab.

Obschon wir eine antibiotische Reinfektionsprophylaxe (1 mg TMP/kg KG) verordneten, stellten sich nach ungefähr ½ Jahr wieder 2 akute Zystitiden ein. Die Miktionen wurden wieder stakkato, es kam wieder zu Restharn bis zu 200 ml, und es stellte sich links wieder eine Ureterdilatation ein. Nach erneuter einwöchiger stationärer Verhaltenstherapie mit Biofeedback war die Miktion wieder normalisiert. Seitdem ist 1 Jahr vergangen und die Miktion blieb normal. Unter antibiotischer Reinfektionsprophylaxe kam es zu keinen weiteren Rezidiven der Harnwegsinfektion. Die Dilatation von Nierenhohlsystem und Harnleiter links nahm kontinuierlich immer mehr ab und ist seit 3 Monaten verschwunden.

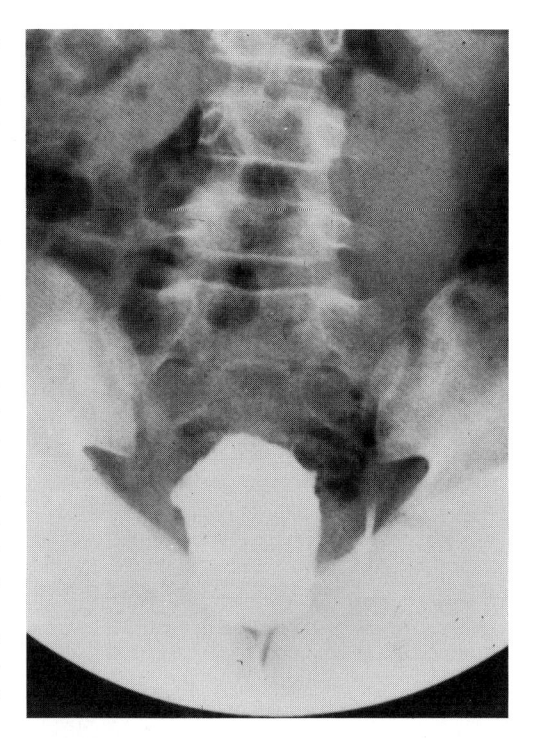

Abb. 54
Miktionszystourethrographie 3 Jahre nach Refluxoperation. Vesikoureteraler Reflux links Grad I. Fremdaufnahmen

Beidseitige Uretermündungsstenose nach Refluxoperation bei Miktionsaufschub und Detrusor-Sphinkter-Dyskoordination

Die 5jährige Patientin kam mit beidseitigen Uretermündungsstenosen in unsere Betreuung. 3 Monate vorher waren wegen vesikoureterorenaler Refluxe Grad III (Abb. 62) bilateral Ureterozystoneostomien *(Politano-Leadbetter)* durchgeführt worden. Vor der Operation hatte die Ausscheidungsurographie normale Nieren mit gutem Harnabfluß gezeigt (Abb. 63).

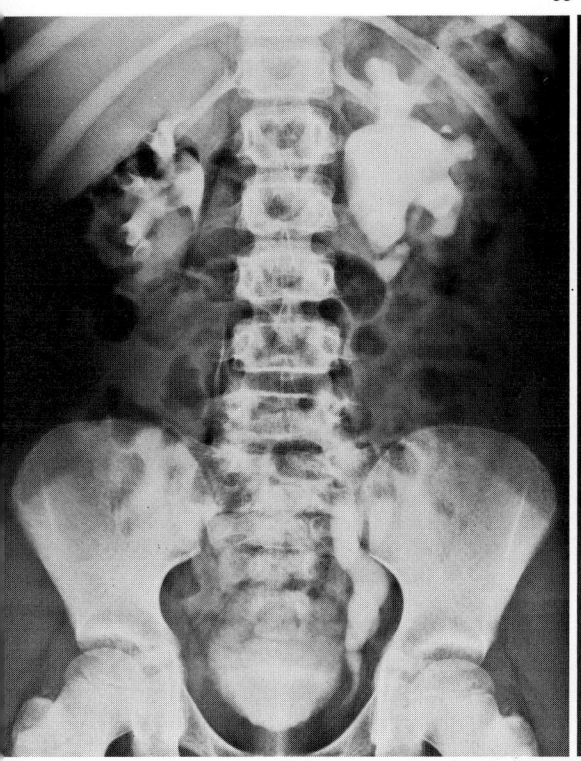

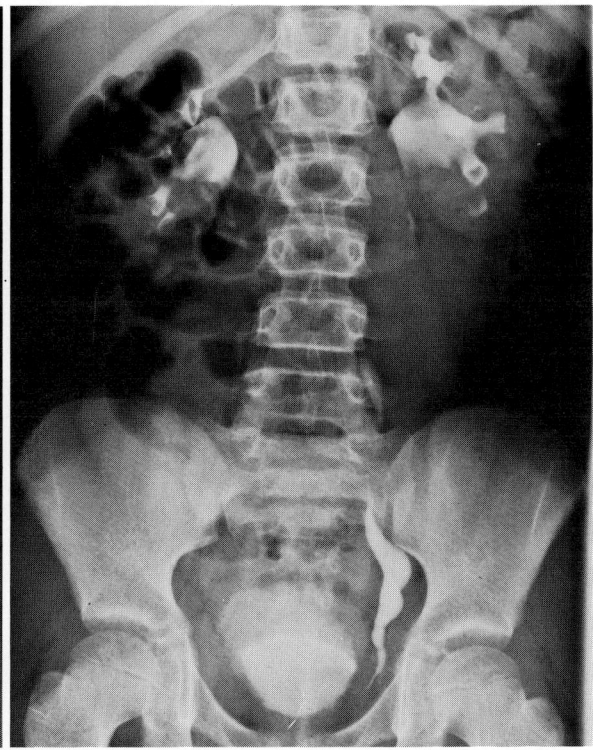

Abb. 55–57
Ausscheidungs-
urographien nach
Refluxoperation

Abb. 55
Nach 3 Jahren:
Uretermündungs-
stenose links

Abb. 56
Nach 4 Jahren:
keine Uretermündungs-
stenose mehr

Abb. 57
Nierenkonturen vor
und 4 Jahre nach Reflux-
operation: es ist zu
segmentalen
Parenchymnarben im
oberen und unteren
Nierenpol links und zu
einer kompensatori-
schen Nierenhypertro-
phie rechts gekommen

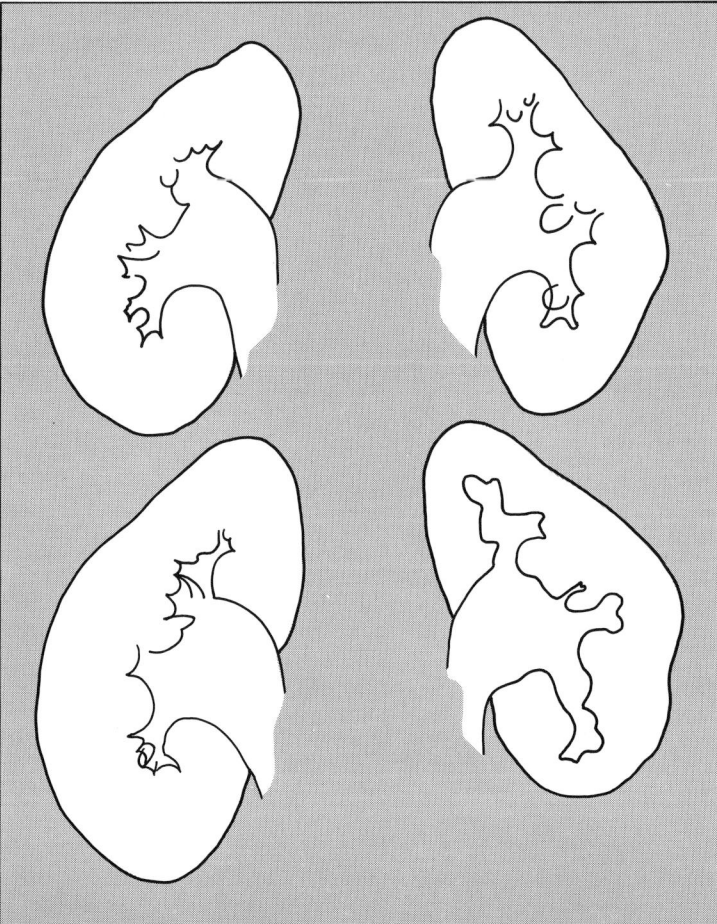

Abb. 58 und 59
Durchfluß-szintigraphie mit ^{123}J-Hippuran 4 Jahre nach Refluxoperation. Harnabfluß links verzögert (Abb. 58). Abfluß links kommt nach Injektion von Furosemid gut in Gang (Abb. 59)

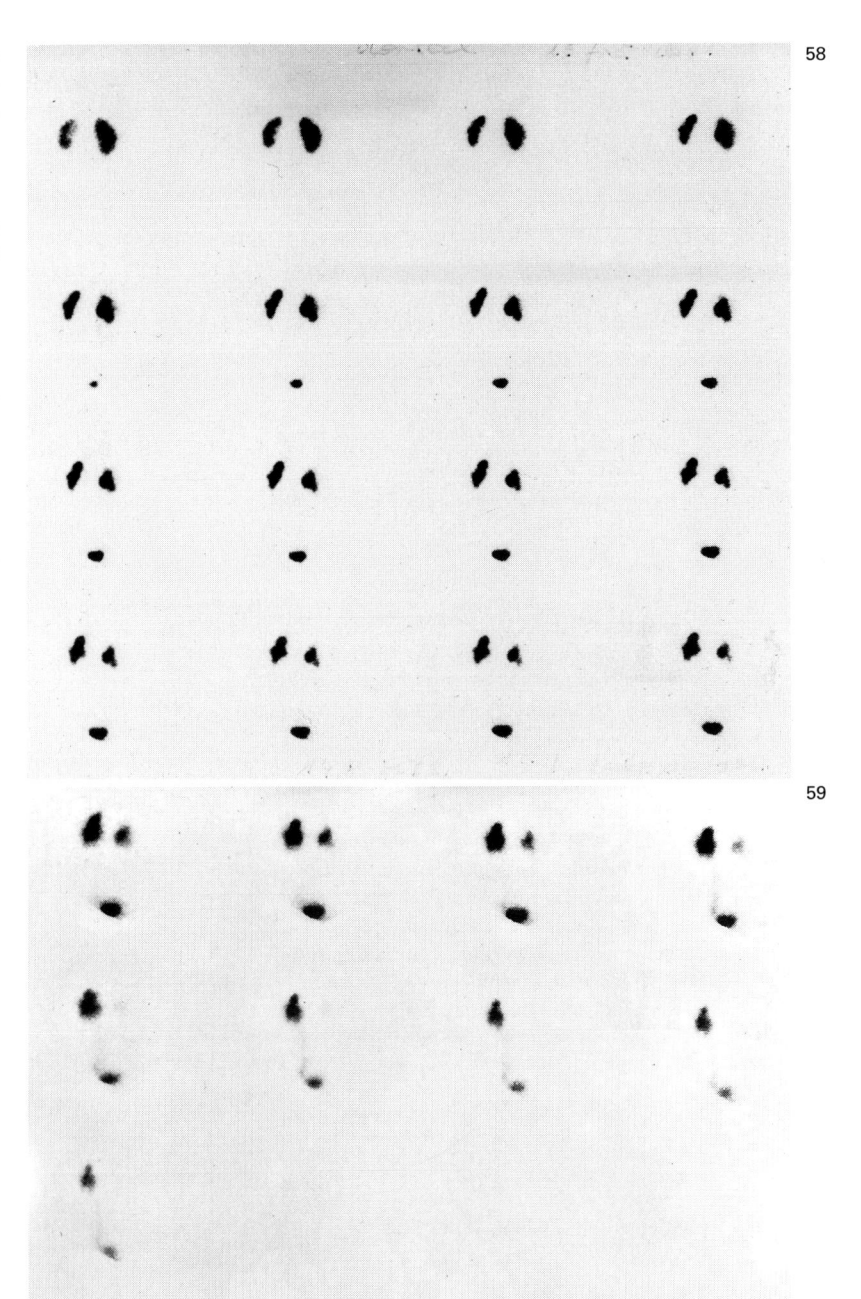

58

59

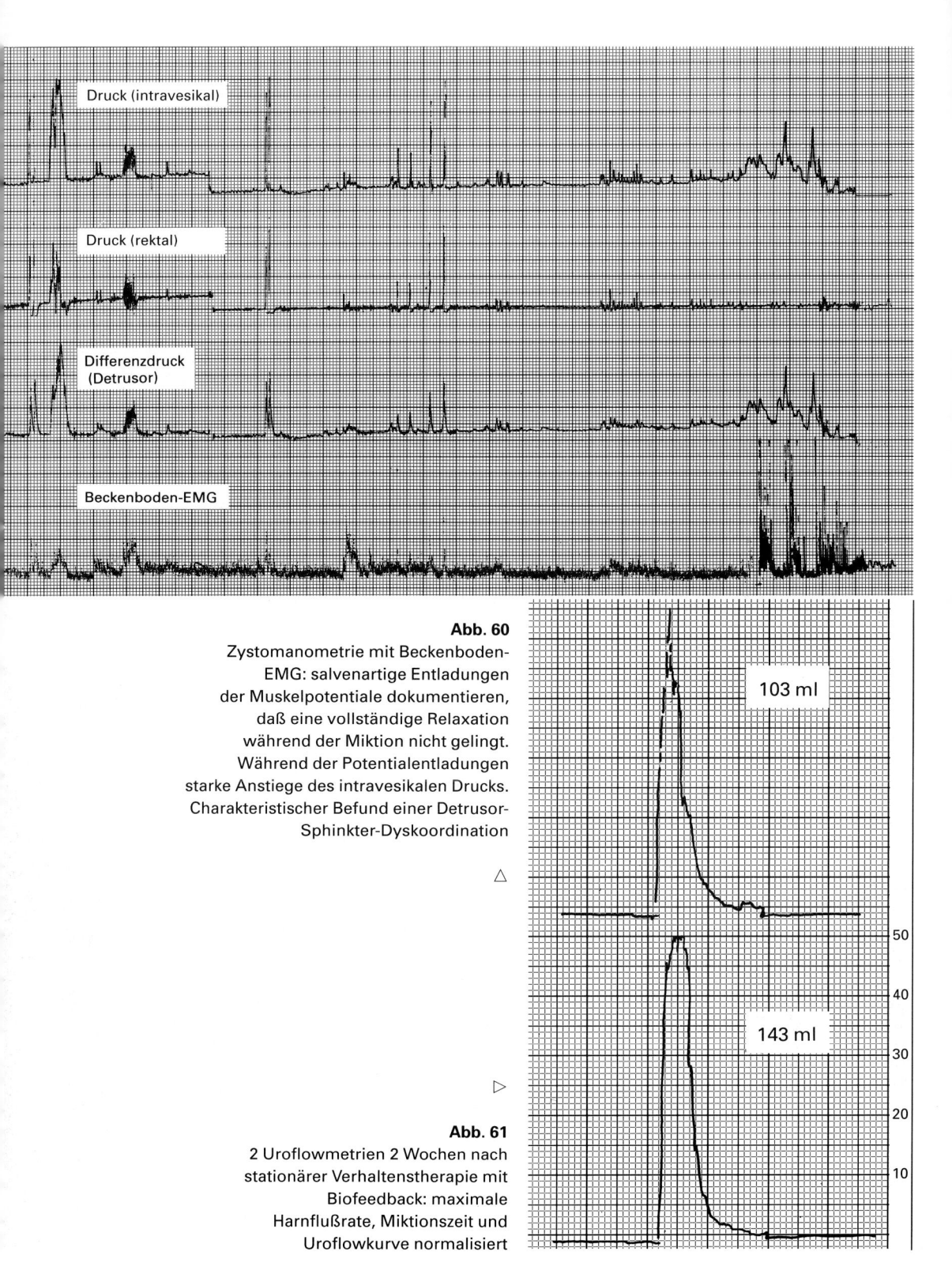

Abb. 60
Zystomanometrie mit Beckenboden-EMG: salvenartige Entladungen der Muskelpotentiale dokumentieren, daß eine vollständige Relaxation während der Miktion nicht gelingt. Während der Potentialentladungen starke Anstiege des intravesikalen Drucks. Charakteristischer Befund einer Detrusor-Sphinkter-Dyskoordination

Abb. 61
2 Uroflowmetrien 2 Wochen nach stationärer Verhaltenstherapie mit Biofeedback: maximale Harnflußrate, Miktionszeit und Uroflowkurve normalisiert

Die Patientin hatte seit Jahren rezidivierende akute Pyelonephritiden. Vor 1 Jahr hatte sich eine sekundäre Harninkontinenz am Tage eingestellt. Nach der Schilderung der Mutter bestand ein Miktionsaufschub. Die Miktion komme nur nach Pressen in Gang und verlaufe stotternd.

Bei der körperlichen Untersuchung und der Harnuntersuchung ergaben sich keine pathologischen Befunde. Die Ultrasonographie zeigte eine starke Verdickung der Blasenwand (Abb. 64) und Restharn zwischen 100 und 150 ml. Wiederholte Uroflowmetrien dokumentierten Stakkatomiktionen (wie in Abb. 53).

Das Serumkreatinin war mit 1,1 mg/dl erhöht (unser Normalbereich für dieses Alter 0,6-0,8). Die Zystomanometrie ergab in der Füllungsphase normale Befunde und während der Miktion eine Detrusor-Sphinkter-Dyskoordination (wie in Abb. 60).

Wir verordneten eine antibiotische Reinfektionsprophylaxe (TMP 1 mg/kg/d abends) und führten

Abb. 62
Zystographie vor Erstoperation (Fremdaufnahme): beiderseits vesiko-uretero-renaler Reflux Grad III

Abb. 63
Infusionsurographie vor Erstoperation (Fremdaufnahme): leichte Weitstellung beider Ureteren, Nierenhohlsystem zart, Nierenparenchym beiderseits unauffällig

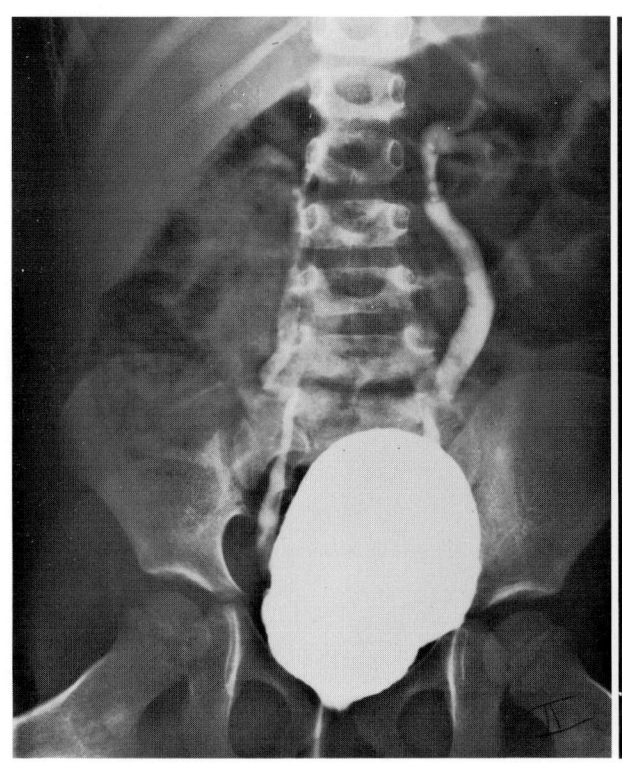

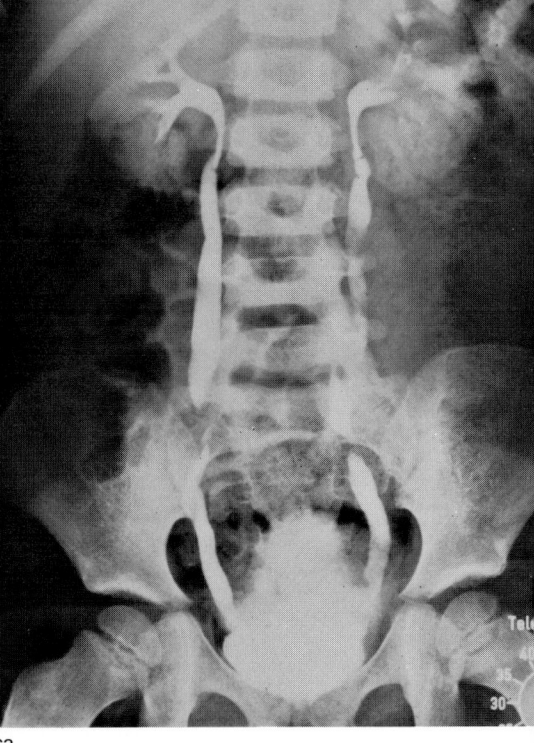

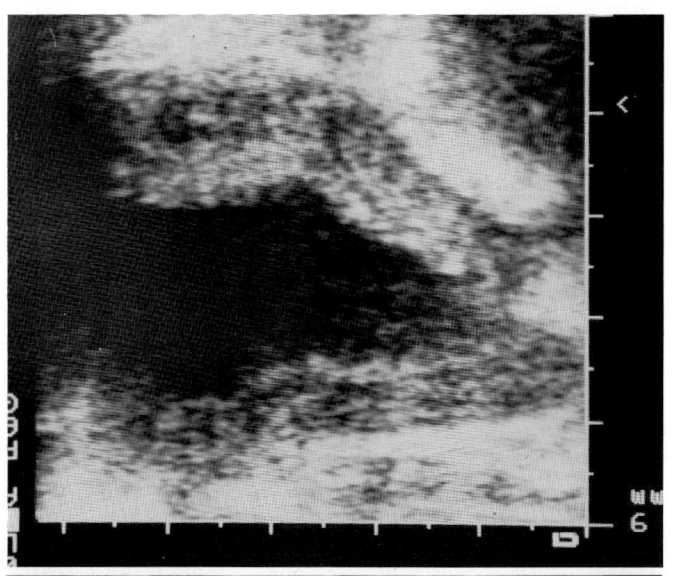

Abb. 64
Sonographie:
starke Verdickung
der Blasenwand

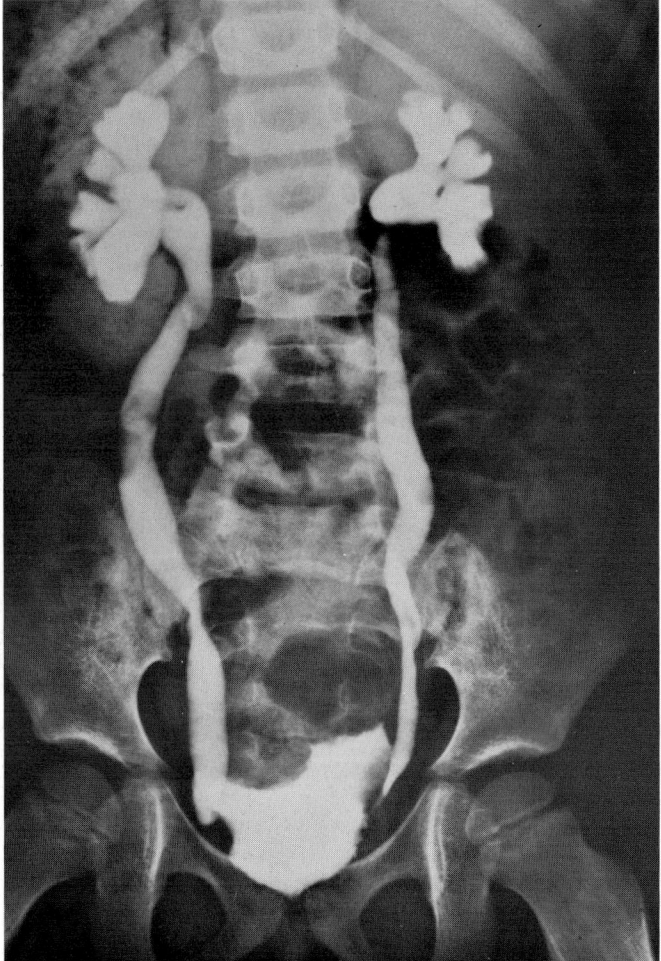

Abb. 65
Ausscheidungsurographie
3 Monate nach Erstoperation
(Fremdaufnahme)
Uretermündungsstenose
beiderseits

Abb. 66 und 67
Ausscheidungsurographie
10 Monate nach Reoperation
(Fremdaufnahme)

Abb. 66
Harntransport beiderseits
normalisiert; linke Niere
kleiner als rechte

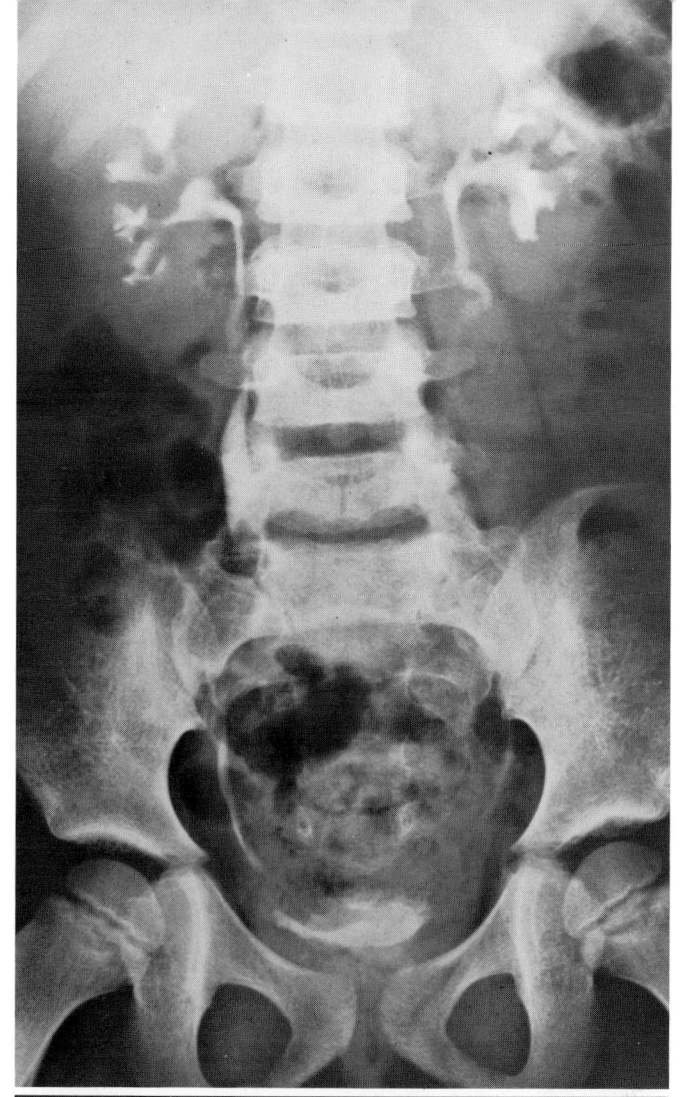

Abb. 67
Nierenkonturen:
die linke Niere zeigt
segmentale Narben und ist
gegenüber der rechten
deutlich kleiner

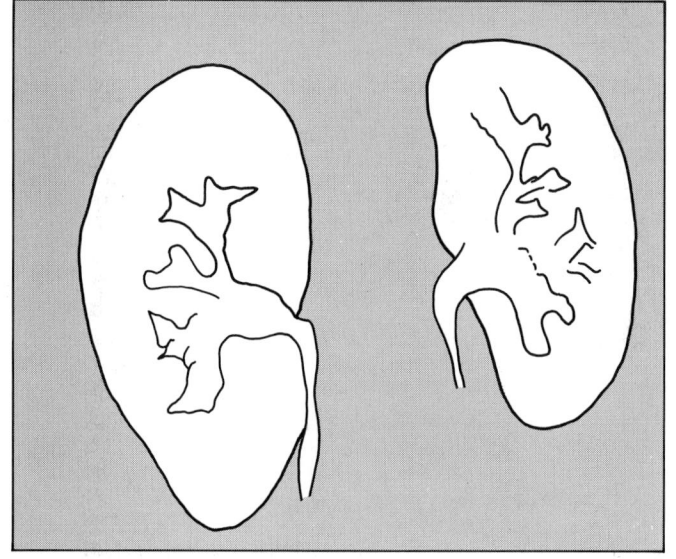

2 Wochen lang stationär eine Verhaltenstherapie mit dem Ziel der Beseitigung des Miktionsaufschubs und der Detrusor-Sphinkter-Dyskoordination durch (s. S. 131). Die Uroflowkurven normalisierten sich, der Restharn verschwand. Das Serumkreatinin ging innerhalb von 4 Wochen auf 0,85 mg/dl zurück. Wegen erheblicher Uretermündungsstenosen (Abb. 65) wurde 3 Monate nach der ersten Operation eine erneute beidseitige Ureterozystoneostomie durchgeführt. Seitdem ist der Harntransport auf beiden Seiten normal. 10 Monate nach der Reoperation zeigte die Ausscheidungsurographie links segmentale Nierenparenchymnarben und eine deutliche Verkleinerung im Vergleich zur rechten Niere (Abb. 66 u. 67). Die Miktionszystourethrographie ergab keinen Reflux mehr. Die Blasenfunktion blieb normal.

Diskussion

Prospektive Untersuchungen zur Klärung der Frage, um wieviel nichtorganische Blasenfunktionsstörungen das Risiko von Obstruktionen nach Antirefluxplastik erhöhen, liegen nicht vor. Die weit überzufällige Häufigkeit nichtorganischer Blasenfunktionsstörungen bei den in unserer Klinik beobachteten Patienten mit Obstruktionen nach Refluxoperationen (unveröffentlicht) sprechen für einen kausalen Zusammenhang.

Über die Mechanismen zu spekulieren, die zu einer Häufung postoperativer Obstruktionen bei Blasenfunktionsstörungen führen können, ist nicht hilfreich. Für die Betreuung von Kindern mit der Indikation zu einer Refluxoperation ergibt sich aber u. E. schon aus dem jetzigen Erfahrungsstand die Notwendigkeit, besonders sorgfältig nach Blasenfunktionsstörungen zu fahnden. Sofern solche bestehen, sollten diese vor Durchführung einer Refluxoperation beseitigt werden. Hierfür geeignete Behandlungsmethoden haben wir an anderer Stelle beschrieben (s. S. 125 ff).

Literatur

1. GIBBONS, M. D. u. E. T. GONZALES jr.: Complications of antireflux surgery. Urol. Clins N. Am. **10**, 489–500 (1983).
2. HENDREN, W. H.: Reoperation for failed ureteral reimplantations. J. Urol. **111**, 403–411 (1974).
3. HENSLE, T. W. u. Mitarb.: The ureteral »J« sign.: radiographic demonstration of iatrogenic distal ureteral obstruction after ureteral reimplantation. J. Urol. **127**, 766–768 (1982).
4. HINMAN, F. u. F. W. BAUMANN: Complications of vesicoureteral operations from incoordination of micturition. J. Urol. **116**, 638–643 (1976).
5. HJÄLMAS, K. u. Mitarb.: Surgical results in the International Reflux Study in Children (Europe). J. Urol. Suppl., Nov. 1992.
6. NOE, H. N.: The role of dysfunctional voiding in failure or complication of ureteral reimplantation for primary reflux. J. Urol. **134**, 1172–1175 (1985).
7. VIVILLE, Ch.: Stenoses et reflux après chirurgie de la jonction urétéro-vésicale chez l enfant. Indications et résultats des réinterventions. A propos de 460 reimplantations urétéro-vésicales. J. Urol. **91**, 509–517 (1985).
8. WEISS, R. M., M. SCHIFF u. B. LYTTON: Late obstruction after uretero-cystoneostomy. J. Urol. **106**, 144–148 (1971).

Stauungsnephropathie infolge idiopathischer Blasenfunktionsstörung

H. OLBING

Einleitung

Eine Stauungsnephropathie ist die schwerwiegendste Komplikation bei Blasenfunktionsstörungen. Sie kann zur Hypertonie und beim Befall beider Nieren zur Niereninsuffizienz führen. Ist sie auch bei neurogenen und bei strukturellen Blasenfunktionsstörungen weitaus häufiger, so muß doch auch bei idiopathischen Formen mit ihr gerechnet werden. Eine Harninkontinenz am Tage oder Bettnässen gehören zu den klinischen Leitsymptomen.

Eine Detrusor-Sphinkter-Dyskoordination (s. S. 59f) wurde von den idiopathischen Blasenfunktionsstörungen am frühesten als mögliche Ursache von Stauungsnephropathien erkannt (2, 4, 9–12, 17–19). ALLEN zeigte als erster, daß es sogar zu einer terminalen Niereninsuffizienz kommen kann (2). Blasentrabekulierung und Restharn waren so ausgeprägt, daß sich der Gedanke an eine neurogene Blasenfunktionsstörung aufdrängte. Eine neurologische Ursache war aber nicht nachweisbar (17).

Bei dieser Patientengruppe ist eine Harninkontinenz am Tage, oft verbunden mit Bettnässen, das häufigste klinische Leitsymptom. Nur besonders stark ausgeprägte Dyskoordinationen führen zu einer Harnstauung. Sie geben sich zu erkennen durch schwere Miktionsstörungen und Blasentrabekulierungen mit großem Restharn. Einige dieser Patienten leiden unter starker Obstipation und fallen durch ihre traurige Stimmungslage, durch Schüchternheit und Ängstlichkeit auf; sie halten sich für Versager (9).

Eine 2. Patientengruppe mit dem Risiko einer Stauungsnephropathie wurde von DE LUCA u. Mitarb. unter der Bezeichnung »lazy bladder syndrome« beschrieben (6). Klinische Leitsymptome waren Harninkontinenz und rezidivierende Harnwegsinfektionen. Einige Patienten hatten eine Pollakisurie, andere auffallend seltene Miktionen. Die Harnblase war glattrandig, ihre Kapazität meist vergrößert. In der Regel bestand deutlicher Restharn. Die Zystomanometrie (damals noch ohne Registrierung von intraabdominellem Druck und Beckenboden-EMG) ergab eine erhöhte Druckschwelle für die Provokation von Detrusor-Kontraktionen und bei einem Teil der Patienten eine Akontraktilität des Detrusors. Die Miktion war auffallend leicht und rasch hemmbar. Meines Wissens ist bisher eine ausreichend große Gruppe von Kindern mit diesem Syndrom nicht mit dem kompletten Spektrum der modernen urodynamischen Methoden untersucht worden.

Auch eine idiopathische **Detrusorinstabilität** soll zu einer Stauungsnephropathie führen können (13, 15). Ihr klinisches Leitsymptom ist eine Dranginkontinenz.

Harnstauungen bei erworbenen Blasenfunktionsstörungen entwickeln sich langsam und in der Regel klinisch stumm. Darum gelingt die Erkennung in einem frühen und reversiblen Stadium nur bei genügend frühen und häufigen Ultraschalluntersuchungen.

Exemplarische Beobachtungen

Einseitige Stauungsnephropathie bei Detrusor-Sphinkter-Dyskoordination

T. F., ein im November 1969 geborener Junge wurde uns 1983 wegen »Enuresis und Enkopresis« eingewiesen. Da er in Heimen aufgewachsen war, konnten wir keine genaue Anamnese erheben. Angeblich war er noch nie trocken und sauber gewesen und hatte schon seit langem eine schwere Verstopfung. An Harnwegsinfektionen konnte er sich nicht erinnern.

Bei der Aufnahmeuntersuchung ergaben sich keine pathologischen Befunde. Der Miktion verlief stakkatoförmig. Harnbefunde und Serumkreatinin waren normal. Die Ultraschalluntersuchung ergab eine Dilatation von Nierenhohlsystem und Harnleiter links, eine Verdickung der Blasenwand auf 15 mm und Restharn von 150 ml.

Bei der Miktionszystourethrographie erwies sich die Harnblase als stark trabekuliert. Es bestand kein Reflux (Abb. 68). Die Ausscheidungsurographie ergab eine Dilatation von Nierenhohlsystem und Harnleiter sowie eine Verschmächtigung des Nierenparenchyms links (Abb. 69) mit kompensatorischer Hypertrophie der rechten Niere; die Dilatation links war bei voller Blase erheblich stärker als nach Blasenentleerung.

Eine ^{123}J-Hippuran-Durchflußszintigraphie zeigte, daß die linke Niere nur noch mit 25% an der Gesamtexkretion beteiligt war.

Der Patient näßte durchschnittlich jede 2. Nacht ein und war jeden Tag wiederholt naß. Mehrmals in jeder Woche war die Kleidung stuhlverschmiert. Nach zwei Wochen langem Abführen wurde ein Kolonkontrasteinlauf durchgeführt; es zeigte sich ein ausgeprägtes Megasigma.

Die Zystomanometrie mit Beckenboden-EMG zeigte eine Detrusor-Sphinkter-Dyskoordination, die Urethroskopie Normalbefunde.

Eine Kernspintomographie der Wirbelsäule ergab keine pathologischen Befunde.

Der Patient war psychisch grob auffällig. Er war traurig und sehr scheu, hatte für sein Alter ungewöhnlich große Angst vor allen Untersuchungen, traute sich nichts zu und entwickelte keinerlei Initiativen.

Wir führten ein stationäres biofeedback-unterstütztes Blasentraining mit dem Ziel einer vollständigen Entspannung des Sphinkterapparates während der Miktion und gleichzeitig ein Darmtraining mit dem Ziel regelmäßiger Stuhlentleerungen durch. Die Uroflowkurven besserten sich. Der Restharn ging auf 50 ml zurück. Der Patient entleerte täglich ausreichende Mengen Stuhl und hatte keine Stuhl- oder Harninkontinenz mehr.

Die Blasenfunktionsstörung bei diesem Patienten war erworben. Wegen einer afebrilen Harnwegsinfektion waren schon in der 6. Lebenswoche eine Miktionszystourethrographie und eine Ausscheidungsurographie angefertigt worden, beide mit normalen Ergebnissen.

Die unilaterale Stauungsnephropathie ist Folge der Detrusorhypertrophie (Uretermündungsstenose).

Abb. 68
Miktionszystourethrographie im Alter von 13 Jahren. Die oberen Abschnitte der Harnblase sind nach rechts verlagert (Megasigma), die Randkontur stark trabekuliert; Pseudodivertikel. Kein vesiko-ureteraler Reflux

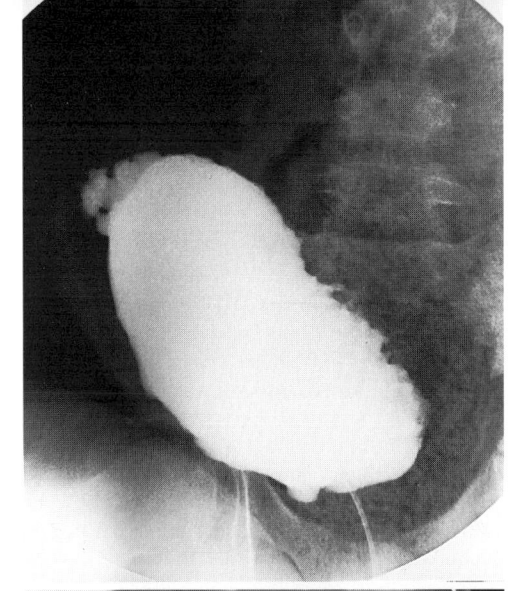

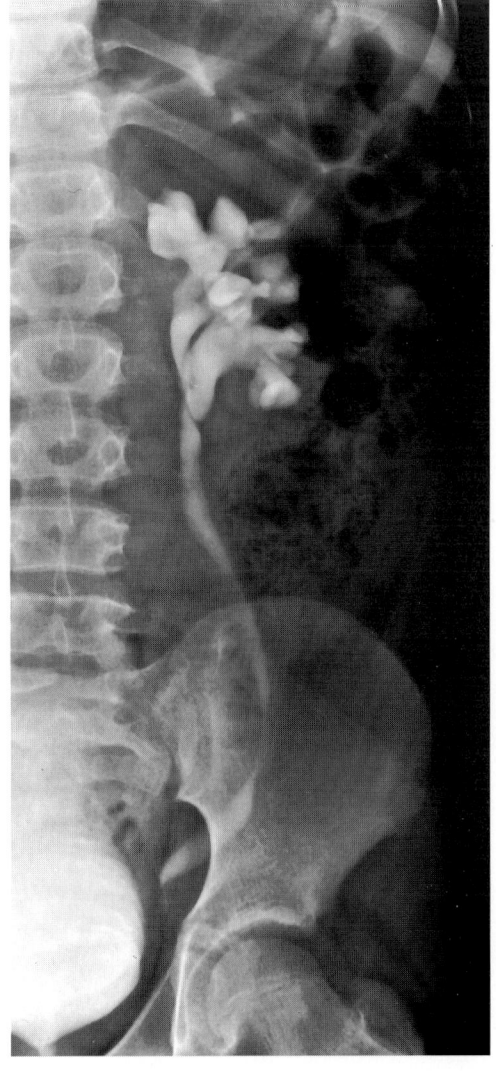

Abb. 69
Ausscheidungsurographie (Halbseitenaufnahme eine Stunde nach Kontrastmittelinjektion). Dilatation von Nierenhohlsystem und Harnleiter links

Stauungsnephropathie mit mittelstarker Niereninsuffizienz bei Detrusor-Sphinkter-Dyskoordination

Bei der im April 1981 geborenen M. M. war im Dezember 1983 nach einer akuten Pyelonephritis eine Ausscheidungsurographie durchgeführt worden und hatte normale Befunde ergeben. Nach Rezidiven der Pyelonephritis wurden 1984 eine Urethrotomie nach OTIS und anschließend wiederholt Urethrabougierungen durchgeführt. Eine Miktionszystourethrographie zeigte einen vesikoureteralen Reflux rechts Grad III und Restharn.

1987 wurde eine Antirefluxplastik rechts nach Grégoir durchgeführt. Vor der Operation hatte die Ausscheidungsurographie eine mittelstarke Dilatation von Nierenhohlsystem und Harnleiter links gezeigt. Beide Nieren waren zu dieser Zeit narbenfrei.

Vier Monate später fand sich eine bilaterale mittelstarke Dilatation von Nierenhohlsystem und Harnleiter sowie großer Restharn.

Weil die Patientin beschwerdefrei war, wurden die nächsten bildgebenden Untersuchungen erst im Oktober 1988 durchgeführt. Sie ergaben rechts eine hochgradige Harnstauung mit starker Nierenparenchymreduktion; links hatte sich an der mittelstarken Dilatation nichts geändert. Die Harnblase zeigte zahlreiche Divertikel (Abb. 70). Der Restharn betrug 125 ml. Bei einer Durchflußszintigraphie war die rechte Niere nur noch mit weniger als 20% an der Gesamtexkretion beteiligt; die linke Niere zeigte eine homogene Parenchymbelegung.

Die Blase wurde suprapubisch gefistelt. Neun Tage später zeigte die Ausscheidungsurographie beidseits keine nennenswerte Dilatation mehr.

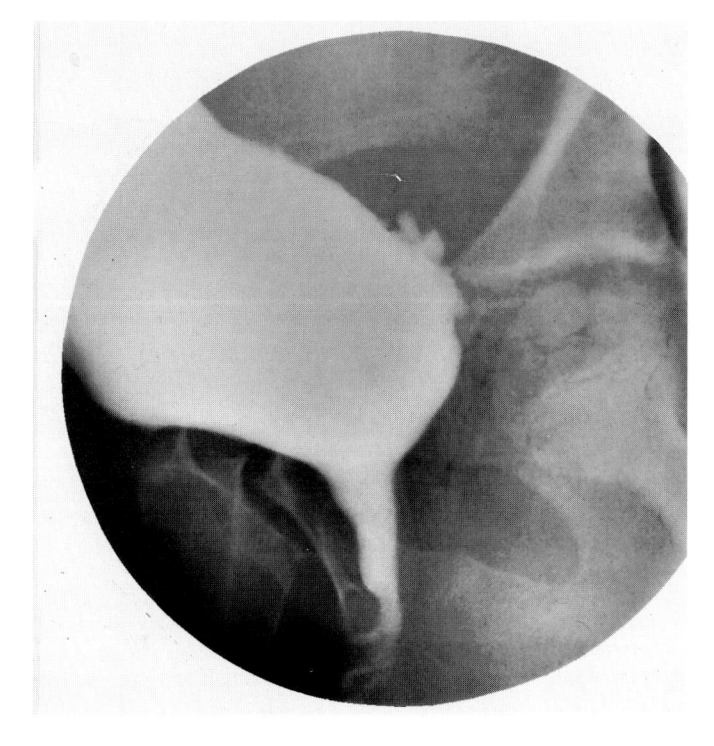

Abb. 70
Miktionszystourethrographie.
Pseudodivertikel
Blasenhinterwand

Daraufhin wurde die Fistelung beendet. Danach bestanden wieder Restharn zwischen 150 und 200 ml und bilaterale Harnstauungen.

Akute Pyelonephritiden häuften sich. Darum wurde die Patientin im März 1990 zu uns verlegt. Bei dieser Gelegenheit berichtete die Mutter erstmals, ihre Tochter sei noch nie für längere Zeit bei Tag oder Nacht trocken gewesen.

Bei der körperlichen Untersuchung kein pathologischer Befund, Blutdruck 97/60 mmHg.

Wir beobachteten durchschnittlich jeden 2. Tag eine Harninkontinenz und durchschnittlich einmal pro Woche Bettnässen. Die Miktionen verliefen stakkatoförmig. Die Blasenwand war auf 13 mm verdickt. Es bestand Restharn um 50 ml.

Die ^{51}Cr-EDTA-Clearance war mit 55 ml/Min./ 1,73 m^2 KO erniedrigt. Der ^{99m}Tc-DMSA-Uptaketest ergab eine Seitenverteilung der Gesamtspeicherung von rechts 10% zu links 90%, die Szintigraphie zeigte rechts nur noch eine minimale inhomogene Restspeicherung und links einen keilförmigen Speicherdefekt im oberen Nierenpol (Abb. 71).

Eine Zystomanometrie (über suprapubischen Fistelkatheter) mit Beckenboden-EMG zeigte eine Detrusor-Sphinkter-Dyskoordination. Eine Kernspintomographie der Wirbelsäule ergab Normalbefunde.

Im Verhalten des Kindes zeigten sich große Unterschiede zwischen Zeiten mit und ohne Anwesenheit der Mutter. Im Beisein der Mutter fiel die Patientin in eine kleinkindhafte Rolle, während sie allein selbständig war. Sie genoß sichtbar die durch ihre Krankheit erreichte besondere Zuwendung der Mutter.

Wir begannen ein Blasentraining mit Biofeedback und erreichten eine Normalisierung der Uroflowkurven. Der Restharn verminderte sich auf 10–25 ml. Außerdem ermunterten wir die Patientin zu altersadäquater Selbständigkeit und gaben der Mutter Ratschläge, wie sie ihrem Kind den altersadäquaten Freiraum gewähren kann. Die Patientin wurde bei Tag und Nacht trocken. Sie hat seither einige asymptomatische Harnwegsinfektionen, aber keine Pyelonephritis mehr durchgemacht.

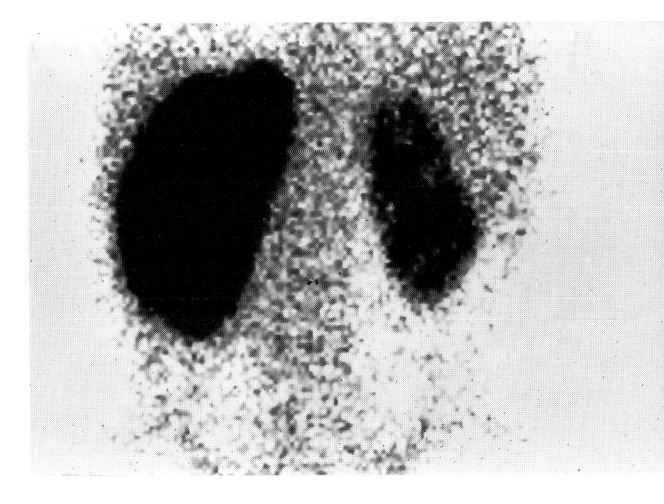

Abb. 71
^{99m}Tc-DMSA-Szintigraphie (seitenverkehrt). Die rechte Niere ist erheblich kleiner als die linke (10% der Gesamtspeicherung) und inhomogen belegt. Keilförmige Einziehung der Außenkontur im oberen Nierenpol links

Bei dieser Patientin ist anzunehmen, daß die später von uns dokumentierte Detrusor-Sphinkter-Dyskoordination schon zur Zeit der Refluxoperation bestand. Für diese Vermutung spricht die von der Mutter beschriebene primäre Harninkontinenz mit Bettnässen und der schon präoperativ dokumentierte Restharn. Die iatrogene Uretermündungsstenose wurde erst entdeckt, als die rechte Niere weitgehend zerstört war. Weil sich auch in der linken Niere eine Narbe entwickelte, kam es zu einer irreversiblen mittelschweren chronischen Niereninsuffizienz.

Beidseitige Stauungs- und Refluxnephropathie mit terminaler Niereninsuffizienz bei Detrusor-Akontraktilität

K. M., ein im August 1968 geborenes Mädchen, wurde 1976 mit den Leitsymptomen rezidivierende akute Pyelonephritis und primäre Enuresis nocturna in unsere Klinik eingewiesen.

Bei der körperlichen Untersuchung keine Auffälligkeiten; Blutdruck 110/76 mmHg. Harnbefunde unauffällig, Serumkreatinin 0,6 mg/dl.

Die Patientin konnte nur mit Hilfe der Bauchpresse Miktionen in Gang setzen und unterhalten; es bestand Restharn zwischen 150 und 250 ml. Die Blasenwand war nicht verdickt (3 mm).

Ultraschalluntersuchungen und die Ausscheidungsurographie zeigten bei voller Blase auf beiden Seiten Dilatationen von Nierenhohlsystem und Harnleiter, die nach Katheterentleerung der Blase verschwanden. Die Nieren waren narbenfrei (Abb. 72 u. 73).

Abb. 72 und 73
Ausscheidungsurographie.
20 Minuten nach Kontrastmittelinjektion bilateral deutliche Dilatation von Nierenhohlsystem und Harnleiter (Abb. 72),
40 Minuten später nach Katheterentleerung der Harnblase Ureteren nicht mehr dilatiert (Abb. 73)

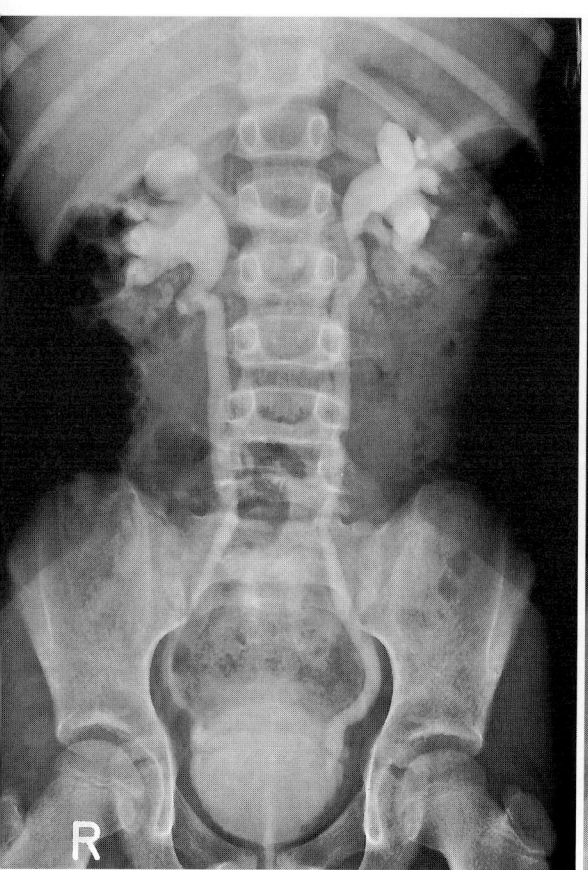

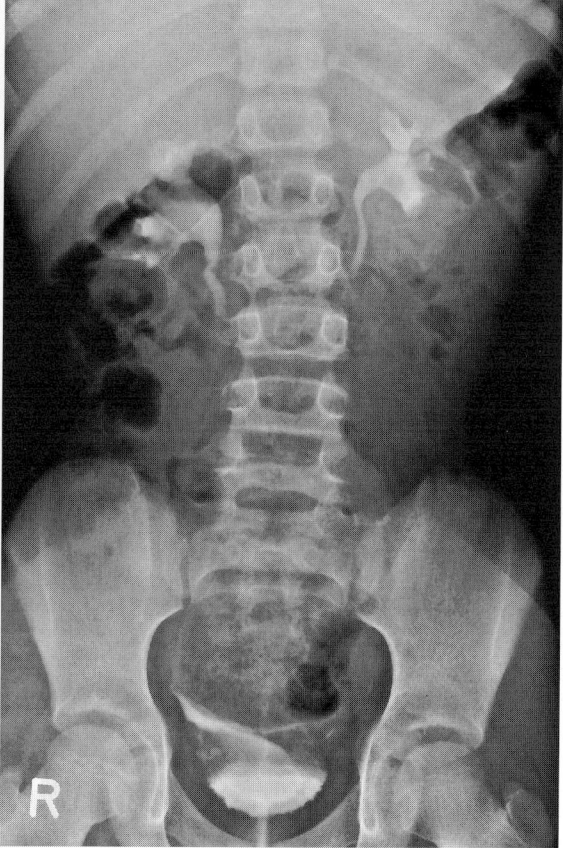

Bei der Miktionszystourethrographie fand sich eine sehr starke Randzähnelung der Harnblase mit beidseitigem vesiko-ureteralem Reflux rechts Grad IV und links Grad III (Abb. 74).

Während einer Zystomanometrie kam es zu keinerlei Detrusorkontraktion; mit Hilfe der Bauchpresse gelang eine fraktionierte Miktion bei einem Auslaßwiderstand von etwa 40 cm H_2O. Restharn: 180 ml.

Eine lumbale Myelographie ergab normale Befunde. Den Vorschlag einer Kernspintomographie lehnte die Patientin ab.

Der Versuch eines Blasentrainings mißlang, weil die Patientin nicht mitarbeitete. Sie zeigte in ihrem Verhalten große Ähnlichkeit mit dem Patienten M. M. Wir entließen sie, nachdem sie den intermittierenden Selbstkatheterismus erlernt hatte. Obschon eine Wiedervorstellung nach 6 Monaten verabredet worden war, kam sie erst nach 5 Jahren mit einer Niereninsuffizienz (Serumkreatinin 4 mg/dl) und einer Hypertonie (RR 160/95 mmHg) wieder zu uns. In der Zwischenzeit waren zahlreiche akute Pyelonephritiden aufgetreten, jeweils mit deutlichen bilateralen Dilatationen von Nierenhohlsystem und Harnleiter.

Jetzt zeigte die Ausscheidungsurographie auf beiden Seiten Stauungen und zu kleine Nieren mit Narben. Die ^{51}Cr-EDTA-Clearance war mit 22 ml/Min./1,73 m² KO deutlich erniedrigt. Der ^{99m}Tc-DMSA Uptaketest zeigte beidseits eingeschränkte Aktivitätsaufnahmen mit Speicherdefekten, rechts (31% der Gesamtspeicherung) ausgeprägter als links.

Obschon wir eine Vesikostomie (nach LAPIDES) durchführten, verschlechterte sich die Nierenfunktion kontinuierlich. Seit 1989 wird eine Dauerdialyse durchgeführt.

Bei dieser Patientin ist unbekannt, ob die Detrusor-Akontraktilität angeboren oder erworben ist. Weil der verordnete intermittierende Blasenkatheterismus nicht regelmäßig genug durchgeführt wurde, entwickelte sich eine bilaterale Stauungsnephropathie, die zur Zeit der Vesikostomie schon irreversibel und progredient geworden war. Der beidseitige vesikoureterale Reflux begünstigte die Entstehung häufiger akuter Pyelonephritiden und wahrscheinlich auch der Stauungsnephropathie.

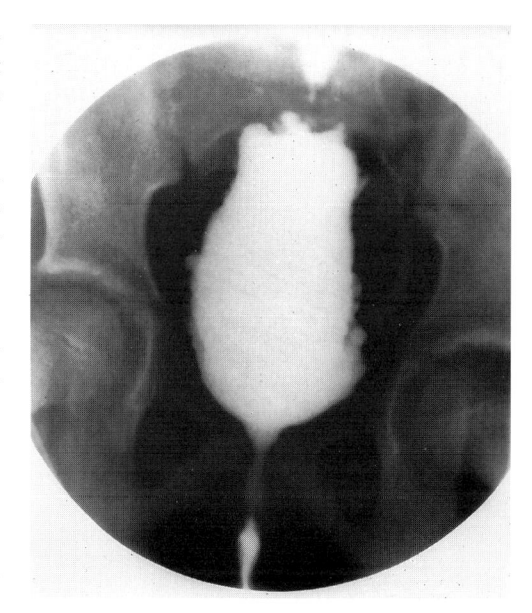

Abb. 74
Miktionszystourethrographie.
Die Harnblase zeigt eine starke Trabekulierung und Pseudodivertikel; vesikouretero-renaler Reflux rechts Grad IV und links Grad III

Differentialdiagnose

Dilatation von Nierenhohlsystem und Harnleiter

Als Ursache kommen ein vesiko-ureteraler Reflux und eine Uretermündungsstenose in Betracht; wenn beide ausgeschlossen sind, spricht man von einer funktionellen Dilatation.

Zur Refluxuntersuchung wird eine Miktionszystourethrographie durchgeführt.

Die Untersuchung auf eine Uretermündungsstenose beginnt mit einer Sonographie. Wenn diese eine starke Dilatation von Nierenhohlsystem und Harnleiter auch bei leerer Harnblase ergibt, ist eine Furosemid-Renographie indiziert. Ein kontinuierlicher Anstieg der Aktivitätskurve ohne überzeugenden Abfall nach Furosemid-Injektion spricht für eine Uretermündungsstenose (Abb. 75). Wir schließen bei nicht eindeutigem Ergebnis der Renographie eine antegrade Fluß-Druckmessung (WHITAKER-Test) an.

Blasenfunktionsstörung

Als Ursache kommen subvesikale Obstruktionen und eine neurologische Erkrankung in Betracht. Ist beides ausgeschlossen, so spricht man von einer idiopathischen Störung.

Die Frage nach einer subvesikalen Obstruktion (Urethralklappen, -Doppelung, -Divertikel, -Stenose) kann in der Regel durch eine Röntgen-Miktionszystourethrographie beantwortet werden. Unter Umständen ist zusätzlich eine Urethroskopie oder eine Urethrakalibrierung (vor allem bei Mädchen mit Hinweisen auf eine distale Urethrastenose) erforderlich. Für die Diagnose einer Urethrastenose ist ein deutlich von den folgenden Normwerten abweichendes Kalibrierungsergebnis zu fordern:

bis 4 Jahre	10 Charrière
5–9 Jahre	12 Charrière
10–14 Jahre	14 Charrière
15–20 Jahre	22 Charrière

Die Diagnose einer neurogenen Blasenfunktionsstörung ist bei Patienten mit Myelomeningozele leicht, bei einem Tethered-Cord-Syndrom oft schwer (s. S. 167f). Im Zweifel ist eine Kernspintomographie der Wirbelsäule erforderlich.

Abb. 75
^{123}J-Hippuran-Renographie mit Furosemidinjektion (Pfeil: 0,5 mg/kg i.v.) nach Hydrierung

A: Normalbefund
B und C: Akkumulationskurve
–B: guter Abfall nach Furosemid: keine Obstruktion
–C: kein Abfall nach Furesemid: Obstruktion

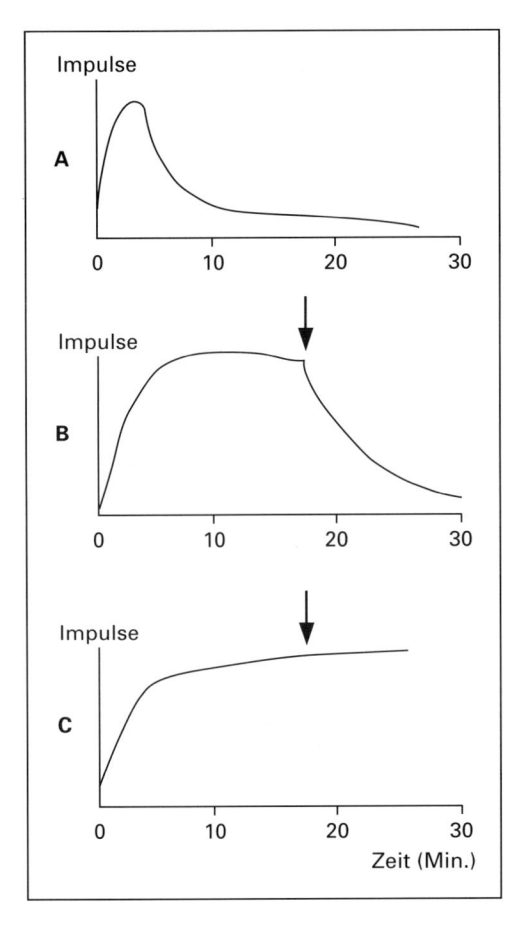

Pathogenese

Harnstauung

Pathologische Erhöhungen des Blaseninnendrucks können funktionelle und anatomische Schädigungen an der Harnblase verursachen. Dabei scheint die Häufigkeit und Dauer der Druckerhöhungen wichtiger zu sein als die Druckhöhe (13). Funktionsstörungen der Blase äußern sich in Restharn, Blasendekompensation und vesiko-ureteralem Reflux. Die anatomischen Folgen sind Blasenwandhypertrophie und -divertikel sowie eine Uretermündungsstenose. Reflux und Uretermündungsstenose können unilateral oder bilateral auftreten. Eine Obstruktion ist in ihren frühen Stadien in der Regel passager, kann aber irreversibel werden.

Nephropathie

Jede bis in die Nierentubuli reichende Harnstauung kann die Nierenfunktion beeinträchtigen. Das Ausmaß der Nierenfunktionsschädigung hängt von der Höhe und der Dauer des Stauungsdrucks ab. Die Nierenfunktionsschädigung ist bei kurzfristiger Stauung reversibel, wird aber nach längerer Zeit irreversibel und schließlich progredient, selbst wenn die Stauung beseitigt wird.

Bei genügend starker und langdauernder Stauung kommt es in der Niere zu morphologischen Veränderungen. Die Niere wird kleiner und erleidet Veränderungen an den Glomeruli und Tubuli sowie im Interstitium.

Risikoindikatoren

Das Risiko einer Stauungsnephropathie ist nicht bei allen Formen von Blasenfunktionsstörung gleich groß. Gefährdet sind nach unseren Erfahrungen vor allem Patienten mit Hypo- und Akontraktilität des Detrusor und mit Detrusor-Sphinkter-Dyskoordination.

Beim einzelnen Patienten zeigen eine starke Verdickung der Blasenwand, deutlicher Restharn und eine auch nach Blasenentleerung bestehen bleibende Dilatation von Nierenhohlsystem und Harnleiter das Risiko einer Stauungsnephropathie an. Im Krankheitsverlauf sind rezidivierende akute Pyelonephritiden ein Indikator für die Gefahr segmentaler Nierenparenchymnarben.

Patienten mit derartigen Risikoindikatoren bedürfen einer besonders sorgfältigen Ü b e r w a c h u n g.

Praktische Empfehlungen

Wichtigste Ziele der Betreuung von Patienten mit Blasenfunktionsstörung sind die Verhütung von Restharn und von länger dauernden intravesikalen Druckerhöhungen. Die beim einzelnen Patienten einzusetzenden Maßnahmen hängen von der Art und dem Ausmaß der Blasenfunktionsstörung ab. Für den Beginn der Behandlung kommt ein Blasentraining in Betracht (s. S. 125f), bei einer Dranginkontinenz ein Anticholinergikum (s. S. 39).

Sofern ein Restharn und eine prävesikale Stauung sich unter Blasentraining bzw. Anticholinergika-Behandlung nicht rasch deutlich bessern, muß intermittierender Katheterismus oder eine suprapubische Fistelung durchgeführt werden. Bei Uretermündungsstenose ist eine hohe Harnableitung zumindest vorübergehend erforderlich; vor einer Ureterozystoneostomie sollte zur Verminderung der Gefahr einer erneuten Obstruktion die Blasenfunktionsstörung eliminiert sein. Meatotomien, vor allem aber Urethrotomien und operative Eingriffe am Blasenhals gelten heute bei den meisten Autoren nur noch für Patienten mit eindeutig dokumentierter Obstruktion als zulässig.

Literatur

1. ALLEN, T. D.: Psychogenic urinary retention. Sth. Med. J. **65**, 302–304 (1972).
2. ALLEN, T. D.: The non-neurogenic bladder. J. Urol. **117**, 232–238 (1977).
3. BAUER, S. B. u. Mitarb.: The unstable bladder of childhood. Urol. Clins N. Am. **7**, 321–336 (1980).
4. BAUMANN, F. W. u. F. HINMAN: Treatment of incontinent boys with non-obstructive disease. J. Urol. **111**, 114–116 (1974).
5. BUCY, J. G. u. M. R. CARLIN: The silent neurogenic bladder. J. Urol. **114**, 296–298 (1975).

6. De LUCA, F. G. u. Mitarb.: The dysfunctional »lazy« bladder syndrome in children. Archs Dis. Childh. **37**, 117–121 (1962).

7. DUCKETT, J. W., H. McC. SNYDER III u. W. R. TURNER Jr.: The dysfunctional voider (Hinman syndrome) Am. Urol. Ass. Update Series **5**, 3–7 (1986).

8. van GOOL, J. D., M. A. W. VIJVERBERG u. T. P. V. M. de JONG: Functional daytime incontinence: clinical and urodynamic assessment. Scand. J. Urol. Nephrol. Suppl. **141**, 58–69 (1992).

9. HINMAN, F. u. F. W. BAUMANN: Vesical and ureteral damage from voiding dysfunction in boys without neurologic or obstructive disese. J. Urol. **109**. 727–732 (1973).

10. HINMAN, F.: Urinary tract damage in children who wet. Pediatrics **54**, 142–150 (1974).

11. HINMAN, Jr., F. u. F. W. BAUMANN: Complications of vesicoureteral operations from incoordination of micturition. J. Urol. **116**, 638–643 (1976).

12. HINMAN, Jr., F.: Nonneurogenic neurogenic bladder (The Hinman Syndrome)-15 years later. J. Urol. **136**, 769–777 (1886).

13. KOFF, S. A.: Consensus: relationship between dysfunctional voiding and reflux. J. Urol. Suppl., Nov. 1992.

14. MULHOLLAND, S. G. u. Mitarb.: Primary external urethral sphincter hyperkinesia in a boy. Urology **4**, 577–580 (1974).

15. PASSERINI-GLAZEL, G. u. Mitarb.: Video-urodynamic studies of minor voiding dysfunctions in children: an overview of 13 years' experience. Scand. J. Urol. Nephrol. Suppl **141**, 70–84 (1992).

16. STOCKAMP, K.: Treatment with phenoxybenzamine of upper urinary tract complications caused by intravesical obstruction. J. Urol. **113**, 128–131 (1975).

17. WILLIAMS, D. I.: The radiological diagnosis of lower urinary obstruction in the early years. Br. J. Radiol. **27**, 473–483 (1954).

18. WILLIAMS, D. I. u. S. TAYLOR: A rare congenital uropathy: vesico-urethral dysfunction with upper tract anomalies. Br. J. Urol. **41**, 307–313 (1969).

19. WILLIAMS, D. I., G. HIRST u. D. DOYLE: The occult neuropathic bladder. J. pediat. Surg. **9**, 35–41 (1974).

Verhaltenstherapie bei Kindern mit funktioneller Harninkontinenz

E. GÄBEL und H. OLBING

Einleitung

Eine Harninkontinenz kann unter sehr verschiedenen Bildern auftreten. Unter den zahlreichen möglichen Ursachen reicht das Spektrum von lokalen Irritationen wie bei einer Zystourethritis über Fehlverhalten bei Harndrang bis zu Interaktionsstörungen in der Familie. In den letzten Jahren wurden kindgerechte und dem individuellen Typ der Blasenfunktionsstörung angepaßte Methoden für eine Verhaltenstherapie auch bei Kindern entwickelt (13, 14, 16–18, 24). Unsere bisherigen Erfahrungen sprechen dafür, daß eine Verhaltenstherapie vom 6. Lebensjahr an bei einem erheblichen Teil der Patienten mit funktionellen Formen von Harninkontinenz und/oder Miktionsstörung zu einer deutlichen Besserung führen kann.

Gefahren von Blasenfunktionsstörungen

Kausalzusammenhang gesichert

Eine enge Korrelation zwischen sehr häufigen Rezidiven einer Harnwegsinfektion und Blasenfunktionsstörungen ist von vielen Autoren beobachtet worden (Zusammenfassung bei 28). Dabei kann es sich um einen Circulus vitiosus handeln. Es läßt sich meist nicht herausfinden, ob eine Harnwegsinfektion mit gehäuftem, schmerzhaftem Harndrang oder die Blasenfunktionsstörung am Beginn der Ursachenkette gestanden hat. Für die praktische Arbeit mit dem Patienten ist die Beobachtung wichtig, daß nach Beseitigung der Blasenfunktionsstörung die Rezidivneigung von Harnwegsinfektionen erheblich geringer wird (14,18).

Bei Kindern mit Blasenfunktionsstörungen treten nach Operationen zur Beseitigung eines vesiko-ureteralen Refluxes gehäuft Obstruktionen der durch Operation veränderten Uretermündung auf; auch Refluxpersistenz nach Operation ist bei Patienten mit Blasenfunktionsstörung gehäuft, vor allem bei solchen mit Detrusor-Sphinkter-Dyskoordination.

Bei Patienten mit längere Zeit bestehenden schweren Formen von Miktionsaufschub, Detrusor-Sphinkter-Dyskoordination oder Detrusorhypokontraktilität kann es zu einer Blasendekompensation mit beidseitiger Rückstauung bis ins Nierenhohlsystem und der Gefahr einer Stauungsnephropathie kommen (s. S. 115f).

Kausalzusammenhang vermutet, noch nicht gesichert

Der vesikoureterale Reflux hat eine natürliche Tendenz zur spontanen Besserung und Ausheilung. Retrospektive Untersuchungen sprechen dafür, daß die Chance dieser spontanen Rückbildung durch Blasenfunktionsstörungen beeinträchtigt wird (Zusammenfassung bei 28).

Zu den Faktoren, die bei Kindern mit vesiko-ureteralem Reflux das Risiko segmentaler Nierenparenchymnarben erhöhen, gehört ein erhöhter intrapelviner Druck. Einige Autoren vermuten, daß der mit Blasenfunktionsstörungen verbundene hohe intravesikale Druck bei Patienten mit Reflux ausreicht, um vermehrt segmentale Nierenparenchymnarben zu initiieren (Zusammenfassung bei 28).

Welche Faktoren zu einer Detrusor-Sphinkter-Dyskoordination führen können, ist bisher nicht sicher bekannt. Vielleicht kann eine Detrusorinstabilität oder ein Miktionsaufschub eine kausale Rolle spielen.

Für die Persistenz einer Blasenfunktionsstörung kann wahrscheinlich auch eine Fehlreaktion der Eltern eine ursächliche Rolle spielen. Schuldzuschreibungen an das Kind, Strenge oder Überprotektion können sich ebenso ungünstig auswirken wie abrupter Wechsel im Erziehungsstil.

Unsere Verhaltenstherapie

Unpräzise formulierte, allgemeine Anweisungen für das richtige Verhalten bei Harndrang und während der Miktion sind nach unseren Erfahrungen bei Kindern mit Blasenfunktionsstörungen nicht erfolgversprechend. Die Patienten brauchen vielmehr einen auf den vorliegenden Typ der Funktionsstörung ausgerichteten differenzierten Behandlungsplan, oft mit mehreren aufeinanderfolgenden Schritten.

Wir beginnen mit ambulanten Maßnahmen und schließen bei Kindern mit persistierenden schweren Funktionsstörungen, die entweder für den Patienten mit Risiken belastet sind oder bei ihm zu erheblichem Leidensdruck führen, eine stationäre Verhaltenstherapie mit Biofeedback an. Dabei berücksichtigen wir so weit wie möglich individuelle Eigenarten des Kindes und seiner Familie.

Da Fehlreaktionen der Familie für die Persistenz einer Blasenfunktionsstörung bedeutsam sein können, stellen wir bei der Anamneseerhebung vor allem auch folgende F r a g e n : Wie geht die Familie mit der Blasenstörung des Kindes um? Welche Bedeutung hat die Blasenfunktionsstörung innerhalb der Familie? Haben sich evtl. pathologische Beziehungsmuster infolge der Blasenfunktionsstörung entwickelt? Welche Behandlungsversuche gingen voraus und welche Ergebnisse wurden hierbei erzielt? Wurde der behandelnde Arzt häufiger gewechselt?

Wir bemühen uns, einen für eine erfolgreiche Verhaltenstherapie günstigen Rahmen in der Familie zu schaffen. Eltern und Kind müssen den Typ der vorliegenden Blasenfunktionsstörung verstehen und über ursächliche Zusammenhänge mit Harnwegsinfektionen ebenso informiert sein wie über mögliche schädigende Auswirkungen unangemessener Erziehungsmaßnahmen. Eltern und Kind müssen die Komponenten der geplanten Verhaltenstherapie verstehen und akzeptieren.

Unsere Verhaltenstherapie orientiert sich an biologischen Signalen, die das Kind selber an sich wahrnehmen kann. Einige wichtige Komponenten haben wir von VAN GOOL übernommen (13, 14).

Als erstes wird das Kind dazu angeleitet, durch intensivierte Selbstbeobachtung Blasenfülle und Harndrang früher als bisher wahrzunehmen und dann sofort eine Toilette aufzusuchen, um die Blase entspannt und ohne Hast in einem Zug und so vollständig wie möglich zu entleeren. Während unserer stationären Verhaltenstherapie wird die Selbstbeobachtung durch nicht-invasive Biofeedbackmethoden ergänzt.

Ambulante Verhaltenstherapie

Bei der Diagnostik vor einer ambulanten Verhaltenstherapie beschränken wir uns auf die Zuordnung des Patienten zu den klinischen Syndromen Dranginkontinenz, Harninkontinenz bei Miktionsaufschub, Harninkontinenz bei verspannter Miktion bzw. Harninkontinenz bei fraktionierter Miktion. Diese Differenzierung kann vom Kinderarzt vorgenommen werden. Sie ist ohne urologische Untersuchungen im engeren Sinne möglich, vor allem ohne eine Zystomanometrie. Organische, vor allem neurogene Ursachen der Blasenfunktionsstörung müssen ausgeschlossen werden. Dabei ist vor allem der Nachweis einer Aszensionsstörung des Rückenmarks vielfach schwierig (s. S. 167f).

Lokale Irritationen, die als ursächliche Faktoren einer Blasenfunktionsstörung in Betracht kommen, müssen vor Beginn einer Verhaltenstherapie ausreichend lange ausgeschaltet sein. Wir beginnen beispielsweise nicht früher als 4 Wochen nach der letzten Harnwegsinfektion mit einer Verhaltenstherapie.

Unabhängig vom vorliegenden Typ einer Funktionsstörung verordnen wir bei allen Kindern mit Blasenfunktionsstörung, daß sie bewußter und intensiver als bisher auf die ersten Zeichen von Harndrang und Blasenfülle achten, nach deren Wahrnehmung sofort ruhig eine Toilette aufsuchen und dort entspannt und ohne Hast in einem Zuge die Blase so vollständig wie möglich entleeren. Sofern eine Obstipation besteht, wird diese durch diätetische, falls erforderlich durch vorübergehende medikamentöse Maßnahmen beseitigt.

Die 2. Komponente unseres ambulanten Verhaltenstrainings richtet sich nach dem vorliegenden Typ der Funktionsstörung:

Dranginkontinenz: bei Harndrang nur zentrale Hemmung, keine motorischen Haltemanöver.

Harninkontinenz bei Miktionsaufschub: bei Harndrang weder zentrale Hemmung noch motorische Haltemanöver einsetzen, sofort zur Toilette gehen. Umstände abstellen, welche Miktionsaufschub begünstigen (Verbot, während Unterricht zur Toilette zu gehen; schmutzige Toilette usw.).

Harninkontinenz bei verspannter Stakkatomiktion: vollständige Entspannung von externem Blasensphinkter und Beckenbodenmuskulatur während der gesamten Miktion bis zur vollständigen Blasenentleerung.

Harninkontinenz bei fraktionierter Miktion: möglichst vollständige Blasenentleerung bei der Miktion, so weit wie möglich durch Detrusorkontraktion, sofern dies nicht ausreicht, durch die Bauchmuskeln bzw. durch manuellen Druck auf die Bauchdecken.

Die Kinder werden aufgefordert und (vor allem der Mutter gegenüber) ermächtigt, die ambulante Verhaltenstherapie so selbständig wie nur möglich durchzuführen. Wir bringen ihnen bei, wie sie zu Hause ein Protokoll über ihre Wahrnehmungen, ihr Verhalten bei Harndrang und über ihre Miktionen führen können. Für die ersten 4 Wochen werden mit der Therapeutin in der Klinik schriftlich Termine für 1–2 telefonische Berichte des Patienten pro Woche über seine Fortschritte vereinbart.

In der Regel führen wir unsere ambulante Verhaltenstherapie 3 Monate lang durch. Während des 1. Monats wird intensiv mit dem Patienten und seiner Familie gearbeitet und anschließend der Verlauf unter den eingeleiteten Maßnahmen beobachtet. Während dieser Zeit wird, falls erforderlich, eine antibiotische Reinfektionsprophylaxe durchgeführt (28). Sofern dann die Blasenfunktionsstörung noch so stark ist, daß die Gefahr von Komplikationen oder ein erheblicher Leidensdruck besteht, empfehlen wir eine Zystomanometrie mit Beckenboden-EMG. Deren Ergebnis zeigt den Weg für eine Intensivierung der Therapie. Die Untersuchung wird dem Patienten vorher genau erklärt und ohne Narkose oder Sedierung durchgeführt; am Vortage besucht er den Untersuchungsraum und lernt den Untersucher kennen.

Medikamentöse Behandlungsmöglichkeiten gibt es derzeit nur für die Detrusorinstabilität (s. S. 39) und für einen Teil der Patienten mit Detrusorhypokontraktilität (s. S. 78).

Stationäre Verhaltenstherapie mit Biofeedback

Wir halten die Zeit der stationären Aufnahme zwecks intensiver Verhaltenstherapie von allen medizinischen Interventionen frei und verzichten sogar auf Fieber- und Blutdruckmessungen. Invasive Untersuchungen, vor allem eine Zystomanometrie sollten mindestens eine Woche zurückliegen. Wir nehmen jeweils 2 gleichgeschlechtliche und möglichst gleichaltrige Kinder in einem Zimmer auf; sie spornen sich erfahrungsgemäß gegenseitig an. Eltern und Geschwister werden eingeladen, den Patienten nachmittags oder abends zu besuchen. Die Vormittage gelten ganz der Arbeit mit der Therapeutin.

Bei Beginn der stationären Verhaltenstherapie werden die Patienten noch einmal und ausführlicher als vorher über die Funktionsweise von Nieren und Harntrakt, über ihre Funktionsstörung und die Bestandteile ihrer Verhaltenstherapie informiert. Wir sagen den Patienten, daß sie so viel Selbständigkeit und Eigenverantwortung übernehmen sollen wie nur möglich. Die Kinder werden angeleitet, eine Miktionsliste mit Inkontinenzprotokoll zu führen und die Uroflowbefunde aller Miktionen in ein Protokollheft zu übertragen.

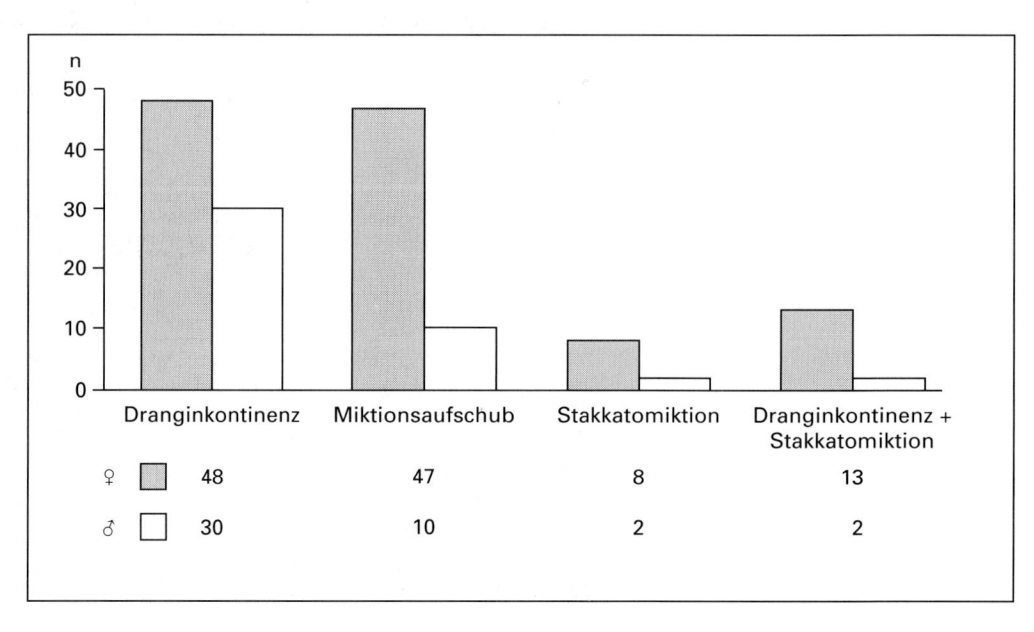

Abb. 76
Ambulantes Blasentraining;
Diagnosen-/Geschlechterverteilung
(Oktober 1988 bis Mai 1991)

	Dranginkontinenz	Miktionsaufschub	Stakkatomiktion	Dranginkontinenz + Stakkatomiktion
♀	48	47	8	13
♂	30	10	2	2

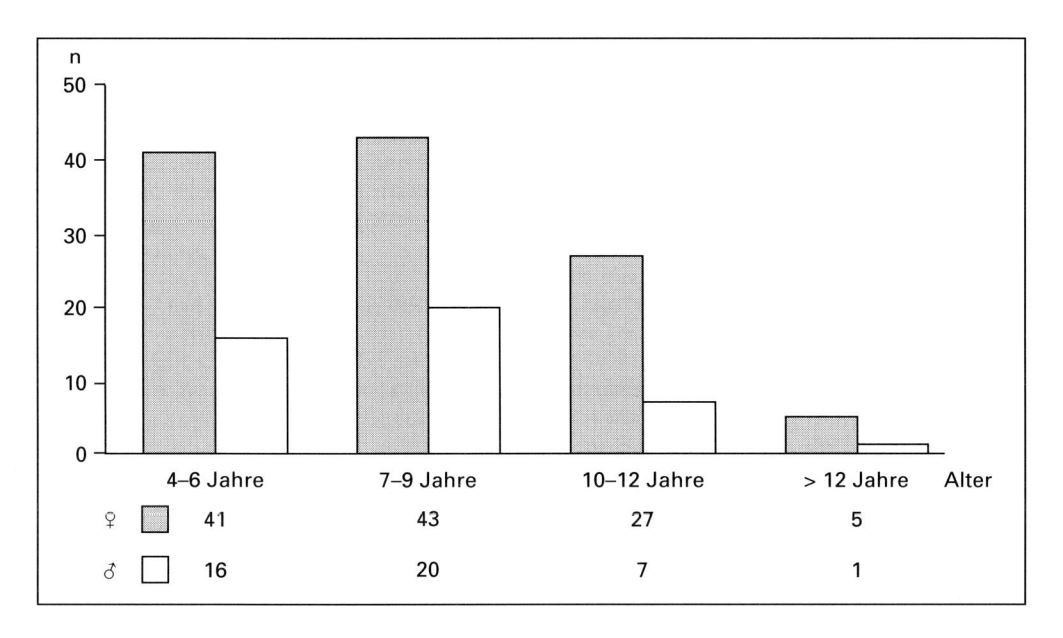

Abb. 77
Ambulantes Blasentraining;
Alters-/Geschlechterverteilung
(Oktober 1988 bis Mai 1991)

Abb. 78
Ambulantes Blasentraining
(Ergebnisse 3–6 Monate nach
Abschluß des Trainings)

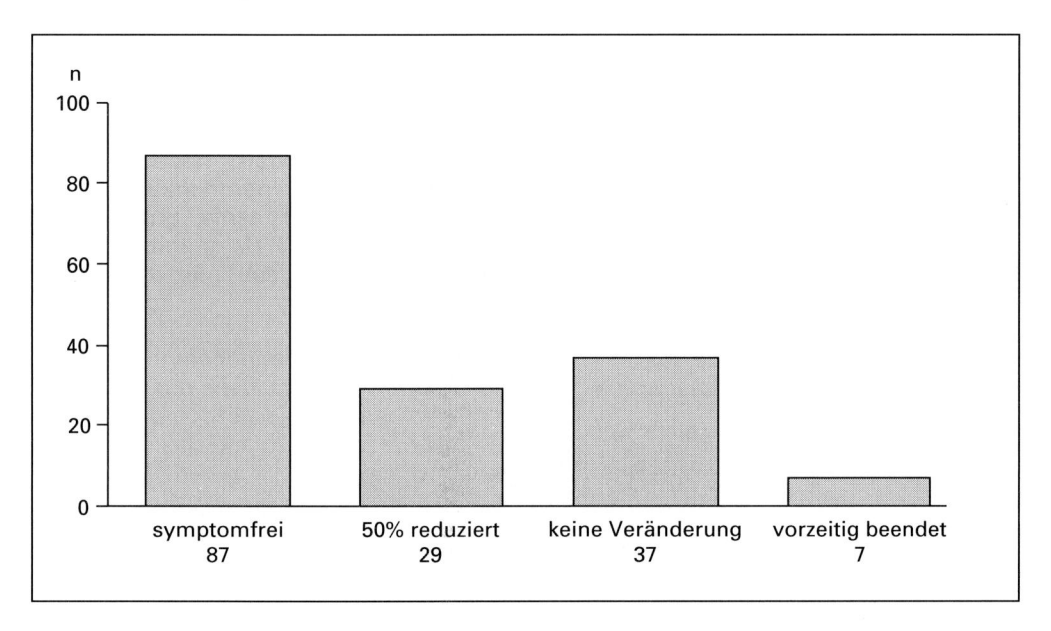

Während der Vormittage wird die Verhaltenstherapie durch die auf der Station anwesende Therapeutin begleitet.

Die Patienten trinken während der Vormittage 200 ml Flüssigkeit pro Stunde, um ausreichend zahlreiche Blasenfüllungen und Übungsmöglichkeiten zu gewährleisten. Am Beginn jedes Vormittages läßt die Therapeutin sich die Protokolle vom letzten Vormittag vorlegen und erklären. Sie diskutiert mit den Patienten die dokumentierten Befunde und vor allem die Fehler.

Die antibiotische Reinfektionsprophylaxe wird auch während der stationären Behandlung fortgesetzt.

Die Länge der stationären Verhaltenstherapie richtet sich nach der Schwere der Funktionsstörung und den erzielten Fortschritten. Eine Verlängerung auf mehr als 2 Wochen hat sich bei uns nicht bewährt, weil dann in der Regel Heimweh auftritt und die Motivation zur Mitarbeit beeinträchtigt.

Die stationäre Verhaltenstherapie unterscheidet sich von der ambulanten nicht durch die Ziele (s. oben), wohl aber durch ihre Methoden. Durch eine enge Zusammenarbeit mit der Therapeutin und den Einsatz von Biofeedbackmethoden während des Vormittags erzielen wir im Vergleich zur ambulanten Therapie erheblich intensivere Besserungen. Dabei richten

Uhrzeit	Harnmenge	Drangsymptomatik	Stottern, Pressen bei Miktion	Einnässen: feucht/naß	Bemerkungen
		In der Nacht eingenäßt			
8.16	25 ml	X		X	
9.15	10 ml	X		X	
10.18	20 ml				
13.40	10 ml	X		X	
15.55	50 ml				
16.30	50 ml	X		X	
18.40	10 ml	X			
19.00	12 ml	X			
		In der Nacht eingenäßt			

Abb. 79
Miktionsprotokoll bei 5½jähriger Patientin mit Harninkontinenz. Die Miktionsvolumina sind für das Alter pathologisch klein

wir uns nach der Art der Blasenfunktionsstörung:

Detrusorinstabilität: Zwecks Feedback setzen wir eine Klingelhose und die Uroflowmetrie ein. Die Klingelhose hilft, jede Harninkontinenz sofort zu erkennen, auch die ohne wahrgenommenen Harndrang. Das Uroflowgerät erlaubt eine Volumenmessung bei jeder Miktion. Dadurch lernt der Patient, Harndrang bei geringem Blasenvolumen (»schlechter Harndrang«) von solchem bei altersadäquatem Blasenvolumen (»guter Harndrang«) zu unterscheiden. Die Patienten sollen durch das Unterlassen von Haltemanövern »schlechten Harndrang« beseitigen.

Detrusor-Sphinkter-Dyskoordination: Zwischen den Miktionen führen wir Übungen zu bewußter Anspannung und Entspannung der Körpermuskulatur und vor allem der Beckenbodenmuskulatur durch. Besonders sorgfältig wird eine entspannte Miktion trainiert: lockere Sitzposition, vollständige Erschlaffung von externem Blasensphinkter und Beckenbodenmuskulatur vom Beginn bis zum restharnfreien Ende der Miktion. Der Uroflowmeter dient hierbei als Biofeedback. Die Kinder bekommen sofort einen Hinweis darauf, ob die Miktion »gut« oder verspannt war. Die Miktionen werden sonographisch auf Restharn überprüft.

Detrusorhypokontraktilität: Die Uroflowmetrie und die sonographische Restharnbestimmung dienen als Feedback.

Mischformen: Bei der Kombination von Detrusorinstabilität und Detrusor-Sphinkter-Dyskoordination wird die Verhaltenstherapie auf beide Komponenten ausgerichtet. Unter Umständen kombinieren wir die Verhaltenstherapie mit Oxybutynin (s. S. 39).

Vor der Beendigung der stationären Verhaltenstherapie erhalten die Patienten und ihre Mutter Vorschläge für die ambulante Weiterbehandlung. Die Patienten berichten der Therapeutin zunächst einmal pro Woche, später in je nach individuellem Verlauf länger werdenden Abständen telefonisch, wie es ihnen geht. Alle 3 Monate und bei Verschlechterung der Harninkontinenz sowie bei anderen verdächtigen Symptomen sofort wird der Harn untersucht.

Die antibiotische Reinfektionsprophylaxe wird 3 Monate nach Normalisierung der Blasenfunktion abgesetzt, vorausgesetzt es besteht kein vesiko-ureteraler Reflux.

Der Zeitaufwand für eine ausführliche Anamnese und vor allem für die Therapiegespräche bei Kindern mit Blasenfunktionsstörung ist in der Regel beträchtlich. Ein Teil davon kann durch nicht-ärztliche Mitarbeiter mit besonderem Interesse an diesen Funktionsstörungen und mit gutem Einfühlungsvermögen den Patienten und ihrer Familie gegenüber nach entsprechender spezieller Vorbereitung übernommen werden.

Eigene Erfahrungen

Von Oktober 1988 bis Mai 1991 haben in unserer Klinik 160 Kinder im Alter von 5–16 Jahren das ambulante Blasentraining durchlaufen. Es handelte sich z. T. um seit längerer Zeit mit den bislang eingesetzten Methoden erfolglos vorbehandelte Kinder. Alle Kinder kamen mit der Überweisungsdiagnose »Rezidivierende Harnwegsinfekte« oder »Enuresis« in unsere Klinik. Durch genaue Anamnese konnten wir bei 78 Kindern eine Dranginkontinenz feststellen sowie bei 57 Kindern einen Miktionsaufschub. Bei 25 Kindern bestand eine Stakkatomiktion, 15 von ihnen wiesen zusätzlich eine Dranginkontinenz auf (Abb. 76, S. 128). Hinweise auf organische oder neurologische Ursachen einer Blasenstörung konnten ausgeschlossen werden.

Harnwegsinfekte hatten 83 Kinder durchgemacht. Bei diesen Kindern persistierte die Blasenstörung mindestens 4 Wochen nach antibiotischer Behandlung. Wir verordneten eine antibiotische Reinfektionsprophylaxe.

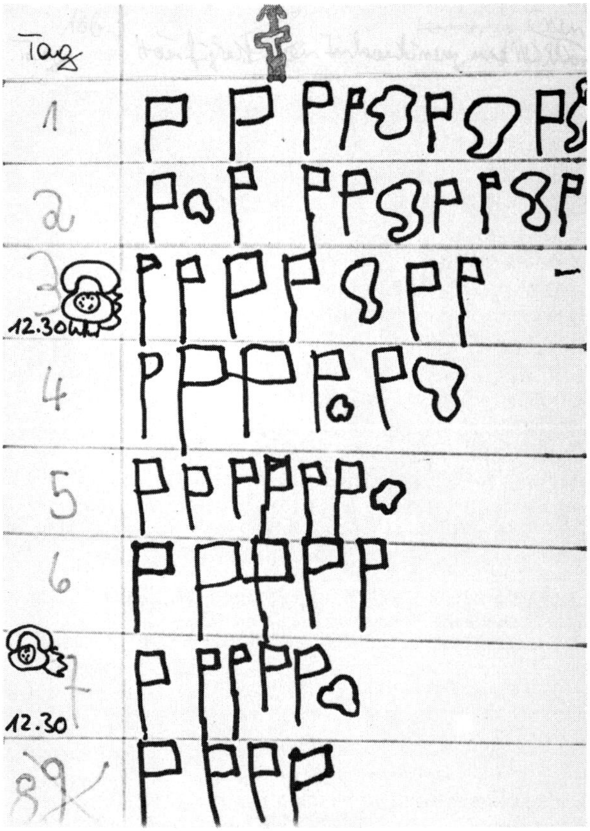

Abb. 80
Patientin wie Abb. 79: Miktions- und Inkontinenzprotokoll während ambulanter Verhaltenstherapie. Besserung sowohl der Enuresis nocturna als auch der Dranginkontinenz am Tag

Bedeutung der Zeichen:
Fahne: Miktion. Wolke: Inkontinenz. Telefon (mit Zeitangabe): Telefongespräch mit der Therapeutin in der Klinik

Bei der Geschlechterverteilung fiel auf, daß die Mädchen den größten Anteil stellten. Insgesamt betreuten wir 116 Mädchen und 44 Jungen. Die Altersgruppen 4–6 Jahre sowie 7–9 Jahre waren am häufigsten vertreten (Abb. 77, S. 129).

Die Ergebnisse 3–6 Monate nach Abschluß des Trainings zeigen, daß 87 Kinder symptomfrei waren und bei 29 Kindern die Symptome deutlich verringert waren (Abb. 78, S. 129).

Von Oktober 1986 bis März 1988 haben 18 Kinder mit Detrusor-Sphinkter-Dyskoordination die **stationäre** Verhaltenstherapie mit Biofeedback durchlaufen. Nach einem Vierteljahr haben wir die Kinder nachuntersucht. Die Symptome waren bei 8 Kindern verschwunden und bei 4 weiteren erheblich gebessert.

Exemplarische Beobachtungen

Ambulante Verhaltenstherapie bei Dranginkontinenz

Die 5½jährige Patientin wurde uns wegen rezidivierender akuter Zystitis und »sekundärer Enuresis nocturna« ambulant vorgestellt. Das durchschnittliche Intervall zwischen den Harnwegsinfektionen betrug nur knapp 3 Monate. Beinahe jede Nacht war sie naß. Durchschnittlich 1–2mal pro Woche wurde sie nachts durch Harndrang wach. Auch nach Einnässen erwachte sie manchmal und legte sich dann ins Bett ihrer Schwester. Fast jeden Tag trat Harninkontinenz auf, immer in zeitlichem Zusammenhang mit starkem Harndrang und Haltemanövern. Die Miktion verlief normal. Ein Miktionsprotokoll ergab 8 Miktionen mit maximal nur 50 ml Volumen (Abb. 79).

Während eines stationären Aufenthaltes in einer anderen Kinderklinik waren schon eine Sonographie von Nieren und ableitenden Harnwegen sowie eine Miktionszystourethrographie durchgeführt worden; die Befunde wurden uns vorgelegt und waren normal.

Die körperliche Untersuchung ergab außer einer Dermatitis an den Hautkontaktstellen der großen Schamlippen und stark ammoniakalischem Geruch keine Auffälligkeiten. Mehrere Uroflowme-

Abb. 81
Miktions- und Inkontinenzprotokoll bei 6jähriger Patientin mit Harninkontinenz bei Detrusor-Sphinkter-Dyskoordination. Es bestand eine sekundäre Enuresis nocturna mit Dranginkontinenz am Tag

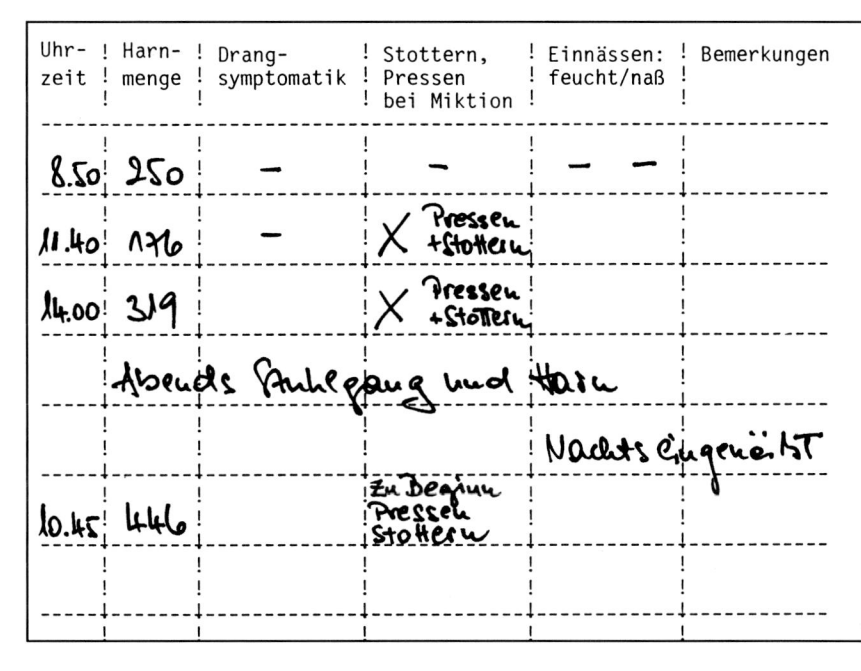

Uhrzeit	Harnmenge	Drangsymptomatik	Stottern, Pressen bei Miktion	Einnässen: feucht/naß	Bemerkungen
8.50	250	—	—	— —	
11.40	176	—	X Pressen +Stottern		
14.00	319	—	X Pressen +Stottern		
		Abends Anlegung und Harn			
					Nachts eingenäßt
10.45	446		Zu Beginn Pressen Stottern		

trien fielen normal aus. Im Harn keine pathologischen Befunde.

Wir verordneten eine antibiotische Reinfektionsprophylaxe (½ *Urotabline* abends) und gaben der Patientin und ihrer Mutter altersgerechte Informationen über die der Dranginkontinenz zugrundeliegende Funktionsstörung. Das Verhalten aller Familienmitglieder gegenüber den Problemen der rezidivierenden Harnwegsinfektionen und der Harninkontinenz wurde ausführlich besprochen. Die Patientin beteiligte sich kaum an diesem Gespräch. Vor allem das Thema »Einnässen« war ihr sichtlich unangenehm.

Die Mutter war darüber beunruhigt, daß weder die Rezidive der Harnwegsinfektion noch die Harninkontinenz durch die bisherigen ärztlichen Maßnahmen gebessert worden waren. Sie sah in der Enuresis nocturna das größte Problem. Für Maßnahmen gegen die Dranginkontinenz am Tage hatte sie bisher von den betreuenden Ärzten keine Empfehlungen bekommen. Sie sah die Ursache der Dranginkontinenz darin, daß ihre Tochter nicht rechtzeitig zur Toilette ginge. Seit längerer Zeit forderte sie ihre Tochter in Abständen von 1½–2 Stunden zur Miktion auf. Das Kind ginge dann nur sehr unwillig zur Toilette. Nach Eintreten einer Harninkontinenz am Tage wechsle es heimlich die Kleidung. Der Vater kümmere sich nicht um diese Probleme.

Wir gewannen den Eindruck, die Mutter sehe in der Dranginkontinenz eine gegen sie gerichtete Unart des Kindes, während umgekehrt die Patientin diese Einschätzung der Mutter und deren Vorwürfe als ungerecht empfand.

Wir verordneten eine ambulante Verhaltenstherapie mit folgenden Komponenten:

1. Steigerung der Aufmerksamkeit gegenüber den Wahrnehmungen von Blasenfülle und Harndrang;

2. sofortiges Aufsuchen einer Toilette nach Wahrnehmung von Blasenfülle oder Harndrang;

3. Verzicht auf Haltemanöver als Gegenmaßnahme gegen Harndrang.

Jede Komponente wurde der Patientin und ihrer Mutter eingehend erklärt.

Die Patientin fertigte Vordrucke für Miktionsprotokolle mit Telefonterminen für Berichte über den

Ablauf des Blasentrainings an die Therapeutin an. Es wurde verabredet, daß die Mutter nicht in das Blasentraining eingreifen solle. Die Patientin wurde beauftragt und ermächtigt, in Kontakt mit der Therapeutin selbständig zu trainieren.

Für die Mutter war es schwer zu verstehen, daß keinerlei direkte Trainingsmaßnahmen gegen die Enuresis nocturna verabredet wurden. Wir erklärten ihr, daß die Enuresis nocturna ohne gezielt gegen sie eingesetzte besondere Trainingsmaßnahmen einige Zeit nach Beseitigung der Dranginkontinenz am Tage voraussichtlich von selber aufhören würde. Wir erlaubten, nachts eine Windel zu tragen.

Während des nächsten Monats berichtete die Patientin der Therapeutin 2mal wöchentlich am Telefon über den in der Miktionsliste dokumentierten Verlauf des Trainings (Abb. 80). Bei der Dranginkontinenz am Tage nahm die Häufigkeit erheblich ab, bei der Enuresis nocturna die Menge des jeweils abgehenden Harns. Nach 3 Monaten war die Patientin bei Tag und Nacht trocken. Die perigenitale Dermatitis heilte ab. Die antibiotische Reinfektionsprophylaxe wurde abgesetzt. In den seither vergangenen 15 Monaten traten keine weiteren Harnwegsinfektionen auf. Die Patientin blieb bei Tag und Nacht trocken.

Stationäre Verhaltenstherapie mit Biofeedback bei Detrusor-Sphinkter-Dyskoordination

Die 6jährige Patientin wurde uns wegen rezidivierender akuter Zystitiden ambulant vorgestellt. Sie brachte ein andernorts erstelltes Ausscheidungsurogramm und Miktionszystourethrogramm mit; beide zeigten keine pathologischen Befunde.

Das erste Anamnesegespräch ergab eine sekundäre Enuresis nocturna mit Dranginkontinenz am Tage (Miktions-/Inkontinenzprotokoll Abb. 81). In einem 2. Gespräch erinnerte sich die Mutter, die Miktion ihrer Tochter käme erst nach einigem Pressen in Gang und verlaufe stakkatoförmig. Die letzte Harnwegsinfektion lag 5 Wochen zurück, die Intervalle zwischen den Rezidiven waren auch unter einer antibiotischen Reinfektionsprophylaxe nur selten länger als 3 Monate.

Bei der körperlichen Untersuchung ergaben sich keine pathologischen Befunde. Auch die Harnbefunde und die sonographischen Befunde an Nieren und ableitenden Harnwegen waren normal; die Ergebnisse wiederholter Restharnuntersuchungen schwankten zwischen 0 und 45 ml.

Ein erheblicher Teil der Uroflowmetrien zeigte stakkatoartige Miktionen mit Verlängerung der Miktionszeit und geringem maximalem Harnfluß (Abb. 82).

Wegen des schon sehr langen Krankheitsverlaufs drängten die Eltern auf sofortige vollständige Klärung und intensive Therapie. Darum wurde ohne Vorschaltung eines ambulanten Blasentrainings einen Tag nach ausführlicher Erklärung des Ablaufs und Besichtigung des Untersuchungsraumes mit persönlichem Kennenlernen des Untersuchers in Anwesenheit der Mutter ohne medikamentöse Sedierung eine Zystomanometrie durchgeführt. Die Patientin war bei der Untersuchung entspannt und arbeitete gut mit.

In der Füllungsphase ergaben sich keine pathologischen Befunde. Während der Miktion zeigte sich eine Detrusor-Sphinkter-Dyskoordination (Abb. 83, S. 136). Wir nahmen die Patientin für eine Verhaltenstherapie mit Biofeedback stationär auf. Dabei bewohnte sie ein Doppelzimmer mit einer gleichaltrigen, an der gleichen Störung leidenden Trainingspartnerin. Sie nahm eine antibiotische Reinfektionsprophylaxe. Wir sicherten zu, daß keinerlei medizinische Untersuchungen durchgeführt würden. Die Patientin schien uns zur Mitarbeit hochmotiviert zu sein, vor allem weil sie hoffte, nur noch weniger Medikamente einnehmen und seltener einen Arzt besuchen zu müssen als während der letzten Jahre. Sie verstand sich gut mit ihrer Trainingspartnerin.

Am ersten Tag der Verhaltenstherapie wurden den beiden Patientinnen in kindgerechter Form die Funktionen der Nieren und der Harnblase sowie der Typ ihrer Funktionsstörung ausführlich erklärt. Außerdem wurden der Tagesablauf sowie die folgenden Ziele und Komponenten der Verhaltenstherapie besprochen:

1. frühzeitige Wahrnehmung von Blasenfülle und Harndrang;
2. bei Blasenfülle oder Harndrang sofort entspannt eine Toilette aufsuchen;
3. keine Haltemanöver bei Harndrang;
4. entspannte, einzügige und restharnfreie Entleerung der Harnblase.

Abb. 82
Patientin wie Abb 81: die Uroflowmetrien zeigen eine gegenüber der Norm verminderte maximale Harnflußrate, eine Verlängerung der Miktionszeit und stakkatoartige Kurvenverläufe (Normalwerte; s. S. 67)

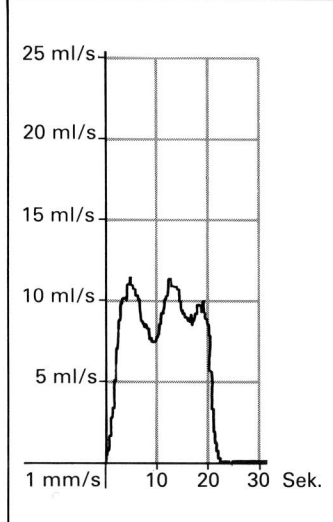

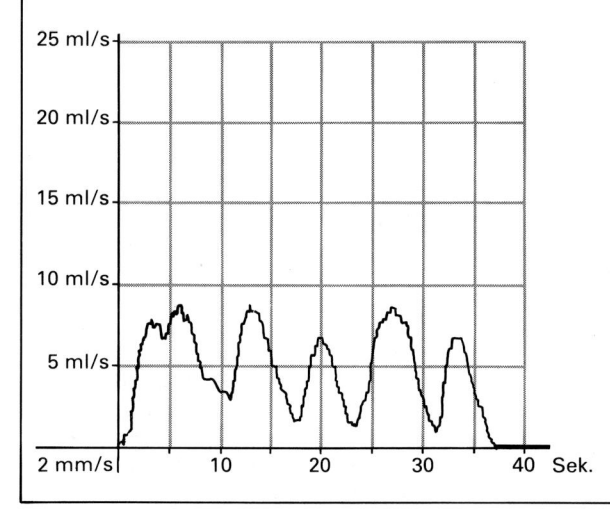

Volumen:	177 ml
maximaler Flow:	11 ml/s
mittlerer Flow:	8 ml/s
Miktionszeit:	21 s
Flowzeit:	21 s
Anstiegszeit:	5 s
Anstieg:	3 ml/s^2
Uroflow Index:	0,81

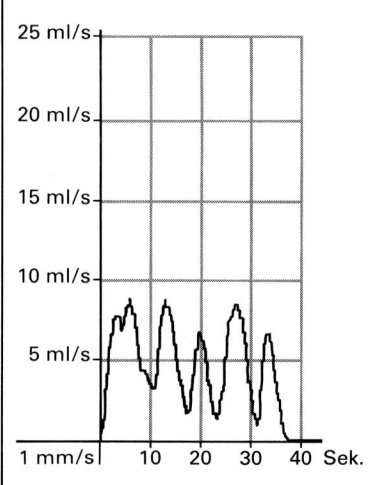

Volumen:	179 ml
maximaler Flow:	8 ml/s
mittlerer Flow:	5 ml/s
Miktionszeit:	36 s
Flowzeit:	36 s
Anstiegszeit:	6 s
Anstieg:	2 ml/s^2
Uroflow Index:	0,57

Volumen:	179 ml
maximaler Flow:	8 ml/s
mittlerer Flow:	5 ml/s
Miktionszeit:	36 s
Flowzeit:	36 s
Anstiegszeit:	6 s
Anstieg:	2 ml/s^2
Uroflow Index:	0,57

Die Patientin wurde aufgefordert, alle Miktionen auf der mit einem Uroflowmeter ausgestatteten Toilette zu absolvieren. Die Arbeitsweise des Uroflowmeters und sein Einsatz als Biofeedback wurde ausführlich erklärt. Die Patientin klebte die Uroflowbefunde in ihr Übungsheft und besprach sie mit der Therapeutin.

Einmal täglich wurden Körperentspannungsübungen mit besonderer Konzentration auf die Beckenbodenmuskulatur durchgeführt.

Die Patientin begriff die Zusammenhänge rasch, lernte die Entspannung während der Miktion schnell und hatte offensichtlich an den therapeutischen Übungen Spaß. Schon nach wenigen Tagen absolvierte sie die Therapie sehr weitgehend selbständig. Vom 3. Tag an normalisierte sich die Miktion (Abb. 84). Während der ersten Tage trat noch ab und zu Harninkontinenz auf, immer ohne Hinweis auf Drangsymptome und ohne Haltemanöver. Vom 9. Tag der stationären Verhaltenstherapie an war die Miktion normalisiert und die Harninkontinenz verschwunden. Die Patientin wurde entlassen und berichtete während der nächsten 14 Tage 2mal wöchentlich telefonisch, daß die Miktion normal geblieben und die Harninkontinenz nicht wieder aufgetreten sei.

Bei einer ambulanten Kontrolluntersuchung nach 3 Monaten erwies sich die Besserung anhand der Zwischenanamnese und der Untersuchungsbefunde, vor allem der Uroflowmetrie, als stabil. Neue Harnwegsinfektionen waren nicht aufgetreten. Die antibiotische Reinfektionsprophylaxe wurde beendet. Während der inzwischen verlaufenen 2½ Jahre traten 2 akute Zystourethritiden auf. Sie wurden in der üblichen Form behandelt (28). In den Intervallen dieser Harnwegsinfektionen blieb die Blasenfunktion normal.

Übersicht über die Literatur

Dranginkontinenz/Detrusorinstabilität

Sehr lange beschränkten sich die Publikationen auf e r w a c h s e n e Frauen. Statt einer Orientie-

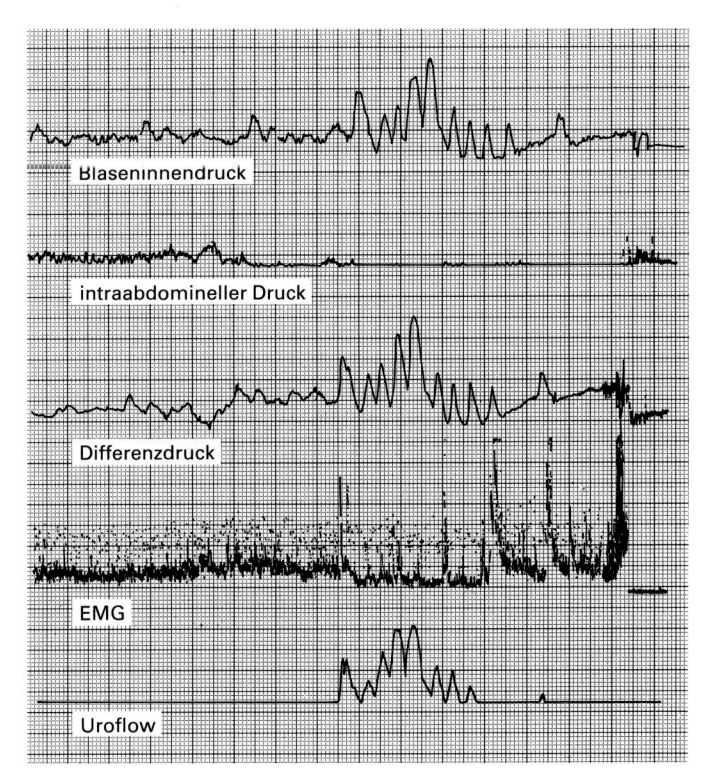

Abb. 83
Patientin der Abb. 81 u. 82: Zystomanometrie mit Beckenboden-EMG. Charakteristischer Befund einer Detrusor-Sphinkter-Dyskoordination

Abb. 84
Patientin der Abb. 81–83: Besserung der Uroflow-befunde bei stationärer Verhaltenstherapie mit Biofeedback

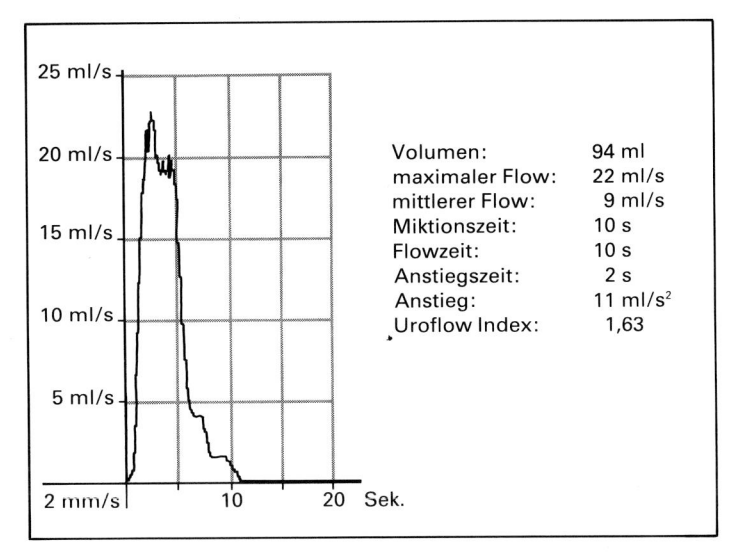

Volumen:	94 ml
maximaler Flow:	22 ml/s
mittlerer Flow:	9 ml/s
Miktionszeit:	10 s
Flowzeit:	10 s
Anstiegszeit:	2 s
Anstieg:	11 ml/s^2
Uroflow Index:	1,63

rung an biologischen Signalen wurde »Blasendrill« mit Miktion streng nach der Uhr verordnet. Wegen Polypragmasie (6, 7–10, 30) und weil Kontrollgruppen fehlen (15, 19), ist ein Urteil über den Effekt nicht möglich. Biofeedback wurde nur von einer Arbeitsgruppe eingesetzt (3–5).

Nach einer ersten Veröffentlichung über K i n d e r mit sehr kleiner Patientenzahl (24) berichteten HELLSTRÖM u. Mitarb. retrospektiv über 24 Kinder mit Detrusorinstabilität, die 3 Jahre lang nach einer mehrstufigen Verhaltenstherapie ohne Kontrollgruppe beobachtet wurden (18). Im ersten Behandlungsschritt wurde »Blasendrill« mit Miktion nach der Uhr unabhängig von Harndrang verordnet. Falls nach 6 Wochen keine ausreichende Besserung eingetreten war, wurde jede Woche einmal ambulant die Blase durch einen Katheter mehrmals hintereinander gefüllt und das Kind bei frühzeitigen Detrusorkontraktionen zu zentraler Unterdrückung aufgefordert. Hierbei diente die Zystomanometriekurve als Biofeedback. Die Blasenfunktion war nach einem Jahr bei 58%, nach 2 Jahren bei 67% und nach 3 Jahren bei 71% der Patienten normalisiert. Rezidive der Harnwegsinfektion traten umso seltener auf, je stärker sich die Blasenfunktion gebessert hatte.

An biologischen Signalen statt an der Uhr orientierten sich bei ihrer Verhaltenstherapie VAN GOOL und DE JONGE (13, 14). Die Patienten wurden angeleitet, intensiver als bisher auf erste Wahrnehmungen von Harndrang oder Blasenfülle zu achten und vorzeitigen Harndrang durch zentrale Hemmung zu unterdrücken statt Haltemanöver einzusetzen. Dabei dienten die bei der Uroflowmetrie ermittelten Harnflußraten und Miktionsvolumina als Feedback. Diese Verhaltenstherapie wurde 10 Tage lang stationär durchgeführt und durch eine Psychologin überwacht. Die Blasenfunktion hatte sich nach im Durchschnitt 3,7 Jahren bei 56 Kindern normalisiert und war bei 20 gebessert. Auch bei diesen Patienten waren Rezidive der Harnwegsinfektion umso seltener, je stärker sich die Blasenfunktion gebessert hatte.

Harninkontinenz bei Miktionsaufschub

Von 20 erwachsenen Frauen, welche angewiesen wurden, die Blase unabhängig von Harndrang alle 2 Stunden zu entleeren, verschwand die Harninkontinenz bei 15 (12); Berichte über Kinder fehlen.

Stakkatomiktion bzw. Detrusor-Sphinkter-Dyskoordination

Nach mehreren Einzelkasuistiken bzw. Berichten über kleine Patientenzahlen (13, 21, 23, 26, 29, 32) berichteten HJÄLMAS u. Mitarb. bei 20 Kindern über Behandlungsergebnisse nach 1, 2 und 3

Jahren (18) und bei 16 nach 5 Jahren (16). Die Behandlung begann wie bei Detrusorinstabilität (s. oben). War nach 6 Wochen keine deutliche Besserung eingetreten, wurde die Verhaltenstherapie jede Woche einmal in der Klinik mit Uroflowmetrie und Beckenboden-EMG als Biofeedback intensiviert. Eine Normalisierung der Blasenfunktion wurde nach 1 Jahr bei 35%, nach 2 Jahren bei 55% und nach 3 Jahren bei 70% der Kinder erreicht. Auch bei diesen Patienten waren Rezidive der Harnwegsinfektion umso seltener, je ausgiebiger die Blasenfunktion sich besserte.

Kombination von Detrusorinstabilität und Detrusor-Sphinkter-Dyskoordination

Bei den von HJÄLMAS u. Mitarb. beobachteten 15 Kindern mit dieser Kombination hatte sich nach der oben beschriebenen zweistufigen Verhaltenstherapie die Blasenfunktion nach einem Jahr bei 47%, nach 2 Jahren bei 60% und nach 3 Jahren bei 73% der Patienten normalisiert.

Über Verhaltenstherapie bei Kindern mit Detrusorhypokontraktilität gibt es u. W. bisher keine Erfahrungsberichte.

Schlußbemerkungen

Jeder Kinderarzt betreut in seinem Klientel Kinder mit nicht organischen Blasenfunktionsstörungen. Die meisten von ihnen leiden unter häufig rezidivierenden Harnwegsinfektionen. Für diese Kinder sind die bisher in der Literatur angebotenen Diagnosen nicht differenziert genug. Mit den bisher empfohlenen Behandlungsmethoden bleiben die Ergebnisse unbefriedigend. Folge der sich aus dieser Situation ergebenden Hilflosigkeit des Kinderarztes ist entweder Resignation oder Überweisung zu einem Urologen oder einem Kinderpsychiater/-psychologen.

Wir empfehlen eine dem einzelnen Kind angepaßte, mehrstufige Verhaltenstherapie. Dabei wird vor allem der jeweils vorliegende Typ der Blasenfunktionsstörung berücksichtigt, darüber hinaus auch die Kooperationsfähigkeit des Patienten und seiner Familie. Nach unseren Erfahrungen kann auch ein niedergelassener Kinderarzt mit diesem Diagnose- und Therapiekonzept einem großen Teil der Patienten helfen. Für Kinder mit unbefriedigendem Ergebnis des ersten Schrittes der von uns empfohlenen Verhaltenstherapie stehen derzeit leider nur wenige Zentren mit den Voraussetzungen für eine intensive Verhaltenstherapie mit Biofeedback zur Verfügung.

Es besteht ein dringender Bedarf an prospektiven vergleichenden und interdisziplinären Therapiestudien!

Literatur

1. BERG, J., D. FIELDING u. R. MEADOW: Psychiatric disturbance, urgency, and bacteriuria in children with day and night wetting. Arch. Dis. Childh. **52**, 651–657 (1977).
2. CAMPBELL, W. A., III: Psychometric testing with the human figure drawing in chronic cystitis. J. Urol. **104**, 930–933 (1970).
3. CARDOZO, L. u. Mitarb.: Biofeedback in the treatment of detrusor instability. Br. J. Urol. **50**, 250–254 (1978).
4. CARDOZO, L. D. u. Mitarb.: Idiopathic bladder instability treated by biofeedback. Br. J. Urol. **50**, 521–523 (1978).
5. CARDOZO, L. D. u. S. L. STANTON: Biofeedback: a 5-year review. Br. J. Urol. **56**, 220 (1984).
6. ELDER, D. D. u. T. P. STEPHENSON: An assessment of the Frewen regime in the treatment of detrusor dysfunction in females. Br. J. Urol. **52**, 467–471 (1980).
7. FREWEN, W. K.: Urgency incontinence. Review of 100 cases. J. Obstet. Gynaec. Br. Commonw. **79**, 77–79 (1972).
8. FREWEN, W. K.: Urgency incontinence. Br. J. sex. Med. **3**, 21–24 (1976).
9. FREWEN, W. K.: An objective assessment of the unstable bladder of psychosomatic origin. Br. J. Urol. **50**, 246–249 (1978).
10. FREWEN, W. K.: Role of bladder training in the treatment of unstable bladder in the female. Urol. Clin. N. Am. **6**, 273–277 (1979).
11. GERBER, W.-D.: Verhaltensmedizinische Aspekte der Nephrologie und Urologie. In: MILTNER, W., N. BIRBAUMER u. W.-D. GERBER (Hrsg.): Verhaltensmedizin, S. 289–294. Springer, Heidelberg-Berlin 1986.
12. GODEC, D. J.: »Timed voiding« – a useful tool in the treatment of urinary incontinence. Urology **23**, 97 (1984).

13. v. GOOL, J. D. u. Mitarb.: Bladder-sphincter dysfunction, urinary infection and vesicoureteral reflux with special reference to cognitive bladder training. Contr. Nephrol. **39,** 190–210 (1984).
14. v. GOOL, J. D. u. G. A. de JONGE: Urge syndrome and urge incontinence. Arch. Dis. Childh. **64,** 1629–1634 (1989).
15. HALAŠKA M. u. Mitarb.: Unsere Erfahrungen mit Blasentraining zur Behandlung der Dranginkontinenz der Frau. Zentbl. Gynäkol. **108,** 857–861 (1986).
16. HANSON, E., A.-L. HELLSTRÖM u. K. HJÄLMAS: Non-neurogenic discoordinated voiding in children. The long-term effect of bladder retraining. Z. Kinderchir. **42,** 109–111 (1987).
17. HEINZEL, J.: Verhaltenstherapie bei Erwachsenen und Kindern: Eine Anleitung für die Praxis. Uni-Taschenbücher, Schöningh, Paderborn 1980.
18. HELLSTRÖM, A.-L., K. HJÄLMAS u. U. JODAL: Rehabilitation of the dysfunctional bladder in children; method and 3-year followup. J. Urol. **138,** 847–849 (1987).
19. JARVIS, G. R. u. D. R. MILLAR: Controlled trial of bladder drill for detrusor instability. Br. med. J. **281,** 1322–1323 (1980).
20. KUHLEN, V.: Verhaltenstherapie im Kindesalter. Grundlagen, Methoden und Forschungsergebnisse. Reihe Dt. Jugendinstitut. Analysen. Bd. 5, 5. Aufl. Juventa, München 1977.
21. LIBO, L. M. u. Mitarb.: EMG biofeedback for functional bladder-sphincter dyssynergia: a case study. Biofeedback Self-Regul. **8,** 243–253 (1983).
22. MACAULAY, A. J. u. Mitarb.: Micturition and the mind: psychological factors in the aetiology and treatment of urinary symptoms in women. Br. med. J. **294,** 540–543 (1987).
23. MAIZELS, M., L. R. KING u. C. F. FIRLIT: Urodynamic biofeedback: a new approach to treat vesical sphincter dyssynergia. J. Urol. **122,** 205–209 (1979).
24. MILLARD, R. J. u. B. F. OLDENBURG: The symptomatic, urodynamic and psychodynamic results of bladder re-education programs. J. Urol. **130,** 715 (1983).
25. MUUSS, R. E.: Die Anwendung der Verhaltenstherapie bei der Behandlung von Kindern. Kinderarzt **14,** 881–884, 979–985, 1107–1112 (1983).
26. NORGAARD, J. P. u. J. C. DJURHUUS: Treatment of detrusorsphincter dyssynergia by bio-feedback. Urol. int. **37,** 236–239 (1982).
27. OLBING, H.: Vesico-uretero-renal reflux and the kidney. Pediatr. Nephrol. **1,** 638–646 (1987).
28. OLBING, H.: Harnwegsinfektionen bei Kindern und Jugendlichen. Enke, Stuttgart 1987.
29. PAUER, W. u. H. MADERSBACHER: Funktionelle Miktionsstörungen als Ursache der Enuresis: Diagnostik und Therapie. Akt. Urol. **14,** 90–95 (1983).
30. PENGALLY, A. W. u. C. M. BOOTH: A prospective trial of bladder training as treatment for detrusor instability. Br. J. Urol. **52,** 463–466 (1980).
31. SCHMIDT, N J. u. G. ESSER: Einflüsse auf die Effizienz der verhaltenstherapeutischen Behandlung der Enuresis. Eine klinische Studie an 47 Fällen. Z. Kinderpsychiat. **9,** 217–232 (1981).
32. SUGAR, E. C. u. C. F. FIRLIT: Urodynamic biofeedback: a new therapeutic approach for childhood incontinence/infection (vesical voluntary sphincter dyssynergia). J. Urol. **128,** 1253–1258 (1982).

Enuresis nocturna bei Polyurie

H. OLBING

Zu den möglichen Ursachen einer Enuresis nocturna gehört eine Polyurie. Darum ist es erforderlich, bei jedem Patienten mit Bettnässen nach den Trinkgewohnheiten zu fragen und die Menge des am Tage entleerten Harns zu messen.

Ursachen einer Polyurie

Ursache kann eine Polydipsie sein. Hierbei kann es sich um eine Angewohnheit handeln. Bei anderen Kindern ist die große Trinkmenge wegen einer Nephrolithiasis oder wegen der Gefahr einer Nephrolithiasis bei Stoffwechselerkrankungen vom Arzt verordnet (Zystinose, Oxalose).

Hinter einer Polyurie kann aber auch eine Nierenerkrankung stehen. Infrage kommt eine globale Niereninsuffizienz oder eine Insuffizienz des distalen Tubulusapparates (z. B. distale renal-tubuläre Azidose, renaler Diabetes insipidus).

Von den endokrinologischen Erkrankungen, die zu einer Polyurie führen können, sind der Diabetes mellitus und der Diabetes insipidus neurohormonalis am wichtigsten.

Eine Polyurie, selbst wenn sie sehr ausgeprägt ist, führt nicht automatisch zu einer Enuresis nocturna. Hinzukommen muß eine Schwererweckbarkeit des Patienten, welche dazu führt, daß er nicht durch den Reiz der vollen Blase wach wird. Ein nicht schwer erweckbares Schulkind mit Polyurie wird bei Blasenfülle genauso wach wie der gesunde Erwachsene, der am Abend »einen über den Durst getrunken hat«.

Exemplarische Beobachtungen

Sekundäre Enuresis nocturna bei Polyurie infolge progredienter Niereninsuffizienz

Der 1979 geborene I. J. wurde mit 3½ Jahren bei Tag und Nacht trocken. 1½ Jahre später fing er wieder an, ab und zu nachts einzunässen; das Bett »schwamm« jeweils. Erst jetzt wurde den Eltern bewußt, daß ihr Sohn schon seit einiger Zeit immer mehr trank und daß parallel hierzu die Zahl der Miktionen am Tag zugenommen hatte. Schließlich trank er täglich 3 Liter, hatte 8–10 Miktionen am Tag und näßte jede Nacht ein. Er wurde weder durch Harndrang noch durch die Nässe des Bettes wach. Schwer erweckbar war er schon immer gewesen. Eine apparative Verhaltenstherapie (Klingelhose) war erfolglos geblieben.

In der Klinik fanden wir eine fortgeschrittene Niereninsuffizienz (Serumkreatinin 7,9 mg/dl, Harnosmolalität nach 12stündigem Durstversuch 165 mosmol/kg) und eine schwere Anämie (Hb 6,4 g%, MCV 86). Die Ergebnisse der chemischen und mikroskopischen Harnuntersuchungen waren unauffällig.

Bei der Ultraschalluntersuchung erwies sich das Parenchym der beiden normal großen Nieren als verstärkt echogen. Eine Harnstauung bestand nicht.

Von einer Nierenbiopsie sahen wir ab, weil bei dem Ausmaß der Niereninsuffizienz kein Aufschluß mehr von ihr zu erwarten war. Es wurde eine kontinuierliche ambulante Peritonealdialyse begonnen und 1 Jahr später eine erfolgreiche Leichennierentransplantation durchgeführt.

Nach Beginn der Dialysebehandlung stellten die Eltern uns vorsorglich die 7jährige Schwester A. J. vor. Diese fühlte sich wohl. Bei der körperlichen Untersuchung war nur der Blutdruck pathologisch (RR 140/90 mmHg). Blutbild normal, Serumkreatinin für das Alter leicht erhöht (0,8 mg/dl), Harnbefunde unauffällig. Bei der Ultraschalluntersuchung deutliche Erhöhung der Echogenität des Nierenparenchyms bei normaler Nierengröße beidseits. Wir führten eine perkutane Nierenbiopsie durch. Der Gewebszylinder enthielt nur 4 Glomeruli. Die licht-, immunfluoreszenz- und elektronenmikroskopische Untersuchung ergab keinen sicher pathologischen Befund.

Innerhalb von 4 Jahren entwickelte sich auch bei dieser Patientin eine progrediente Niereninsuffizienz mit Polydipsie und Polyurie. Sie wurde nachts immer häufiger durch Harndrang wach, entwickelte aber keine Enuresis. Sie war schon immer durch exogene Reize leicht erweckbar gewesen. Den Vorschlag einer erneuten Nierenbiopsie lehnten die Eltern ab. Ende 1991 mußte eine Nierenersatztherapie (CAPD) begonnen werden.

Unter den als Ursache der progredienten Niereninsuffizienz dieser beiden Geschwister in Frage kommenden familiären Nephropathien denken wir vor allem an eine Nephronophthise.

Verstärkung einer sekundären Enuresis nocturna bei Erstmanifestation eines Diabetes mellitus Typ I

Der 10jährige J. W. wurde von seinem Hausarzt zur Behandlung der Erstmanifestation eines Diabetes mellitus in unsere Klinik eingewiesen.

Der Patient war mit 3½ Jahren bei Tag und Nacht trocken geworden. In letzter Zeit hatte sich die Beziehung zwischen seinen Eltern immer mehr verschlechtert. Da seine Mutter wegen einer Depression stationär in eine psychiatrische Klinik eingewiesen wurde, nahmen die Großeltern mütterlicherseits ihn zu sich. Ab und zu verbrachte er das Wochenende beim Vater. Wenn er dann zu den Großeltern zurückkehrte, näßte er für 1 oder 2 Nächte ein. In der letzten Woche hatte er ohne vorausgegangenen Besuch beim Vater jede Nacht eingenäßt.

Der Großmutter fiel auf, daß er sehr viel mehr trank als vorher und am Tag viel häufiger zur Toilette ging als gewohnt. Er wurde nachts nicht durch Harndrang wach und schlief auch im nassen Bett bis in den Morgen weiter. Von jeher sei er durch exogene Reize schwer erweckbar gewesen. Am Tag vor der Einlieferung klagte er über Kopfschmerzen und Übelkeit. Die Großmutter ging mit ihm zur Hausärztin, welche eine Glukosurie und eine Erhöhung des Blutzuckers feststellte.

Bei der körperlichen Untersuchung in unserer Klinik kein pathologischer Befund. Wir fanden eine Glukosurie und eine Hyperglykämie (600 mg/dl). Im Serum harnpflichtige Stoffe und Elektrolyte unauffällig; pH 7,28, Bikarbonat 21,9 mmol/l. Unter Insulinbehandlung bei Diabetikerdiät geht der Patient jetzt am Tage noch durchschnittlich 5mal zur Toilette und schläft nachts trocken durch.

Praktisches Vorgehen bei Enuresis nocturna infolge Polyurie

Diagnostik

Im Anamnesegespräch klärt man, ob die Enuresis nocturna seit Geburt besteht oder erst später auftrat. Bei einer sekundären Enuresis nocturna fragt man nach anderen Auffälligkeiten in der Zeit des Wiederauftretens des Bettnässens.

Bei der körperlichen Untersuchung sind besonders wichtig der Allgemeinzustand, die Körperlänge und der Blutdruck.

Die Harnuntersuchung muß neben der Mikroskopie und den chemischen Untersuchungen auf Eiweiß und Glukose auch eine Bestimmung des pH einschließen.

Ein Blutbild ist zum Ausschluß einer Anämie erforderlich.

Die Serumuntersuchungen müssen Kreatinin, Natrium und Kalium einschließen, bei Patienten mit Glukosurie selbstverständlich auch die Glukose. Bei Patienten mit alkalischem Harn und mit Minderwuchs ist der Säurebasenhaushalt zu untersuchen.

Zur Klärung des Konzentrationsvermögens der Nieren wird zunächst die Osmolalität im Morgenharn bestimmt. Sofern diese den Normalwert von 850 mosmol/kg nicht erreicht, wird ein Durstversuch und gegebenenfalls eine DDAVP- *(Minirin-)* Applikation angeschlossen.

Therapie

Unter den Patienten mit renaler Polyurie sind diejenigen mit Diabetes insipidus renalis einer Therapie zugänglich; Schleifendiuretika führen bei ihnen meist zu einer Verminderung der Harnflut.

Eine Polyurie infolge Diabetes mellitus verschwindet in der Regel bei einer guten Diabeteseinstellung.

Bei Diabetes insipidus neurohormonalis ist eine Substitution mit Adiuretin bzw. DDAVP *(Minirin)* sehr wirksam.

Sofern die Polyurie bei einem Patienten mit Enuresis nocturna nicht beseitigt werden kann, kommt eine medikamentöse Behandlung mit *Minirin* (s. S. 16) oder eine apparative Blasenkonditionierung (s. S. 14) in Frage.

Ständiges Harnträufeln bei Mädchen mit normaler Miktion – Ureterektopie

H. OLBING

Eine eigene Beobachtung

Eine niedergelassene Gynäkologin sagt mir gleich zu Beginn ihres Anrufs, sie habe eigentlich die Hoffnung schon aufgegeben, daß das dauernde Harnträufeln bei ihrer 6jährigen Tochter geheilt werden könne. Sie sei schon bei vielen Experten gewesen. Bildgebende Untersuchungen seien als normal beurteilt worden. Alle Behandlungsversuche einschließlich einer Meatotomie hätten keine Besserung gebracht. Nur um sich zu beruhigen wolle sie fragen, ob eine nochmalige Untersuchung überhaupt Sinn habe.

Im weiteren Gespräch erfuhr ich, daß die Tochter mit 3½ Jahren lernte, willkürlich die Blase zu entleeren. Miktionsablauf und -volumina waren normal. Solange die Mutter sich erinnern konnte, ging tropfenweise Harn ab, auch unmittelbar nach einer Spontanmiktion. Seit dem ersten Lebensjahr waren zahlreiche Harnwegsinfektionen aufgetreten, davon mindestens 3 mit hohem Fieber.

Ich schlug vor, mir alle Untersuchungsbefunde, vor allem die Röntgenbilder zu schicken. Die Mutter legte einen Brief bei: »Unsere Tochter kommt jetzt bald in die Schule und möchte dort nicht als Hosenpinkler verhöhnt werden. Sie hat Angst vor der Schule. In unserer Familie fühlt sie sich dadurch beschämt, daß ihre 2½jährige Schwester am Tag schon trocken ist.«

Das Ausscheidungsurogramm zeigte rechts ein Nierenhohlsystem mit nach lateral und kaudal abgedrängten kranialen Kelchen (Abb. 85). Spätaufnahmen waren nicht angefertigt worden.

Ich rief die Mutter an und sagte ihr, ich sei so gut wie sicher, daß wir ihrer Tochter durch einen verhältnismäßig kleinen operativen Eingriff helfen könnten.

In unserer Klinik zeigten Sonographie und erneute Ausscheidungsurographie mit Spätaufnahmen (Abb. 86 u. 87) eine Doppelniere mit Ureter duplex rechts bei Stauung in dem zum oberen Nierenpol gehörenden ableitenden System. Bei der Miktionszystourethrographie ergab sich kein pathologischer Befund.

In der Vulva unmittelbar neben der Urethramündung fanden wir ein kleines, sondierbares Grübchen, aus welchem kontinuierlich Harntropfen austraten.

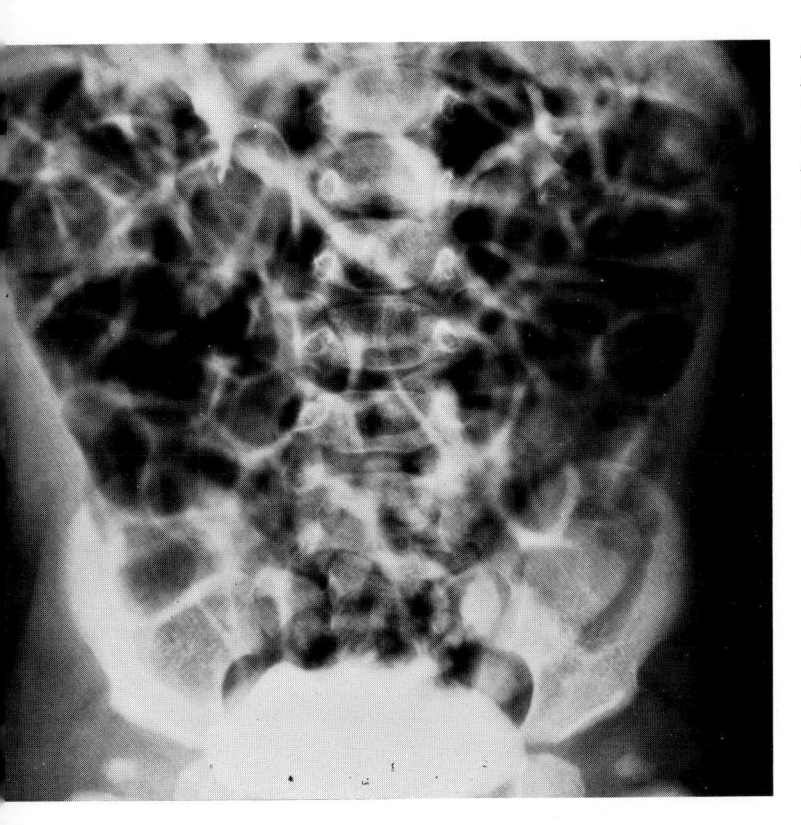

Abb. 85
Ausscheidungsurographie 15 Minuten nach Injektion des Kontrastmittels. Wegen der Abdrängung des rechten kranialen Kelchendes nach lateral und kaudal besteht Verdacht auf Doppelniere mit »stummem« oberen Pol

Bei der Zystoskopie wurde beiderseits an normaler Stelle nur ein regelrecht konfiguriertes Ureterostium gefunden. Damit war unsere Verdachtsdiagnose einer U r e t e r e k t o p i e distal vom externen Sphinkterapparat bei Ureter duplex rechts gesichert.

Nach Heminephrektomie rechts oben und Ureterektomie war die Patientin trocken.

Diagnostik

Anamnese

Die Kombination von kontinuierlichem Harnträufeln und normaler Willkürmiktion bei einem Mädchen ist so k e n n z e i c h n e n d, daß bis zum Beweis des Gegenteils eine U r e t e r e k t o p i e angenommen werden muß.

Bei einer bakteriellen Infektion im ektop mündenden System kann statt Harnträufeln Eiterabgang bestehen, bei Mündung in die Vagina als eitriger Fluor.

Ausnahmsweise tritt das Harnträufeln aus folgenden Gründen n u r i n a u f r e c h t e r Körperhaltung auf:

1. Die zum ektop mündenden Ureter gehörige Niere produziert nur so wenig Harn, daß dieser im Liegen im dilatierten Harnleiter retiniert wird und erst in aufrechter Körperhaltung abtropft.

2. Der ektope Ureter mündet in Höhe der untersten Abschnitte des externen Sphinkterapparates in die Urethra, so daß der Verschlußmechanismus für den geringen hydrostatischen Druck im Liegen ausreicht, für den höheren Druck im Stehen jedoch nicht.

Klinische Befunde

Die klinische Untersuchung hat 2 Ziele:

1. *Zur Bestätigung der Verdachtsdiagnose* einer Ureterektopie muß gesichert werden, daß tatsächlich unmittelbar nach einer restharnfreien Spontanmiktion Harnträufeln oder Eiterabgang einsetzt. Die Spontanmiktion muß beobachtet werden. Die Restharnfreiheit wird am besten durch Ultraschalluntersuchung dokumentiert.

Der Beginn von Harnträufeln oder Eiterabgang unmittelbar nach der Miktion kann durch Inspektion oder durch eine Vorlage überprüft werden. Bei einem Teil der Patientinnen verstärken sich die Abgänge bei Druck auf ein Nierenlager oder einen Ureter. Der palpatorische Nachweis einer Hydronephrose gelingt nur selten.

Intravenöse Farbstoffinjektionen helfen wegen der meist geringen Funktion des zum ektopen Ureter gehörenden Nierengewebes nur selten weiter. Ergiebiger ist die Instillation eines Farbstoffs (Methylenblau oder Indigokarmin) in die Harnblase mit Applikation einer Vorlage: wird die Vorlage feucht, bleibt aber farblos, ist damit eine ektope Uretermündung bewiesen.

Abb. 86
Gleiche Patientin wie Abb. 85;
Ausscheidungsurographie 12 Minuten nach Injektion einer großen Kontrastmitteldosis; beginnende Füllung eines 2. kranialen Nierenhohlsystems rechts

Abb. 87
Gleiche Untersuchung wie Abb. 86.
Halbseitenurogramm rechts 30 Minuten nach Kontrastmittelinjektion: Darstellung des erheblich gestauten kranialen Hohlsystems einer Doppelniere mit Megaureter rechts

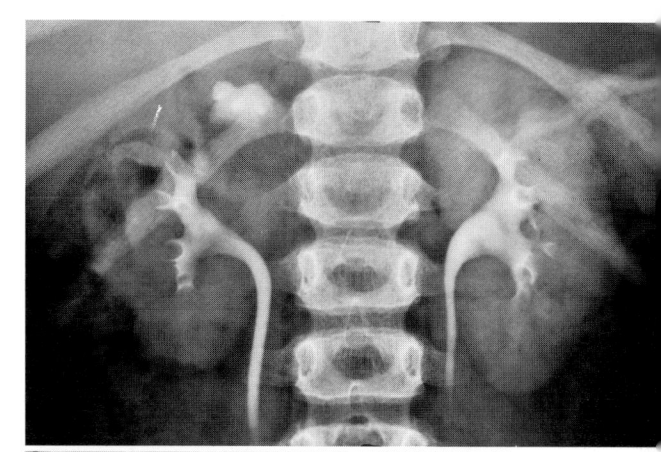

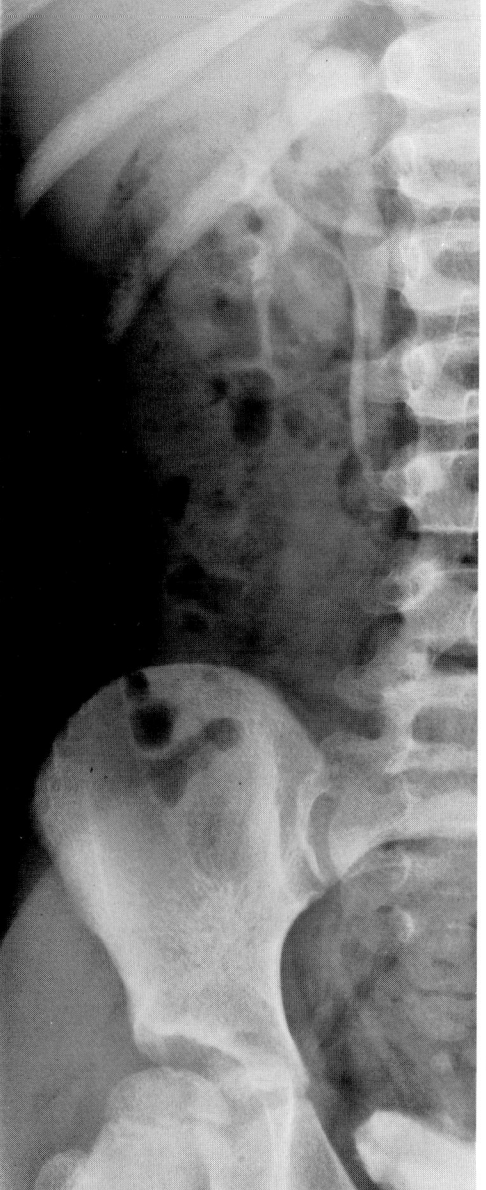

2. Die *Lokalisation* der ektopen Uretermündung bei Mädchen durch Inspektion gelingt am ehesten, wenn man die Prädilektionsstellen kennt (Abb. 88 u. 89). Zu einer solchen Untersuchung gehört die angemessene entspannte Lagerung der Patientin und Geduld des Untersuchers.

Bildgebende Untersuchungen

Die durch bildgebende Untersuchungen bei Ureterektopie nachweisbaren Anomalien an Nieren und ableitenden Harnwegen sind in Abb. 90 schematisch dargestellt. Bei Mädchen liegt in 80% ipsilateral

Abb. 88 und 89
Prädilektionsstellen ektoper Uretermündungen beim Mädchen

Abb. 88
Medianschnitt durch die Beckenorgane mit Lokalisation ektoper Uretermündungen und Häufigkeitsangaben (modif. nach CAMPBELL: Urology, 5. Aufl., S. 2090, Saunders & Comp., Philadelphia 1986)

Abb. 89
Schematische Darstellung
A = Trigonum
B = externer Sphinkterapparat
C = Vulva
D = Vagina
(modif. übernommen aus 8)

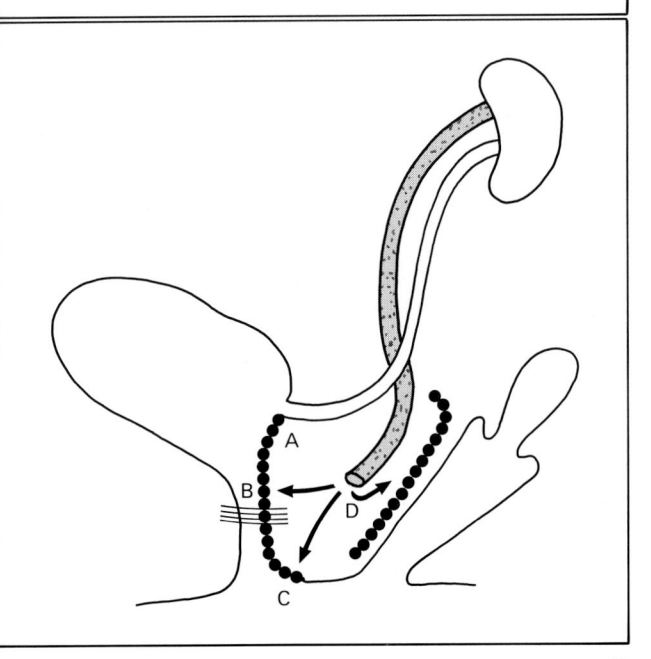

Abb. 90
Schematische Darstellung der bei Mädchen mit ektoper Uretermündung vorkommenden Befunde an Nieren und ableitenden Harnwegen (1)

149

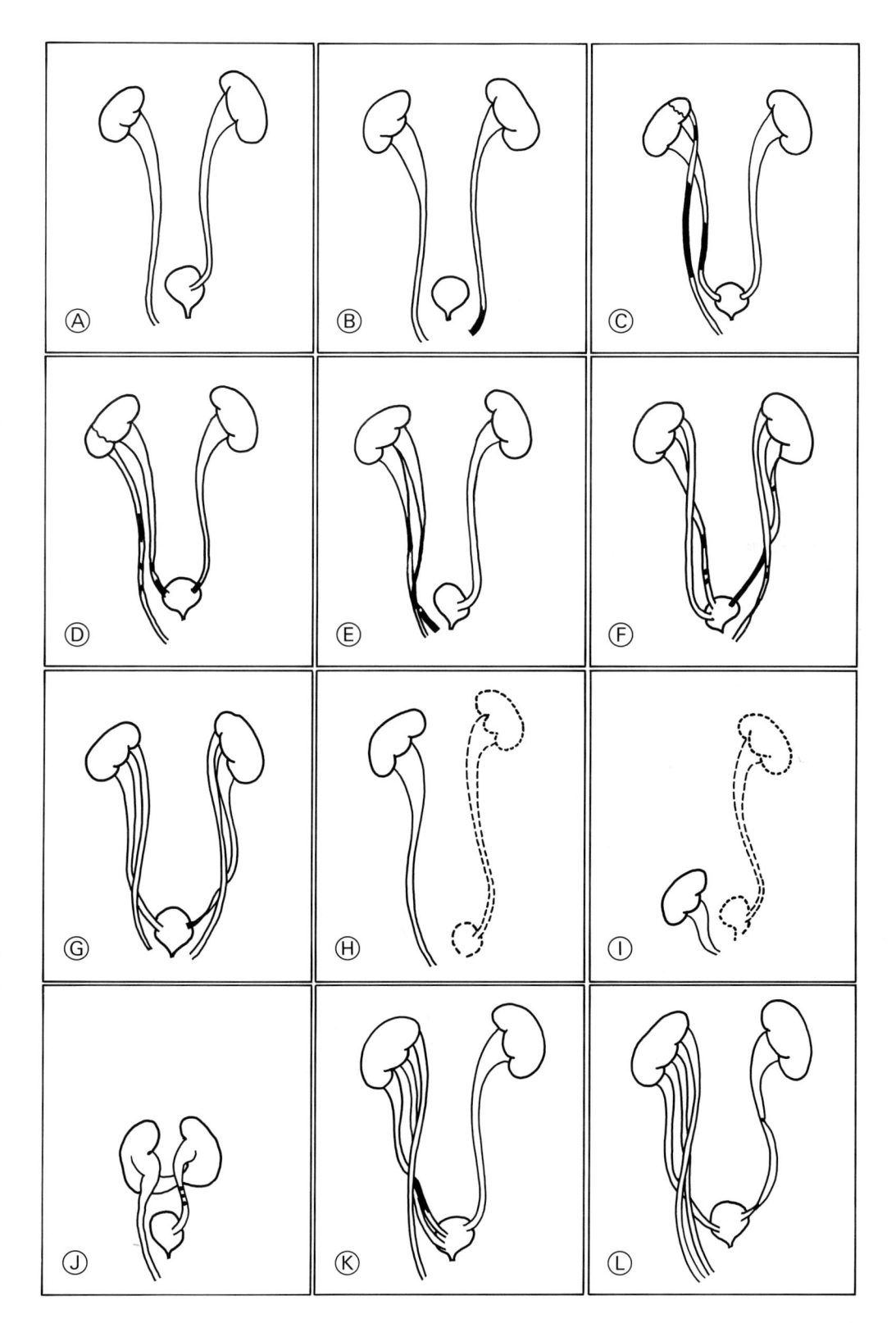

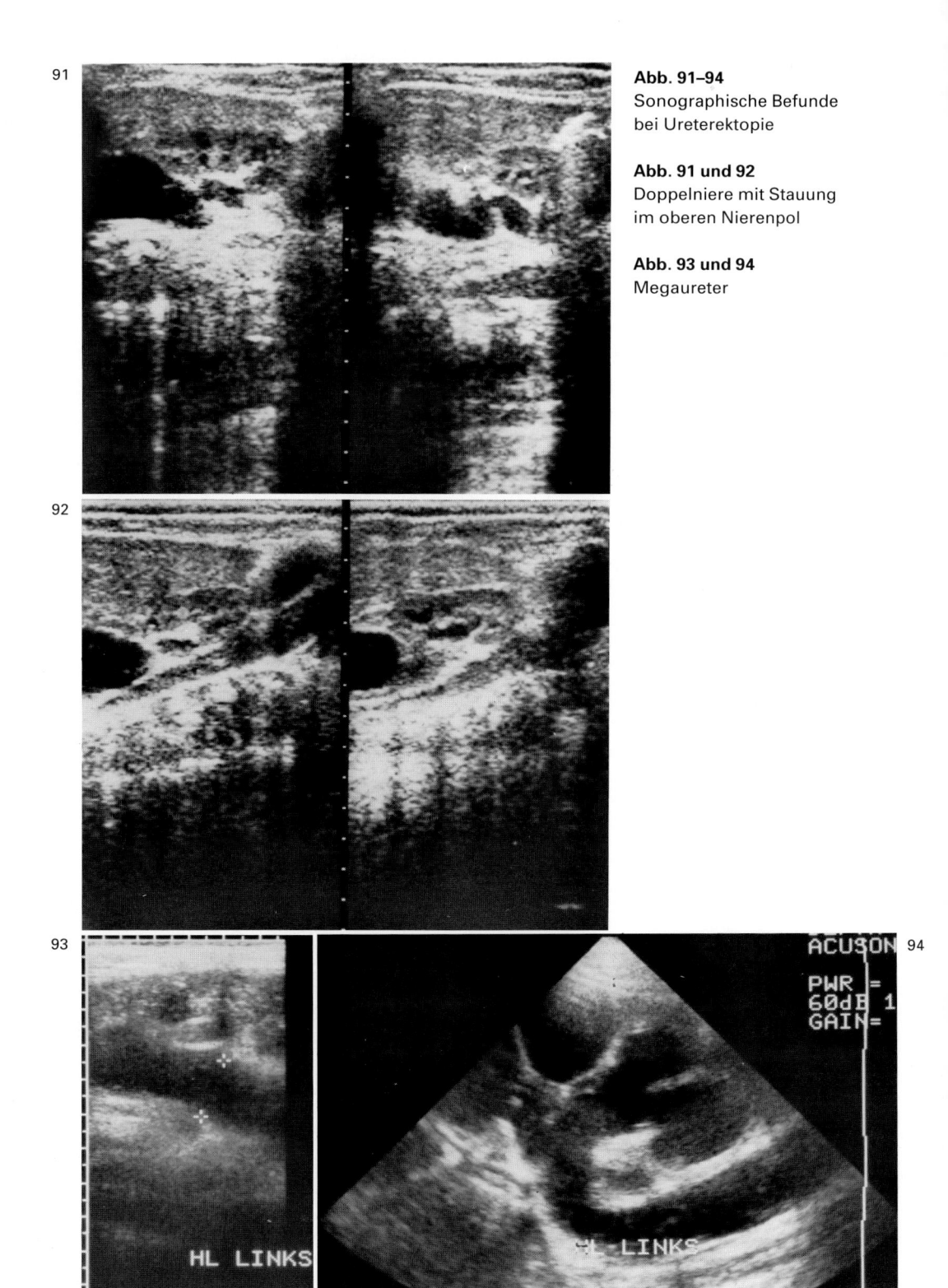

Abb. 91–94
Sonographische Befunde
bei Ureterektopie

Abb. 91 und 92
Doppelniere mit Stauung
im oberen Nierenpol

Abb. 93 und 94
Megaureter

eine Doppelniere mit Ureter duplex vor (C, D und E). Ipsilaterale Dreifachnieren mit Ureter triplex sind eine Rarität (K, I). Bei ungefähr 20% der Patientinnen ist die Ektopie bilateral (B, G).

Je tiefer distal eine ektope Uretermündung liegt, desto wahrscheinlicher ist eine Stauung im zugehörigen harnableitenden System. Die zu ektop mündenden Ureteren gehörigen Nierenareale können aber außer durch Stauungsatrophie auch durch primäre Parenchymdysplasie betroffen sein. Auch die Dysplasie ist um so häufiger und ausgeprägter, je tiefer distal der Ureter ektop mündet.

Die Ultraschalluntersuchung ermöglicht den Nachweis der Doppelniere, der Harnstauung und der Läsionen des Nierenparenchyms (Abb. 91–94). Diese Befunde sind Hinweise auf, aber keine Beweise für eine Ureterektopie.

Während der Ausscheidungsurographie (mit hoher Kontrastmittel-Dosis!) sind bei Harnstauung meist Spätaufnahmen erforderlich (Abb. 86 u. 87 im Vergleich zu Abb. 85). Manchmal helfen Schichtaufnahmen weiter (Abb. 95).

Das zur Ektopie gehörende Nierengewebe produziert noch genügend Harn, um das Träufeln zu unterhalten, ist aber vielfach funktionsgestört und u. U. röntgenologisch stumm.

Indirekte Zeichen einer Doppelniere mit Stauung im oberen Pol (Abb. 96) sind:

1. Die Nierenachse verläuft von kranial-lateral nach kaudal-medial (normalerweise umgekehrt);

2. der obere Kelch wird nach lateral und kaudal verdrängt, zumindest fehlt das normale Umkippen nach medial (»Zeichen der verwelkenden Blume«);

3. der Abstand zwischen kontrastmittelgefülltem Hohlsystem, zugehörigem medialem Parenchymrand und Ureter von der Mittellinie ist vergrößert;

4. die Kelchzahl ist vermindert;

5. der Ureter ist dilatiert und verläuft bogenförmig nach lateral;

6. der untere Blasenrand ist angehoben.

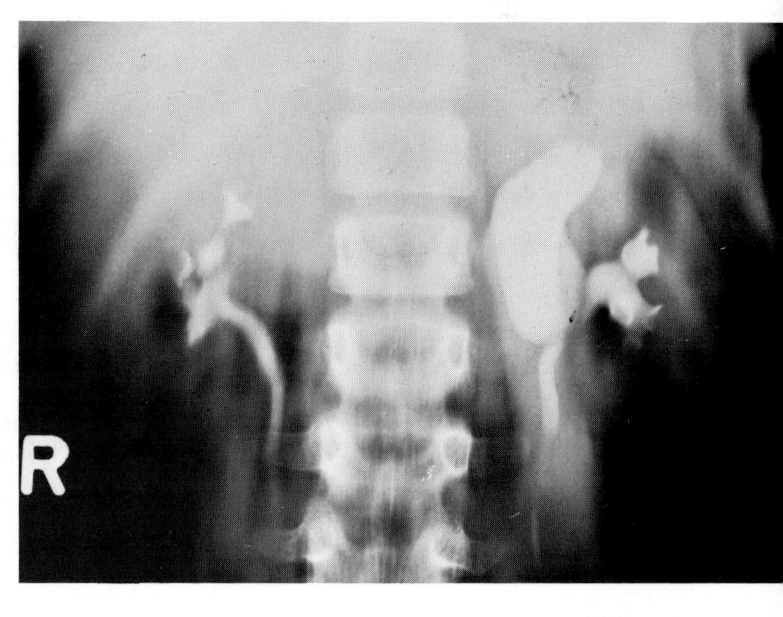

Abb. 95
Ausscheidungsurographie 12 Minuten nach Kontrastmittelinjektion. Schichtaufnahme 5,5 cm tief: Doppelniere links mit Hydronephrose im oberen Pol und zugehörigem Megaureter; Parenchymmantel im oberen Nierenpol verschmächtigt

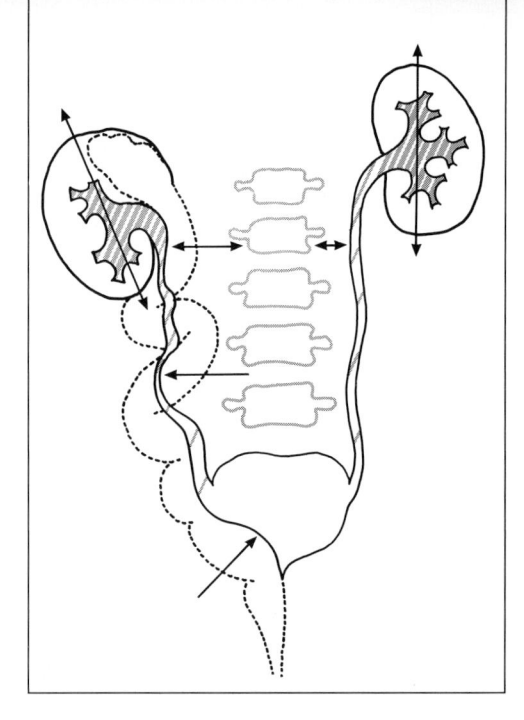

Abb. 96
Schematische Darstellung der typischen Befunde im Ausscheidungsurogramm bei Ureterektopie mit Doppelniere rechts und Hydronephrose im oberen Nierenhohlsystem mit zugehörigem Megaureter

Abb. 97
Miktionszystourethrographie (Schema): es ist zu einem Reflux in den dystop in die Urethra mündenden linken Harnleiter gekommen (modif. übernommen aus CAMPBELL: Urology, 5. Aufl., S. 2098, Saunders & Comp., Philadelphia 1986)

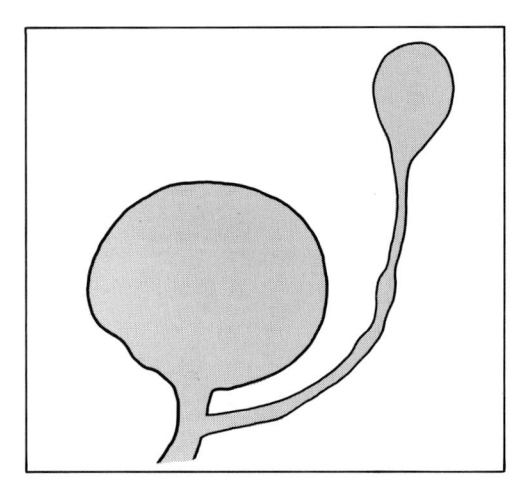

Diese Zeichen können fehlen, wenn die zum ektop mündenden Ureter gehörige Niere sehr klein, dysplastisch und funktionslos ist. Bei jeder einzelnen Patientin sollte besonders sorgfältig eine bilaterale Ektopie ausgeschlossen werden.

Auch die Ausscheidungsurographie kann nur Hinweise auf, aber keine Beweise für eine Ureterektopie erbringen.

Kommt es während der Miktionszystourethrographie zu einem ureteralen Reflux, kann vielfach die ektope Uretermündung lokalisiert werden (Abb. 97). Dieser Befund ist für die Diagnose Ureterektopie beweisend. Ein Reflux ist bei Uretermündung in die proximale Urethra häufiger als bei distalerer Ektopie.

Bei vaginaler Mündung kann eine Vaginographie durch Reflux des Kontrastmittels in den ektop mündenden Ureter zur Diagnose führen.

Manchmal hilft die Computertomographie oder eine Arteriographie weiter.

Mit dem ^{99m}Tc-DMSA-uptake-Test kann manchmal ein röntgenologisch stumm bleibender oberer Pol einer Doppelniere sichtbar gemacht werden (Abb. 98).

Endoskopie

Für ihre Ergiebigkeit gilt das gleiche wie für die Inspektion: die Kenntnis der Prädilektionsstellen ektoper Uretermündungen verbessert die Ergiebigkeit der Untersuchung.

In der Blase findet man bei Ureter duplex mit Ektopie auf dieser Seite nur ein Ureterostium; dieses ist normal lokalisiert und konfiguriert. Zusammen mit dem durch bildgebende Untersuchungen erbrachten Beweis einer Doppelniere mit Stauung im oberen System beweist dieser zystoskopische Befund die Ureterektopie.

Bei Ektopie eines Einzelureters ist der zystoskopische Befund für sich allein beweisend: bei einseitiger Ektopie fehlt die ipsilaterale Seite des Trigonums, bei bilateraler fehlt das Trigonum völlig (Abb. 99).

Besonderheit bei normaler Niere

Patienten mit ektoper Mündung und normaler Niere (keine Doppelniere) zeigen eine Häufung anderer angeborener Anomalien, vor allem Analatresie. Die Ureterektopie wird im Rahmen der wegen der zusätzlichen angeborenen Anomalie durchgeführten Untersuchung in einem sehr frühen Lebensalter aufgedeckt.

Schwierigkeiten bei der Diagnostik

Ist auch die Verdachtsdiagnose wegen der schon genannten charakteristischen klinischen Trias kaum zu verfehlen, so kann vereinzelt die für den Behandlungserfolg unentbehrliche Sicherung und Präzisierung der Diagnose auf erhebliche Schwierigkeiten stoßen. Dazu 2 B e i s p i e l e :

Bei einer unserer Patientinnen mit typischer Anamnese, die erst mit 7 Jahren eingewiesen wurde, konnte die ektope, knapp unterhalb des Meatus externus urethrae gelegene Uretermündung erst nach ultraschallgeführter Punktion des zugehörigen Megaureters lokalisiert werden.

Abb. 100 zeigt ein außerhalb unserer Klinik bei einem 8 Monate alten Mädchen mit dauerndem Harnträufeln durchgeführtes Ausscheidungsurogramm. Das kontrastmittelgefüllte Nierenhohlsystem links steht deutlich tiefer als das rechte und ist ebenso wie der obere linke Harnleiter weit von der Mittellinie abgedrängt. Beide kontrastmittelgefüllten Ureteren sind dilatiert. Die linke Niere ist stark verkleinert und parenchymverschmächtigt; zu ihr gehört ein monströser Megaureter.

Bei der Zystoskopie fand sich in der Harnblase links kein, rechts ein weit klaffendes, aber normal lokalisiertes Ostium. In der Urologischen Klinik unseres Klinikums wurde in Intubationsnarkose nach Gabe von Furosemid von der Harnblase her ultraschallgeführt der distale linke Harnleiter punktiert. In den Megaureter injizierter blauer

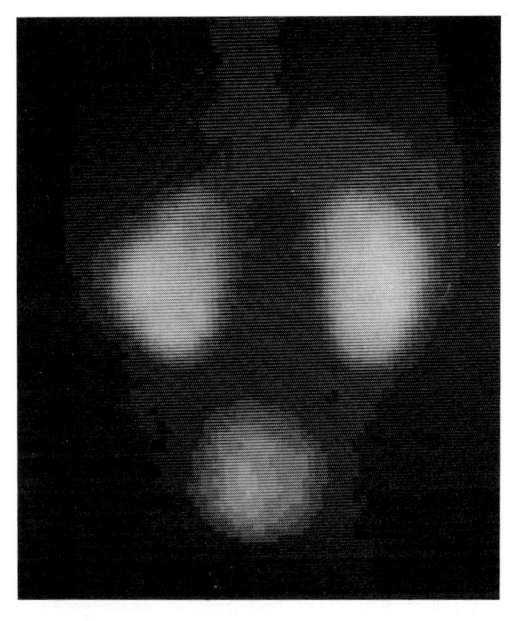

Abb. 98
^{99m}Tc-DMSA-Szintigraphie bei einem Säugling mit obstruktiver Ureterektopie links. Das Szintigramm zeigt einen Speicherdefekt im Bereich des röntgenologisch stummen linken oberen Nierenpols

Abb. 99
Zystoskopische Befunde bei ektoper Uretermündung und normaler Niere (nicht Doppel- oder Dreifachniere). Links: Ektope Mündung des Einzelureters links. Rechts: Beidseitige Ektopie bei Einzelniere

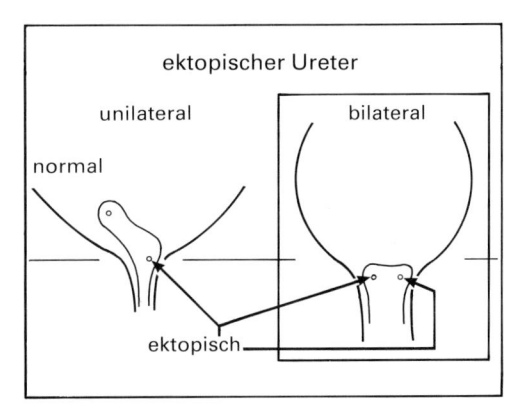

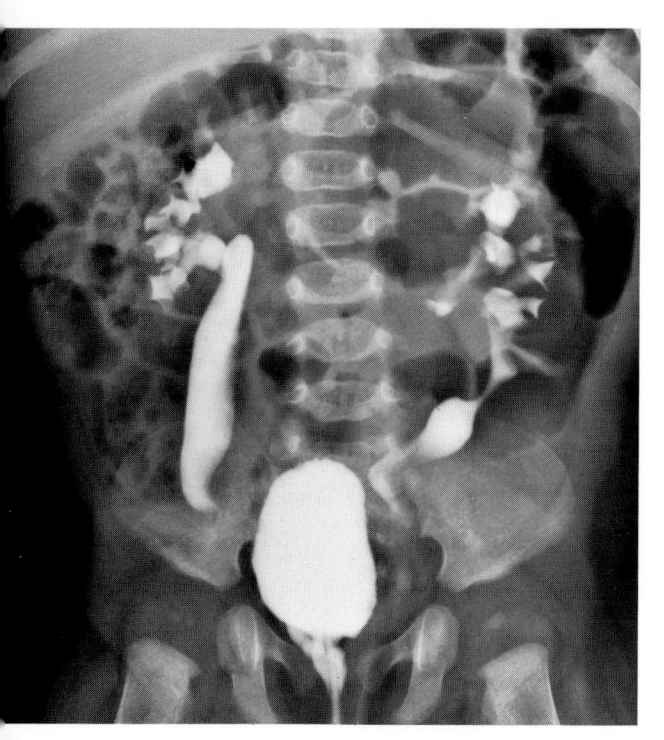

Abb. 100
Ausscheidungsurographie bei
8 Monate altem Mädchen, 4 Stunden
nach Kontrastmittelinjektion:
Einzelheiten im Text

Farbstoff fand sich sehr rasch in der Vagina, allerdings ohne daß die genauere Lokalisation des Ostiums gelang.

Bei der operativen Freilegung konnte der Megaureter nach distal immer schlanker werdend bis in die paravaginale Region verfolgt werden. Er wurde knapp oberhalb der Vagina abgesetzt und neu in die Harnblase implantiert.

Das Harnträufeln persistierte, und es stellten sich erneut akute Pyelonephritiden ein.

Erst jetzt fanden wir unmittelbar neben der Urethramündung eine sondierbare Öffnung, aus der sich Harntropfen entleerten. Damit war erstmals eine Doppelniere mit Ektopie beider Uretermün-

dungen nachgewiesen. Transvesikal ultraschallgeführt wurden beide Harnleiter punktiert und mit Kontrastmittel sowie Indigokarmin dargestellt. Zusätzlich zu dem schon bei der Erstoperation modellierten Ureter wurde ein zweiter Megaureter mit einem Durchmesser von 1,5 cm nachgewiesen.

Nachdem durch WHITAKER-Test eine Obstruktion in dem bei der Erstoperation neu eingepflanzten Harnleiter ausgeschlossen war, erfolgte eine Ureteroureterostomie. Seitdem ist die Patientin trocken.

Bei 10–20% der Patientinnen gelingt die Lokalisation einer ektopen Uretermündung auch bei Einsatz aller heute zur Verfügung stehenden Untersuchungsmethoden nicht.

Entwicklungsgeschichte

Als ektop werden Harnleitermündungen unterhalb oder außerhalb der Harnblase bezeichnet. Im Autopsiematerial liegt die Häufigkeit bei 1 auf 1900. In Europa sind Mädchen viel häufiger betroffen als Jungen; bei ektopen Doppelureteren entfallen bei uns mehr als 10 Mädchen auf einen Jungen.

Bei Doppelniere drainiert der ektop mündende Ureter stets den oberen Nierenpol (Abb. 101). Die Ureterknospe entspringt aus dem WOLFF-Gang. Während der Embryogenese wandern die distalen Abschnitte des WOLFF-Ganges zusammen mit der Mündung der Ureterknospe durch die Urethra nach proximal in die Harnblasenwand.

Bei normaler Lokalisation der Uretermündung (A) drainiert der Ureter eine normal entwickelte Niere, die sich aus metanephrogenem Gewebe differenziert. Eine Ureterknospe, die sich aus abnorm hochgelegenen Abschnitten des Urnierengangs entwickelt hat (G, F, E), liegt nach Ende der Embryogenese kaudal von der für das Ureterostium normalen Stelle und drainiert Nierengewebe, das sich aus proximalen Anteilen des Metanephros entwickelt hat und vielfach dysplastisch ist; bei Ureter duplex oder triplex drainieren die zu den kaudal von der normalen Lokalisation gelegenen Ostien gehörenden Ureteren kraniale Pole der Doppel- oder Dreifachniere (WEIGERT-MEYER-Regel).

Analog liegen im Urnierengang kaudal entspringende Uretermündungen (B, C, D) nach Ende der Embryogenese im Trigonum kranial von der normalen Ostiumlokalisation und drainieren bei Doppel- oder Dreifachnieren die unteren Nierenpole; in der Regel besteht ein vesikoureteraler Reflux.

Ektope Mündungen in Vagina oder Uterus gehen in Abkömmlinge der MÜLLER-Gänge.

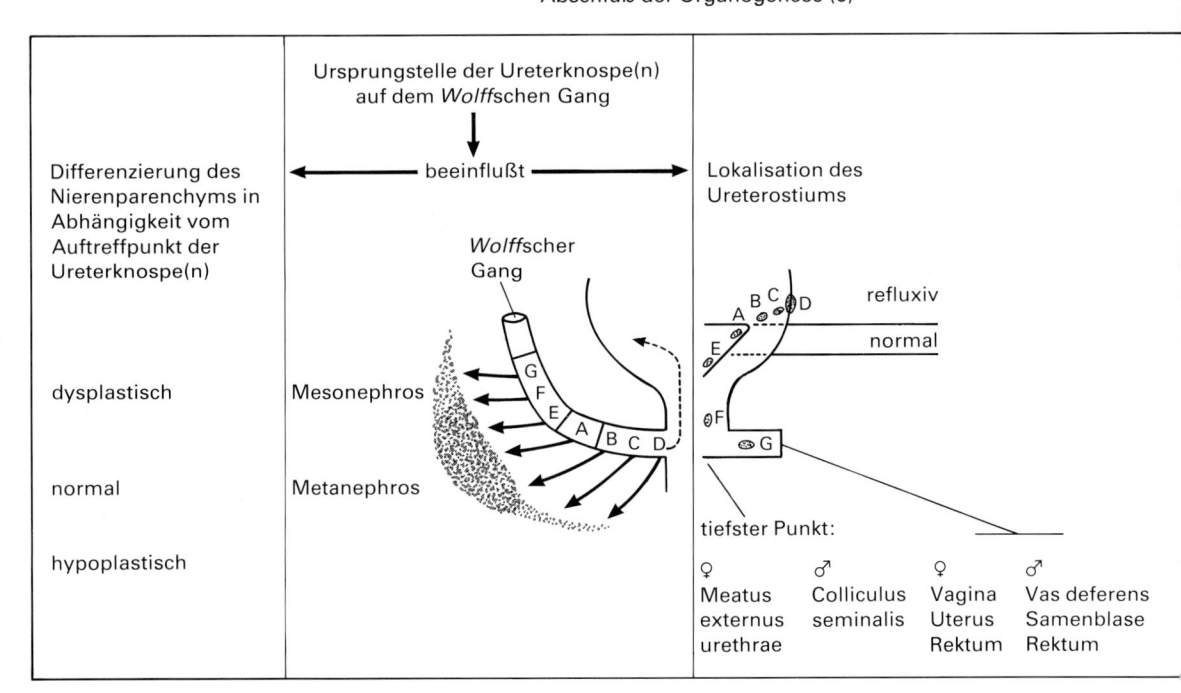

Die ektopen Uretermündungen bei Männern sind in Abb. 102 u. 103 dargestellt; sie unterscheiden sich grundlegend von denen bei Frauen (Abb. 88 u. 89). Beim männlichen Geschlecht führt eine Ureterektopie nicht zu Harnträufeln, weil die Mündungen auf einer Linie über den Blasenhals bis zum Colliculus seminalis und entlang dem Ductus ejaculatorius bis zur Samenblase und zum Vas deferens ziehen; eine ektope Mündung in der Urethra liegt bei Jungen angeblich niemals distal vom Sphincter externus.

Die bei beiden Geschlechtern sehr seltene ektope Mündung in Rektum oder Sigma findet ihre embryologische Erklärung in einer weit dorsalen Mündung in die Kloake, so daß dieser Bereich bei der späteren Unterteilung durch das Septum urorectale dem Darm zugeschlagen wird.

Therapie

Nur eine chirurgische Beseitigung der Ureterektopie verspricht Erfolg. Unsere Beobachtungen bei dem 8 Monate alten Mädchen sind ein Beispiel dafür, daß nur bei vollständiger Klärung des individuellen Krankheitsbildes das zur Heilung führende Operationsverfahren bestimmt werden kann.

Abb. 101
Schematische Darstellung der Beziehungen zwischen möglichen Ursprungsstellen von Ureterknospen auf dem WOLFF-Gang und Lokalisation des Ureterostiums nach Abschluß der Organogenese (6)

Differenzierung des Nierenparenchyms in Abhängigkeit vom Auftreffpunkt der Ureterknospe(n)		Ursprungstelle der Ureterknospe(n) auf dem *Wolff*schen Gang ↓ ←—— beeinflußt ——→	Lokalisation des Ureterostiums
dysplastisch	Mesonephros	*Wolff*scher Gang	A B C D refluxiv / E normal
normal	Metanephros		F
hypoplastisch			G
		tiefster Punkt:	
		♀ Meatus externus urethrae	♂ Colliculus seminalis	♀ Vagina Uterus Rektum	♂ Vas deferens Samenblase Rektum

Abb. 102 und 103
Ektope Uretermündungen bei Jungen

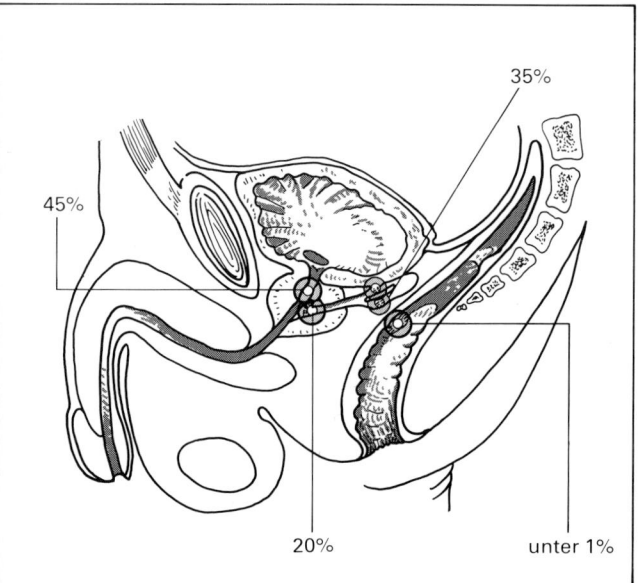

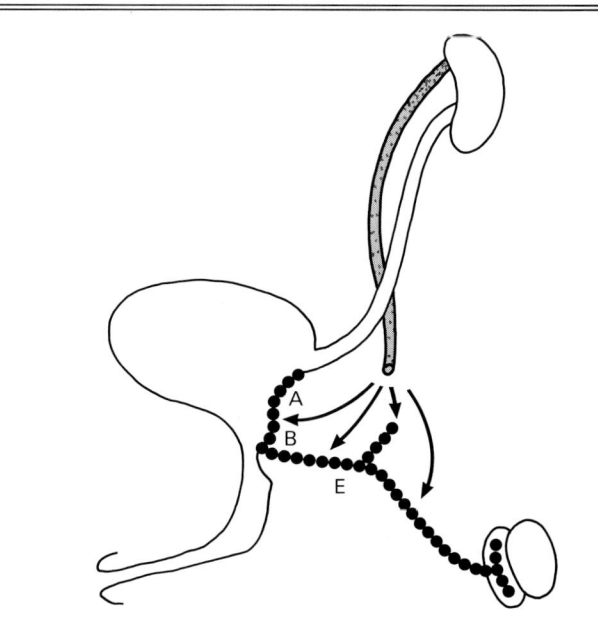

45%
35%
20%
unter 1%

Bei Doppelnieren mit Ureter duplex kommt je nach dem Zustand des Parenchyms im oberen Nierenpol die Heminephrektomie mit Ureterektomie, die Ureteroneozystostomie oder eine Pyelopyelostomie mit distaler Ureterektomie in Betracht. Bei Ektopie einer Einzelniere muß die Indikation zur Nephrektomie besonders zurückhaltend gestellt werden; Ureteroneozystostomie oder Pyelopyelostomie kommen in Betracht.

Literatur

1. ELLERKER, A. G.: The extravesical ectopic ureter. Br. J. Surg. **45**, 344–353 (1985).
2. FANIZZA-ORPHANOS, A. u. R. W. BENDON: Simple ectopia of the kidney in monozygotic twins. J. Urol. **137**, 706 (1987).
3. GILL, B.: Ureteric ectopy in children. Br. J. Urol. **52**, 257–263 (1980).
4. GORDON, I.: Indications for [99m]Technetium Dimercapto-Succinic acid scan in children. J. Urol. **137**, 464–467 (1987).
5. GOTOH, T. u. Mitarb.: Single ectopic ureter. J. Urol. 271–274 (1983).
6. HOHENFELLNER, R. u. P. H. WALZ: Doppelbildungen des Harnleiters. In: HOHENFELLNER, R. u. E. J. ZINGG (Hrsg.): Urologie in Klinik und Praxis, Bd. II, S. 899–908. Thieme, Stuttgart 1983.
7. LABERKE, H. G.: Doppelniere mit ektoper Uretermündung. In: Die Refluxnephropathie, S. 173–175. Fischer, Stuttgart 1987.
8. LEBOWITZ, R. I.: Urography in children. Postgrad. Med. **64**, 61–70 (1978).
9. MANDELL, J. u. Mitarb.: Ureteral ectopia in infants and children. J. Urol. **126**, 219–222 (1981).
10. MILDENBERGER, H.: Die Doppelniere im Kindesalter. Hippokrates, Stuttgart 1982.
11. NOSEWORTHY, J. u. L. PERSKY: Spectrum of bilateral ureteral ectopia. Urology **19**, 489–494 (1982).
12. PREWITT, L. H. u. R. L. LEBOWITZ: The single ectopic ureter. Am. J. Roentg. **127**, 941–948 (1976).
13. SCOTT, J. E. S.: The single ectopic ureter and the dysplastic kidney. Br. J. Urol. **53**, 300–305 (1981).
14. TAKAI, S., S. MORITA u. S. SHIMAMURA: Die Vaginographie als Mittel zur Diagnose des ektopischen Ureters beim Mädchen. Z. Urol. **8**, 459–463 (1962).
15. THOMPSON, I. M., A. D. AMAR u. A. ARBOR: Clinical importance of ureteral duplication and ectopia. J. Am. med. Ass. **168**, 881–886 (1958).
16. WILLIAMS, D. I.: Ureteric duplications and ectopia. In: WILLIAMS, D. I. u. J. H. JOHNSTON (Hrsg.): Pediatric Urology, 2. Aufl., S. 167–187. Butterworth, London 1982.

Harninkontinenz und Obstruktion bei Kindern mit Myelomeningozele

J. D. van Gool

Einleitung

Harnblase und Harnröhre bilden eine funktionelle Einheit. Die einander entgegengesetzten und sich gegenseitig ausschließenden Funktionen der Speicherung und Entleerung werden in vielen Ebenen des zentralen Nervensystems kontrolliert und koordiniert. Eine wichtige Rolle spielt hierbei das »sakrale Miktionszentrum«, welches bei fast jedem Kind mit Myelomeningozele strukturell abnorm ist.

Die bei Patienten mit Myelomeningozele vorkommenden neurologischen Läsionen sind sehr komplex. Die infrage kommenden neurogenen Blasenstörungen können den Detrusor und/oder den Sphinkter (einschl. Beckenbodenmuskulatur) betreffen. Eine individuelle Kennzeichnung der neurogenen Blasen-Sphinkter-Dysfunktion setzt eine Untersuchung der Aktivität sowohl des Detrusor als auch des Sphincter externus (einschl. Beckenbodenmuskulatur) voraus. Hierbei kommt man zu einer deskriptiven funktionellen Klassifikation. Diese ist für klinische Zwecke vor allem als Grundlage einer sinnvollen Therapie brauchbarer als die früher übliche interpretierende Klassifikation aufgrund einer Höhendiagnose der neurologischen Läsion (2, 6, 10).

Die Harninkontinenz ist sehr lange als das Hauptproblem bei der neurogenen Blasen-Sphinkter-Dysfunktion angesehen worden. Solange dies der Fall war, richteten sich sowohl die Diagnostik als auch die Therapie hauptsächlich auf den Detrusor. Dennoch war schon damals bekannt, daß den Kindern mit Myelomeningozele vor allem auch Gefahren durch eine funktionelle Obstruktion, durch Harnwegsinfektionen und deren Kombination mit vesiko-ureteralem Reflux drohten.

Die kombinierte Registrierung der Aktivität von Detrusor und externem Sphinkter während der Blasenfüllung und der Blasenentleerung ermöglicht die Identifizierung eines komplexen Musters aus

4 Einzelkomponenten: Beim externen Sphinkterapparat bedeutet Überaktivität während Füllung und Entleerung funktionelle Obstruktion, Inaktivität dagegen Inkontinenz. Hinzu kommen können Überaktivität und Inaktivität des Detrusor.

Überaktivität und Inaktivität von Detrusor und externem Sphinkter

Bei Kindern mit Myelomeningozele können Inaktivität oder Überaktivität sowohl des Detrusor als auch des quergestreiften externen Sphinkters in jeder Kombination vorkommen. Das ergibt 4 mögliche Kombinationen bei der neurogenen Blasen-Sphinkter-Dysfunktion (Tab. 20).

Die heute zur Verfügung stehenden urodynamischen Untersuchungsgeräte registrieren gleichzeitig Blasendruck, Rektumdruck, Beckenboden-EMG und Harnflußrate während Füllung und Entleerung der Blase. Ohne diese modernen Geräte ist eine befriedigende individuelle Kennzeichnung der Funktionsstörung von Detrusor und externem Sphinkter nicht möglich. Tab. 20 gibt die Häufigkeitsverteilung der 4 hauptsächlichen Funktionsstörungen wieder, die wir bei der urodynamischen Untersuchung von 111 Kindern mit Myelomeningozele fanden.

Die 4 Muster der neurogenen Blasen-Sphinkter-Dysfunktion bleiben beim einzelnen Patienten in der Regel bei aufeinander folgenden Untersuchungen bestehen (1, 4), obschon Veränderungen der Blasencompliance, der zystometrischen Blasenkapazität, des Blasenentleerungsdrucks und der Harnflußrate vorkommen können. Die Muster kennzeichnen die klinischen Erscheinungsformen der primären neurologischen Läsionen der Myelomeningozele beim Einzelfall. Die nur selten vorkommenden Veränderungen im Muster der urodynamischen Störung im Krankheitsverlauf eines Patienten sind in der Regel Folgen von Veränderungen der neurologischen Läsion selbst (z. B. Aszensionsstörung des Rückenmarks) oder Ausdruck assoziierter Rückenmarksstörungen wie Hydromyelie oder Syringomyelie (9). Die klassischen Einteilungen der neurogenen Blasen-Sphinkter-Dysfunktion gründeten sich ausschließlich auf die Zystometrie. Dabei wurde nur die Detrusordysfunktion berücksichtigt. Die modernen urodynamischen Untersuchungsgeräte geben zusätzlich die Möglichkeit zur Beurteilung der Dysfunktion des Sphincter externus einschließlich Beckenbodenmuskulatur. Darum fußt die moderne Klassifikation auf der Beurteilung der Aktivität von Detrusor und quergestreiftem Sphincter externus.

Inkontinenz: Inaktivität von Sphincter externus und Beckenboden

Die Harninkontinenz ist das Hauptproblem bei den 2 Mustern der neurogenen Blasen-Sphinkter-Dysfunktion mit Inaktivität des quergestreiften Sphincter externus, abgelesen im Elektromyogramm des Beckenbodens. Die funktionelle Blasenka-

Tab. 20
Verteilung der 4 Muster von Blasen-Sphinkter-Dysfunktion bei 111 Kindern mit Myelomeningozele

		Detrusor		
		inaktiv	überaktiv	normal
	inaktiv	35	10	–
Sphinkter	überaktiv	13	42	–
	normal	–	–	11

pazität hängt letzten Endes von der Detrusoraktivität ab (Tab. 21): bei Detrusorüberaktivität finden sich außerordentlich niedrige Werte, bei Detrusorinaktivität niedrige bis fast normale Werte.

Die Herstellung von Harnkontinenz ist schwierig. Auch im günstigsten Fall verursachen plötzliche Erhöhungen des Intraabdominaldrucks ein gewisses Ausmaß an Streßinkontinenz.

Bei der Kombination mit Detrusorinaktivität ist die saubere intermittierende (Selbst-)Katheterisierung die Behandlungsmethode der Wahl. Die Situation kann durch Operationen wie die Kolposuspension (5) oder durch Implantation eines künstlichen Sphinkters (8) verbessert werden. Bei der Kombination mit Detrusorüberaktivität muß zuerst die funktionelle Blasenkapazität vergrößert werden, z. B. pharmakologisch oder durch Detrusordenervierung oder durch chirurgische Blasenvergrößerung (7).

Tab. 22 zeigt, daß das Ausmaß der Harnkontinenz bei 55 Kindern mit Myelomeningozele durch Selbstkatheterisierung signifikant gebessert werden konnte (Cochrans Chi^2-Test). Das Inkontinenzausmaß wurde durch eine 5gradige Skala gekennzeichnet. Die Befunde des einzelnen Patienten vor und während der Selbstkatheterisierung wurden als geordnete Variable aufgeführt. Diese 55 Kinder wurden aufgrund mindestens eines der folgenden Kriterien aus der Gesamtzahl der 111 Patienten mit Myelomeningozele ausgewählt: zystometrische Blasenkapazität größer als 100 ml; Tendenz zur Harnretention mit oder ohne Harnwegsinfektion; vesiko-ureteraler Reflux bei hohem Blaseninnendruck. Von den 55 Patienten hatten 37 eine Überaktivität des Sphincter externus. Sie erreichten im Durchschnitt signifikant niedrigere Punktzahlen als die übrigen 18 mit Inaktivität des Sphincter externus. Sogar nur wenig ausgeprägte Verbesserungen der Inkontinenz erhöhten die Unabhängigkeit eines Patienten erheblich, vor allem bei solchen Patienten, welche zum Selbstkatheterismus in der Lage waren.

		Detrusor		
		inaktiv	überaktiv	normal
Sphinkter	inaktiv	−16,6%	−35,5%	−
	überaktiv	+23,8%	−22,0%	−
	normal	−	−	−4,5%

Tab. 21
Zystometrische Blasenkapazität bei 111 Kindern mit Myelomeningozele: mittlerer prozentualer Unterschied zwischen bei Patienten ermittelten und altersnormalen Werten

Tab. 22
Inkontinenzscore (1–5) vor und während sauberem intermittierendem Selbstkatheterismus bei 55 Kindern mit Myelomeningozele. Mittleres Alter bei Beginn des Selbstkatheterismus: 7,3 ± 4,1 Jahre. Mittlere Beobachtungszeit: 44 ± 27 Monate

	1	2	3	4	5
vor Selbstkatheterismus	0	0	6	23	26
während Selbstkatheterismus	13	10	18	9	5

		Detrusor		
		inaktiv	überaktiv	normal
Sphinkter	inaktiv	40,8±13	38,1±10	–
	überaktiv	84,7±25	88,3±30	–
	normal	–	–	44,4±12

Tab. 23
Mittelwerte (cm H_2O) für maximalen Detrusordruck während Miktion bei 111 Kindern mit Myelomeningozele

▽

Tab. 24
Segmentale Nierennarben (Refluxnephropathie = RN) in Nieren mit und ohne Reflux bei inaktivem bzw. überaktivem Sphinkter; 111 Kinder mit Myelomeningozele und Blasen-Sphinkter-Dysfunktion

Harnwegsinfektion und vesiko-ureteraler Reflux verursachen bei Patienten mit Inaktivität des Sphincter externus nur selten Probleme. Sie könnten allerdings bei der Überaktivität der adrenerg innervierten glatten Muskeln des sog. internen Sphinkters eine Rolle spielen.

**Funktionelle Obstruktion:
Überaktivität von Sphincter externus und Beckenboden**

Überaktivität des quergestreiften externen Sphinkters während der Blasenentleerung wird als Detrusor-Sphinkter-Dyssynergie definiert. Die hiermit verbundene infravesikale Obstruktion stellt das Hauptproblem bei beiden im Rahmen dieser Funktionsstörung vorkommenden Muster dar.

In der Kombination mit Detrusorinaktivität kommt es zur obstruktiven Uropathie mit Harnretention und Überflußinkontinenz. Selbstkatheterisierung ist die Behandlungsmethode der Wahl, sowohl zur Verhütung einer obstruktiven Uropathie als auch zur Wiedergewinnung der Harnkontinenz. Bei unseren 55 Kindern war die Häufigkeit von Harnwegsinfektionen während Selbstkatheterisierung signifikant geringer als vor Beginn dieser Behandlung: während der Selbstkatheterisierung hatte nur ein Patient mehr als 3 Infektionen pro Jahr, verglichen mit 13 vorher. Die bei dieser Behandlung erzielte Verminderung der Inkontinenz führte zu einer erheblichen Verbesserung der Compliance bei der antibiotischen Reinfektionsprophylaxe. Da die Patienten bei der Katheterisierung die für Kontrolluntersuchungen notwendigen Harnproben selbst gewannen, konnte die Zahl notwendiger Klinikbesuche erheblich reduziert werden.

		kein Reflux (RN)	Reflux Grad I–II (RN)	Reflux Grad III–V (RN)
Sphinkter	inaktiv	74 (0)	13 (1)	3 (2)
	überaktiv	90 (0)	7 (0)	13 (10)

Abb. 104
Zystometrie mit EMG bei einem 10jährigen Mädchen mit Detrusorinaktivität bei lumbosakraler Myelomeningozele (Einzelheiten s. Text)

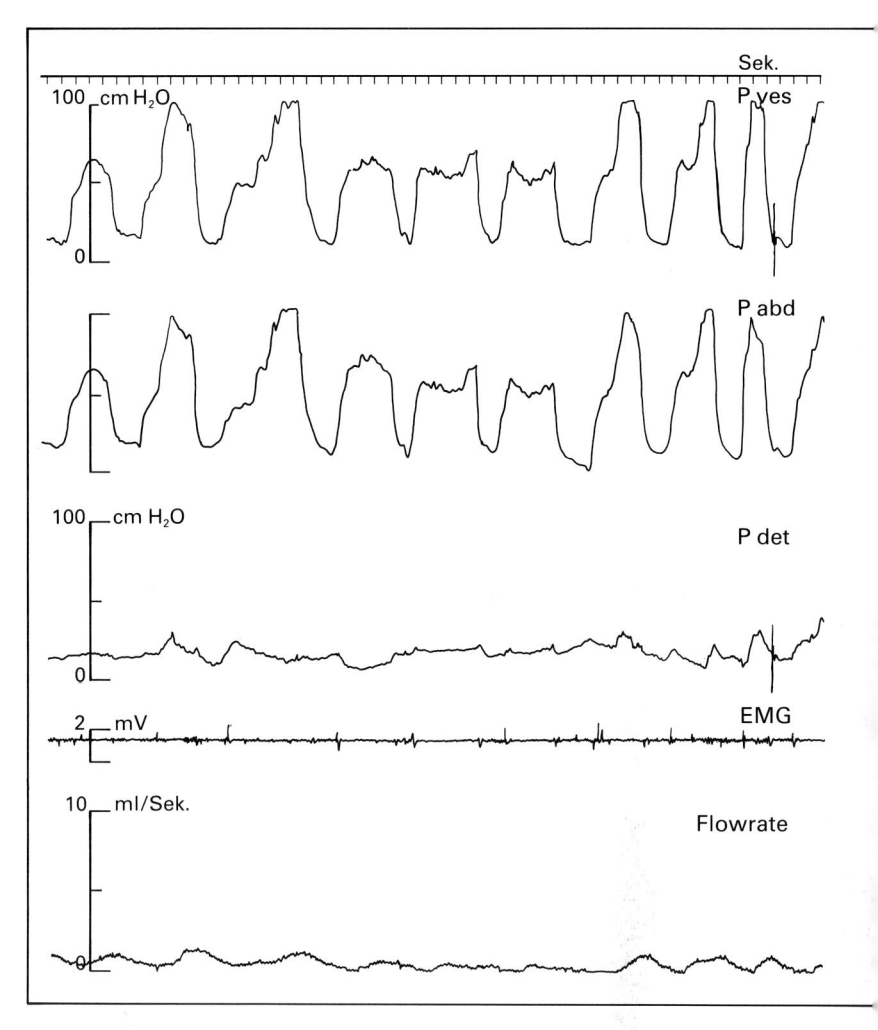

In Kombination mit einer Detrusorüberaktivität kann die Überaktivität des Sphincter externus eine obstruktive Uropathie verursachen. Bei dieser Kombination geht es um die Balance zwischen den beiden überaktiven Muskeln mit gestörter Koordination. Die Dyssynergie zwischen Detrusor und Sphinkter kann um den Preis einer Detrusorhypertrophie, eines pathologisch hohen Blaseninnendrucks und einer kleinen funktionellen Blasenkapazität kompensiert bleiben (Tab. 23). Zunahme von Blasenkapazität und Restharn sowie häufige Harnwegsinfektionen weisen auf Blasendekompensation und obstruktive Uropathie hin (3).

Bei Patienten mit vesiko-ureteralem Reflux und Detrusorüberaktivität wird der hohe Blaseninnendruck, der bei jeder Kontraktion des überaktiven Detrusor entsteht, in den oberen Harntrakt fortgeleitet. Dort kann ein intrarenaler Reflux, dessen Zustandekommen druckabhängig ist, zur Entstehung einer segmentalen Vernarbung von Nierenparenchym beitragen, wahrscheinlich vor allem bei jungen Kindern. Darum ist die frühe Identifizierung und Behandlung einer funktionellen Obstruktion eine Voraussetzung der Verhütung progredienter Narbenbildungen im Rahmen einer sog. Refluxnephropathie (Tab. 24).

Exemplarische Beobachtungen

Detrusorinaktivität

Das Mädchen wurde mit einer lumbosakralen Myelomeningozele mit Hydrozephalus geboren. Am 1. Lebenstag wurde der Defekt am Rücken chirurgisch geschlossen und mit 3 Wochen ein ventrikuloatrialer Shunt implantiert.

Die Patientin ist jetzt 12 Jahre alt und besucht eine Behindertenschule. Ob sie den Ansprüchen einer weiterführenden Schule genügen kann, ist noch unklar. Sie kann nicht laufen, wohl aber stehen und sich mit Hilfe etwas bewegen. Alle motorischen und sensorischen Funktionen unterhalb von L2 fehlen, und sie hat eine Harn- und Stuhlinkontinenz.

Bei einer ersten urodynamischen Untersuchung fand sich eine Areflexie sowohl des Detrusors als auch der Beckenbodenmuskulatur. Dies erklärte die bestehende Streß- und Überlaufinkontinenz. Uroradiologische Untersuchungen zeigten Normalbefunde an den Nieren und am oberen Harntrakt, eine dünnwandige Harnblase mit permanent offenem Blasenhals und keinen vesiko-ureteralen Reflux.

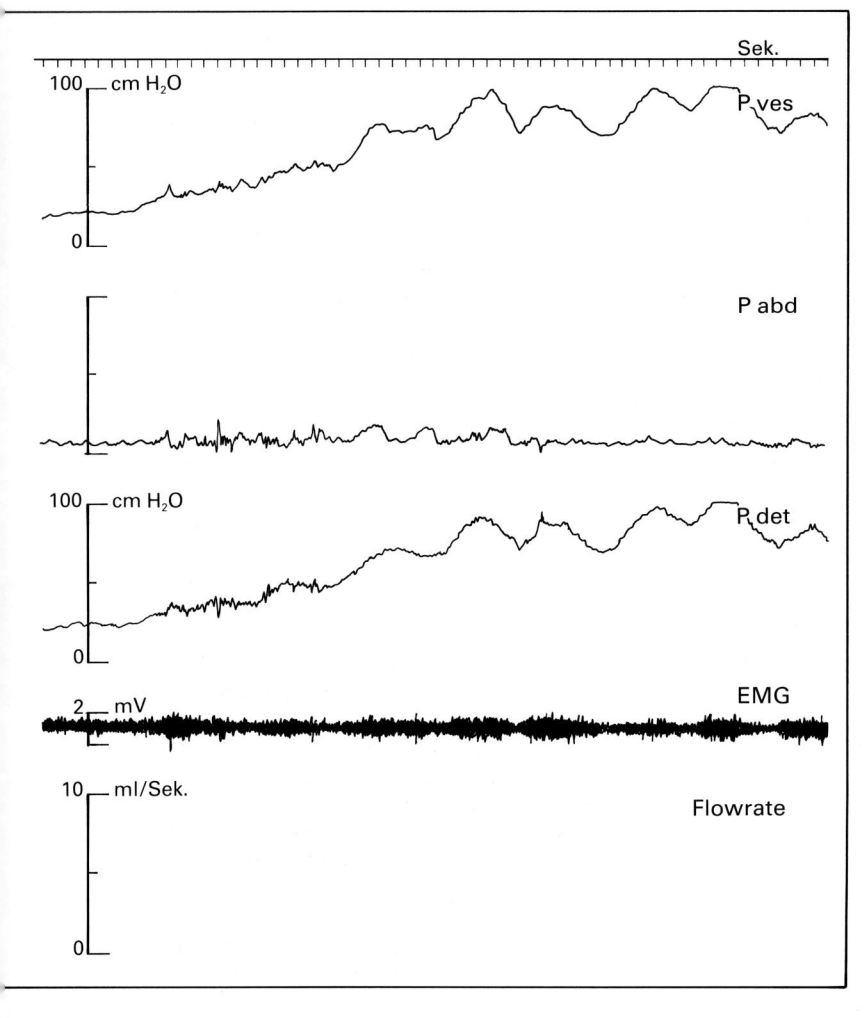

Abb. 105
Zystometrie mit Beckenboden-EMG bei einem 1 jährigen Mädchen mit Detrusorüberaktivität bei hoher lumbaler Myelomeningozele (Einzelheiten s. Text)

Während der letzten Jahre hat die Patientin wiederholt Harnwegsinfektionen durchgemacht. Obschon sie die Bauchmuskeln und externen manuellen Druck zu Hilfe nahm, gelang ihr keine befriedigende Blasenentleerung. Die Harnkontinenz nahm zu. Bei einer 2. urodynamischen Untersuchung belief sich die zystometrische Blasenkapazität auf 160 ml. Wir fanden eine hohe Compliance während der Blasenfüllung (Anstieg von 2 cm H_2O bei 150 ml Füllvolumen) und Harnabgang bei einem Öffnungsdruck von 43 cm H_2O im Liegen (Abb. 104). Während der ganzen Füllungsphase konnte eine Streßinkontinenz provoziert werden.

Auch beim Einsatz externen manuellen Drucks blieb die Blasenentleerung unvollständig (Restharn 20% des vorherigen Volumens). Wir verordneten eine antibiotische Reinfektionsprophylaxe. Obschon die Blasenkapazität um 24% unter dem Altersnormalwert lag, begannen wir eine saubere intermittierende Selbstkatheterisierung. Die Patientin wurde während eines kurzen stationären Krankenhausaufenthaltes angeleitet, einen CH 12 Lofric™-Katheter 4–5mal täglich im Liegen einzuführen. Obschon sie gewöhnt war, sich bei vielen Gelegenheiten auf die Eltern zu verlassen, erlernte sie die Selbstkatheterisierung rasch und konnte dazu motiviert werden, selber aktiv zu ihrer größeren Unabhängigkeit beizutragen.

Da sie streßinkontinent blieb, wurde mit dem Ziel einer Erhöhung des passiven urethralen Widerstands eine Kolposuspension durchgeführt. Nach der Operation sind 3 Monate vergangen. Die Patientin katheterisiert sich 5mal täglich und ist jetzt am Tage trocken. Nachts wird sie nur noch selten etwas feucht. Sie nimmt unmittelbar vor dem Schlafengehen Nitrofurantoin 1,5 mg/kg und hat seit längerem keine Harnwegsinfektionen mehr.

Wir wollen den Lofric™-Katheter durch einen Stahlkatheter ersetzen und dann versuchen, die antibiotische Reinfektionsprophylaxe abzusetzen.

Detrusorüberaktivität

Die Patientin wurde mit einer hohen lumbalen Myelomeningozele geboren. Diese wurde am 1. Lebenstag chirurgisch geschlossen. Anschließend entwickelte sich ein interner Hydrozephalus. Im Alter von 2 Wochen wurde ein ventrikuloperitonealer Shunt gelegt. Ende des 1. Lebensjahres fand sich ein vesiko-ureteraler Reflux links Grad IV mit Detrusor-Sphinkter-Dyssynergie. Die zystometrische Blasenkapazität betrug 45 ml. Während der gesamten Blasenfüllung fand sich eine ausgeprägte Detrusorhyperaktivität. Während der Miktion stieg der intravesikale Druck infolge einer Hyperreflexie der Beckenbodenmuskulatur auf über 100 cm H_2O (Abb. 105).

Wir führten eine Urethrotomie durch, um die pathologisch erhöhten Miktionsdrucke zu vermindern. Ein Jahr später war kein Reflux mehr nachzuweisen, die zystometrische Blasenkapazität hatte sich auf 85 ml vergrößert, und der Miktionsdruck überstieg bei einer Flußrate von 18 ml/Sek. 50 cm H_2O nicht mehr. Es fand sich zwar noch das Bild einer Detrusor-Sphinkter-Dyssynergie, aber sowohl der Detrusor als auch die Beckenbodenmuskulatur waren weniger hyperaktiv und zwischen Detrusor und Sphinkterapparat hatte sich ein gutes Gleichgewicht herausgebildet.

Die Patientin lernte langsam, Harndrang wahrzunehmen. Die Perioden völliger Trockenheit wurden langsam länger. Schließlich wurde sie am Tage trocken und entleerte ihre Blase ausreichend vollständig. Auch nach Absetzen der zunächst längere Zeit verabreichten antibiotischen Reinfektionsprophylaxe blieb sie von Harnwegsinfektionen frei. Die Ausscheidungsurographie zeigte eine segmentale Nierenparenchymverdünnung im linken oberen Nierenpol (Abb. 106).

Die urodynamische Untersuchung wurde im Alter von 6 Jahren wiederholt, weil sich erneut Harnwegsinfektionen und Harnkontinenz am Tage eingestellt hatten. Die zystometrische Blasenkapazität belief sich auf 145 ml (17% unter dem Altersnormalwert), der intravesikale Druck während der Miktion erreichte 92 cm H_2O, der Harnfluß war fraktioniert und wurde durch plötzliche Kontraktionen der Beckenbodenmuskulatur unterbrochen. Es bestand nur ein geringer Restharn (weniger als 10% der Blasenkapazität).

Unser Vorschlag einer Behandlung mit sauberer intermittierender Blasenkatheterisierung wurde von den Eltern abgelehnt, weil die Patientin bei vorausgegangenen Katheterisierungen über Schmerzen geklagt hatte. Darum wurde zur Verringerung des urethralen Widerstands eine Urethradilatation durchgeführt und erneut eine antibiotische Reinfektionsprophylaxe begonnen. Während der nächsten Jahre ging es der Patien-

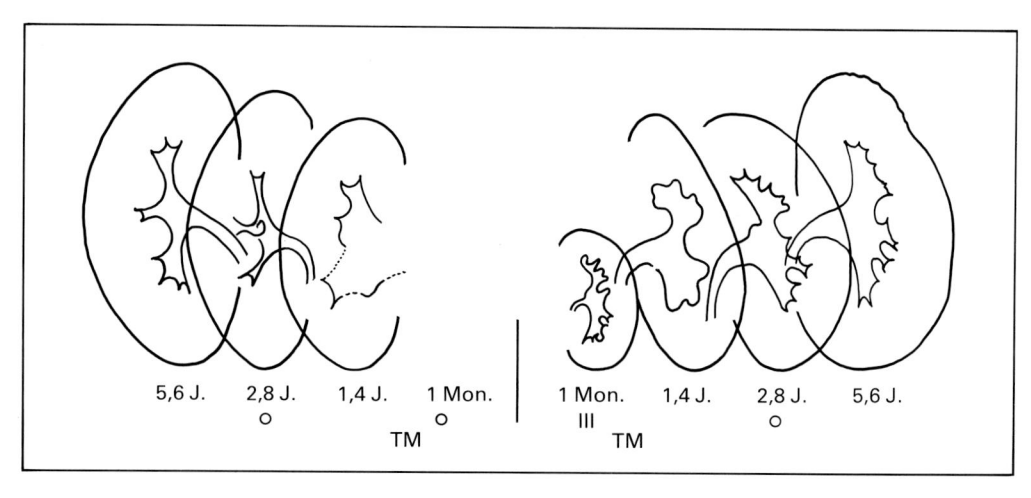

Abb. 106
Ausscheidungsurogramme im Alter von
1 Monat, 1,4, 2,8 und 5,6 Jahren bei
Mädchen mit Detrusorüberaktivität bei
hoher lumbaler Myelomeningozele (gleiche
Pat. wie Abb. 105): mit 1,4 Jahren erstmals
segmentale Verdünnung im oberen Pol der
linken Niere, die mit 5,6 Jahren noch
deutlich stärker ausgeprägt ist. Nieren-
wachstum und alle Kelchenden beiderseits
normal.
III zeigt an, daß zu dieser Zeit ein
vesiko-ureteraler Reflux Grad III bestand,
der offene Kreis Fehlen eines Refluxes in
diesem Alter. TM = Urethrotomie oder
Sphinkterotomie

tin gut. Sie hatte 6–8mal am Tage Harndrang, entleerte die Blase selbständig und war kontinent. Wir setzten die antibiotische Reinfektionsprophylaxe wieder ab, ohne daß es zu Rezidiven der Harnwegsinfektion kam. Die Nieren wuchsen normal. Der Befund bei der Ausscheidungsurographie änderte sich nicht.

Im Alter von 10 Jahren wurde die Blasenentleerung immer schwieriger. Die Patientin hatte sich daran gewöhnt, während der Miktion zu pressen. Es kam öfters zu einer Überlaufinkontinenz und zu erneuten Harnwegsinfektionen. Bei einer Zystourethrographie mit Blasendruckmessung wurde eine große, hypoaktive Blase mit geringer Compliance gefunden (Druckanstieg um 50 cm H_2O bei 200 ml Füllung). Es bestand ein beidseitiger Reflux Grad III–IV. Die Patientin konnte keine Miktion im eigentlichen Sinne zustandebringen. Bei Harndrang versuchte sie, die Harnblase durch Kontraktion der Bauchmuskulatur zu entleeren. Dabei stieg der Blaseninnendruck auf über 100 cm H_2O an. Es fand sich noch das Bild einer Detrusor-Sphinkter-Dyssynergie, aber der Detrusor hatte zusammen mit seiner Überaktivität einen großen Teil seiner Kontraktilität verloren. Als Ursachen kamen chronische Harnretention und die wiederholten Harnwegsinfektionen in Betracht.

Wir verordneten saubere intermittierende Selbstkatheterisierung mit antibiotischer Reinfektionsprophylaxe. Da bekannt ist, daß nach Beseitigung einer chronischen Harnretention der Detrusor bald seine ursprüngliche Kontraktilität wiedergewinnt, verordneten wir weiterhin Oxybutynin, um bei dem ausgeprägten beidseitigen Reflux eine Druckschädigung des Nierenparenchyms zu vermeiden.

Schlußfolgerungen

Die urodynamischen Muster bei Säuglingen und Kindern mit Myelomeningozele vermitteln eine neuro-pathophysiologische Basis für die individuelle Kennzeichnung der Funktionsstörung von Blase und Sphinkter. Diese Klassifikation ist klinisch bedeutsam, weil sie das individuelle Ausmaß der Gefahr von Inkontinenz und Obstruktion kennzeichnet. Bei medizinischen oder chirurgischen Behandlungen ermöglichen die urodynamischen Parameter eine Objektivierung der Ergebnisse.

Die urodynamische Untersuchung stellt die einzige Möglichkeit zur Entdeckung funktioneller Obstruktionen lange vor der vollen Entwicklung einer obstruktiven Uropathie oder von segmentalen Nierenparenchymnarben dar. Bei Patienten mit Detrusor-Sphinkter-Dyssynergie sind aufeinander folgende urodynamische Untersuchungen notwendig, um rechtzeitig festzustellen, ob sich aus einer kompensierten Blasenfunktionsstörung eine manifeste Obstruktion entwickelt. Dies ist besonders wichtig bei Patienten mit einer Kombination von Detrusor-Sphinkter-Dyssynergie, rezidivierenden Harnwegsinfektionen und vesiko-ureteralem Reflux.

Somit sollte das Hauptziel bei der Betreuung von Kindern mit neurogener Blasensphinkter-Dysfunktion eine frühe funktionelle Klassifizierung sein. Dabei muß es vor allem um die frühzeitige Erkennung der Gefahr einer Obstruktion gehen. Bei Kindern mit Harninkontinenz bieten die Ergebnisse einer urodynamischen Untersuchung die besten Voraussetzungen für eine erfolgversprechende Behandlung. Bildgebende Untersuchungstechniken sind für diese Ziele weit weniger geeignet. Sie ergänzen die urodynamischen Untersuchungen. Die beste Untersuchung des unteren Harntrakts bei Kindern mit neurogener Blasen-Sphinkter-Dysfunktion ist die Kombination von urodynamischen und bildgebenden Methoden.

Literatur

1. BAUER, S. B. u. Mitarb.: Predictive value of urodynamic evaluation in newborns with myelodysplasia. J. Am. med. Ass. **252**, 650 (1984).
2. BORS, E. u. A. E. COMARR: Neurological urology-physiology of micturition, its neurological disorders and sequelae. Karger, Basel 1971.
3. v. GOOL, J. D. u. Mitarb.: Detrusor-sphincter dyssynergia in children with myelomeningocele – a prospective study. Z. Kinderchir. **37**, 148 (1982).
4. v. GOOL, J. D.: Spina bifida and neurogenic bladder dysfunction – a urodynamic study. Impress, Utrecht 1986.
5. McGUIRE, E. u. Mitarb.: Modified pubovaginal sling in girls with myelodysplasia. J. Urol. **135**, 94 (1986).
6. HALD, T. u. E. W. BRADLEY: The urinary bladder neurology and urodynamics. Williams and Wilkins, Baltimore 1982.
7. KASS, E. J. u. S. A. KOFF: Bladder augmentation in the pediatric neuropathic bladder. J. Urol. **129**, 552 (1983).
8. LIGHT, J. K.: The artificial urinary sphincter in children. Urol. Clins N. Am. **12**, 103 (1985).
9. SPINDEL, M. R. u. Mitarb.: The changing neurological lesion in myelodysplasia. J. Am. Med. Ass. **258**, 1630 (1987).
10. WEIN, A. J.: Classification of neurogenic voiding dysfunction. J. Urol. **125**, 605 (1981).
11. WITHYCOMBE, J., R. H. WHITAKER u. G. HUNT: Intermittent catheterisation in the management of children with neuropathic bladder. Lancet **1978/II**, 981.

Harninkontinenz als Symptom einer Aszensionsstörung des Rückenmarks (»spinales tethered cord-Syndrom«)

H. OLBING

Einleitung

Bei Kindern mit neurogener Blase sind Myelomeningozelen die weitaus häufigste Ursache. Aszensionsstörungen des Rückenmarks sind trotz ihrer erheblich geringeren Häufigkeit von praktischer Bedeutung, weil durch rechtzeitige Operation eine Progredienz oder sogar das Auftreten neurologischer Ausfälle verhütet werden kann. Bei Neugeborenen mit auffälligen Befunden im Lumbosakralbereich und spätestens während des Wachstumsalters bei Kindern mit progredienten neurologischen (nicht selten als »orthopädisch« verkannten) Ausfällen müssen rechtzeitig angemessene Untersuchungen veranlaßt werden.

Die Harninkontinenz gehört zu den häufigsten Symptomen einer Aszensionsstörung des Rückenmarks.

Definition

Es handelt sich um einen abnormen Tiefstand eines fixierten und unter Zug oder Druck stehenden distalen Rückenmarks.

In der Literatur werden folgende Synonyma gebraucht: Malaszensus des Rückenmarks; Rückenmarksfixierung; kraniale Migrationshemmung des Rückenmarks; Rückenmarkstraktionssyndrom.

Exemplarische Beobachtungen

Verdicktes und gespanntes Filum terminale

Bei dem Jungen P. B. (geb. 22. 10. 78) entwickelte sich im Sommer 1985 eine sekundäre Dranginkontinenz. Seit Februar 1986 traten rezidivierende Zystitiden auf. Bei der Erstvorstellung im Juni 1986 fanden sich eine Abschwächung der Oberflächensensibilität an den Vorder- und Außenseiten beider Oberschenkel und ein Restharn um 150 ml. Der Sonographiebefund an beiden Nieren war unauffällig. Die Blasenwand war 10 mm dick. Die Miktionszystourethrographie zeigte eine birnenförmige Harnblase mit starker Randtrabekulierung, die Röntgenaufnahme der distalen Wirbelsäule eine Dysraphie von S 1 an abwärts. Durch Kernspintomographie wurde ein verdicktes, bei L 4 dorsal fixiertes Filum terminale nachgewiesen; der Conus medullaris lag an normaler Stelle (L 1) (Abb. 107 u. 108).

Bei der Operation fand sich ein mäßig stark gespanntes, 2–3 mm breites Filum terminale, welches durchtrennt wurde. Der Restharn verschwand, die Dranginkontinenz blieb aber bestehen. Eine Zystomanometrie dokumentierte eine Detrusorinstabilität. Wir führten ein stationäres Blasentraining durch. Der Patient lernte innerhalb von 2 Wochen, imperativen Harndrang bis zum Erreichen einer Toilette zu unterdrücken und wurde trocken. Die Sensibilitätsstörung an den Oberschenkeln bildete sich nicht zurück.

Lumbosakrale Lipomyelomeningozele

Bei dem Jungen M. K. (geb. 24. 6. 78) wurde im Alter von 6 Monaten ein angeborenes 4 cm langes, kleinfingerdickes Lipom im Sakralbereich entfernt. Er wurde bei Tag und Nacht nicht trocken und hatte häufigen Harndrang. Im August 1986 wurde er erstmalig bei uns vorgestellt. Er hatte mittelstarke Hohlfüße beiderseits und ständiges Harnträufeln. Auch bei Zuhilfenahme der Bauchpresse gelang ihm nur eine sehr schwache Miktion; Restharn um 50 ml. Die neurologischen Befunde waren normal. Die Harnblasenwand war auf 6 mm verdickt. Im Bereich beider Nieren sonographisch keine auffälligen Befunde. Die Miktionszystourethrographie dokumentierte eine starke Randzähnelung der Harnblase; während der Miktion blieb die proximale Urethra sehr eng. Die Wirbelbögen von L 5 an abwärts waren nicht geschlossen. Bei der Zystomanometrie fand sich eine verminderte Blasenkapazität (130 ml) mit Sensibilitäts- und Akkomodationsverlust; eine Miktion war dem Patienten während der Untersuchung nicht möglich.

Die Kernspintomographie zeigte ein großes Lipom im dorsalen unteren Abschnitt des Kreuzbeins, das rechts ins kleine Becken einwuchs (Abb. 109–112).

Bei der Operation war nur eine partielle Exstirpation des diffus ins Rückenmark eingewachsenen Lipoms möglich. Nach der Operation besserte sich die Blasenentleerungsstörung nicht. Eine Zystomanometrie zeigte keine Befundänderung im Vergleich zum präoperativen Befund. Darum erfolgt die Weiterbehandlung mit Selbstkatheterisierung.

Dermalsinus

Bei der Patientin A. L. (geb. 28. 8. 76) wurde ein seit Geburt bekannter Dermalsinus mit stecknadelkopfgroßer starker Behaarung in Höhe des 2. Lendenwirbelkörpers mit 6 Jahren »bis zum

Abb. 107 und 108
Kernspintomographie bei 8jährigem Jungen mit verdicktem und gespanntem Filum terminale. Sagittale Aufnahme der LWS. Der Conus medullaris steht in Höhe von LWK 1. Weiter kaudal ist ein verdicktes Filum terminale bis zur Dorsalfläche der Dura in Höhe LWK 4 abgrenzbar

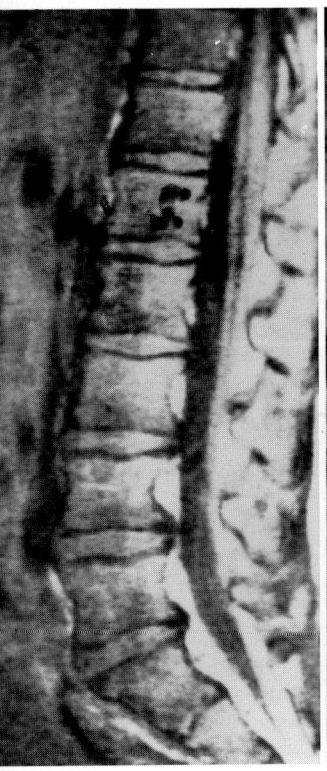

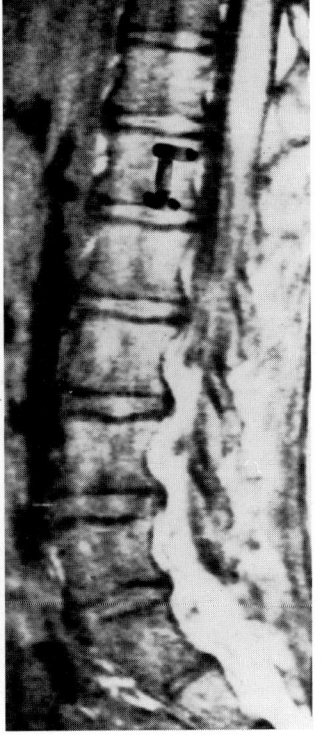

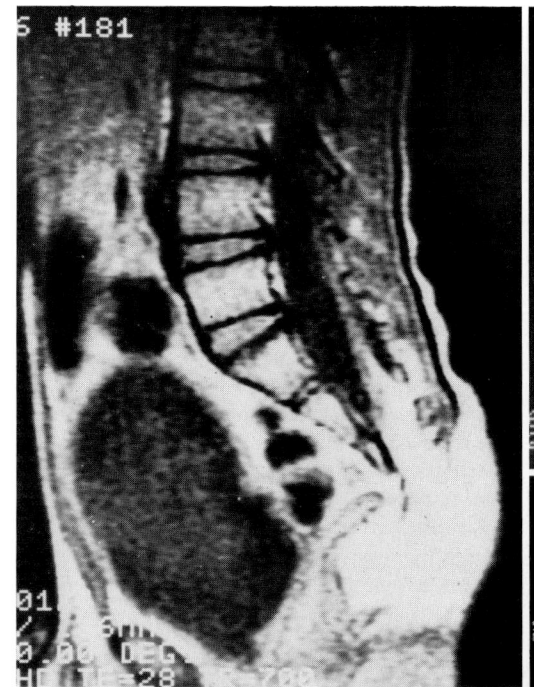

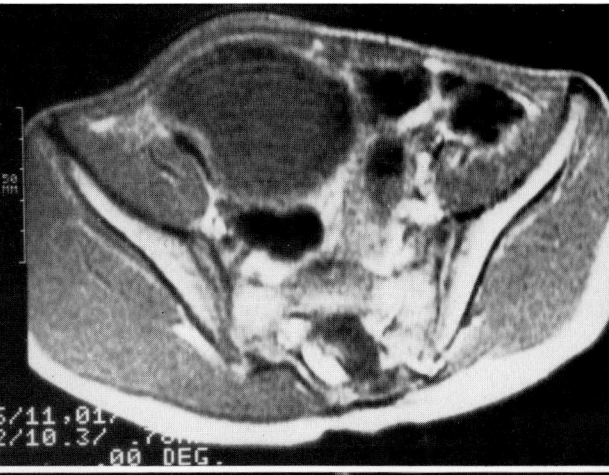

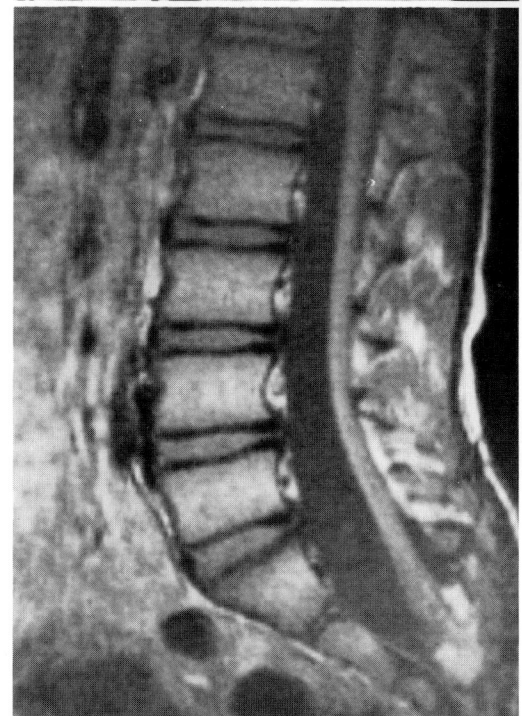

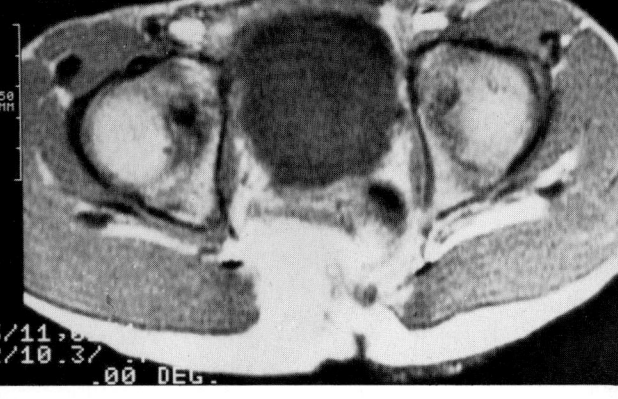

Abb. 109–112
Kernspintomographie bei 8jährigem Jungen mit Lipom bei Malaszensus des Rückenmarks

Abb. 109
Sagittale Schichten der LWS zeigen ein Lipom im dorsalen unteren Abschnitt des Kreuzbeins, welches bis in den Spinalkanal reicht

Abb. 110 und 111
Axiale Schichten der LWS, welche die Ausbreitung des Lipoms in das kleine Becken demonstrieren

Abb. 112
Postoperative Kontrolle: sagittale Schichten der LWS. Malaszensus des Rückenmarks, dieses reicht bis zum Kreuzbein und ist hier an dem verbliebenen Lipomrest fixiert

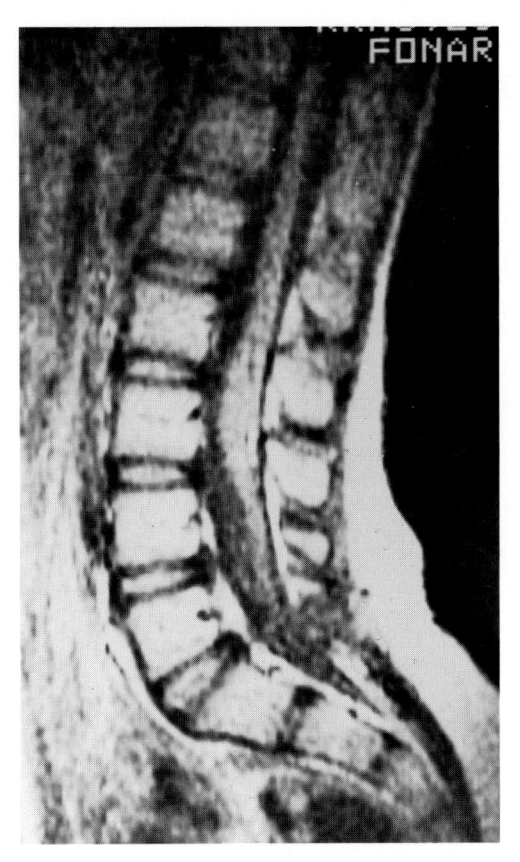

Abb. 113
Kernspintomographie einer 12½jährigen Patientin. Die sagittalen Schichtaufnahmen der LWS zeigen einen verdickten Conus medullaris, welcher bis in Höhe des Zwischenwirbelraumes LWK 3/4 reicht; die Cauda equina beginnt erst in Höhe LWK 4

Grund exzidiert«. Schon im 1. Lebensjahr war eine Harnwegsinfektion mit Fieber aufgetreten. Nach mehreren Rezidiven kam die Patientin mit knapp 7 Jahren in unsere Klinik. Sie konnte nur unter Zuhilfenahme der Bauchpresse urinieren und hatte erheblichen Restharn (um 100 ml). Röntgenologisch zeigte sich ein inkompletter Bogenschluß in Höhe von L 5/S 1. Die Blasenwand war nicht verdickt. Die Miktionszystourethrographie zeigte einen vesiko-uretero-renalen Reflux links Grad V in einen Ureter fissus sowie eine sehr starke Trabekulierung der Harnblasenwand. Die Zystomanometrie dokumentierte eine starke Detrusor-Sphinkter-Dyssynergie.

Während der nächsten Jahre fiel links eine zunehmende Verkürzung des Fußes mit Umfangsverminderung des Beines auf (Oberschenkel 2 cm, Unterschenkel 1 cm weniger als rechts). Trotz Blasentraining blieb Restharn bestehen (um 50 ml). Elektromyographische Untersuchungen einschließlich evozierter Potentiale an N. medianus und N. tibialis waren unauffällig. Die Kernspintomographie zeigte den Conus medullaris in Höhe der Bandscheibe L 3/4; die Cauda equina begann in Höhe LKW 4 (Abb. 113). Mehrere konsiliarisch zugezogene Neurochirurgen konnten sich bisher nicht über die Indikation zu einem operativen Eingriff einigen.

Formen und Embryogenese

Während der Embryogenese wächst die Wirbelsäule stärker als das Rückenmark und die Dura mater (Abb. 114). Dadurch kommt es zu einer kontinuierlichen Aszension der kaudalen Rückenmarksabschnitte gegenüber der Wirbelsäule und der Dura. Der Conus medullaris steht beim 30 mm langen Embryo in Höhe des Steißbeins, beim 67 mm langen Embryo in Höhe von S 4 und beim 110 mm langen Embryo in Höhe von L 4. Diese Aszension ist zur Zeit der Geburt noch nicht beendet. Von der Neugeborenenzeit (L 3) an wandert der Conus bis zum Ende des Körperwachstums bis in die Höhe von L 2. Die spinale Dura mater reicht kaudal bei jungen Embryonen bis S 4/S 5, bei Erwachsenen bis S 3. Infolgedessen müssen sich die kaudalen Nervenwurzeln, die an ihre Austrittsstellen aus dem Wirbelkanal gebunden bleiben, zusammen mit dem an die Steißbeinregion fixierten Filum terminale und dem Subarachnoidalraum kontinuierlich verlängern. Beim gesunden Erwachsenen ist das Filum terminale nur eine sehr dünne Struktur aus Ependym- und Piazellen.

Die Aszensionshemmung kann durch ein verdicktes und unter Spannung stehendes Filum terminale, eine Lipomeningozele, ein Lipom, eine Adhäsion, eine intraspinale Meningozele, einen Dermalsinus oder eine Diastematomyelie (Abb. 115 bis 118) verursacht sein.

Nach MARIN-PADILLA (13) ist zumindest allen Formen mit Lipom ein Dura mater-Defekt unterhalb von L 3 gemeinsam, durch welchen das Rückenmark von der frühen Embryonalzeit an in Kontakt mit subkutanem Geweben kommt und an einer normalen Aszension gehindert wird.

Die Diastematomyelie besteht in einer angeborenen Spaltung des Rückenmarks, das zusätzlich durch ein medianes, von Dura bedecktes Septum an der Wirbelsäule fixiert bleibt.

Abb. 114
Relative Aszension des distalen Rückenmarks gegenüber Wirbelsäule und Dura während der Embryogenese. Bei Fixierung (in der Abbildung durch ein Filum terminale) gerät das Rückenmark unter Zug

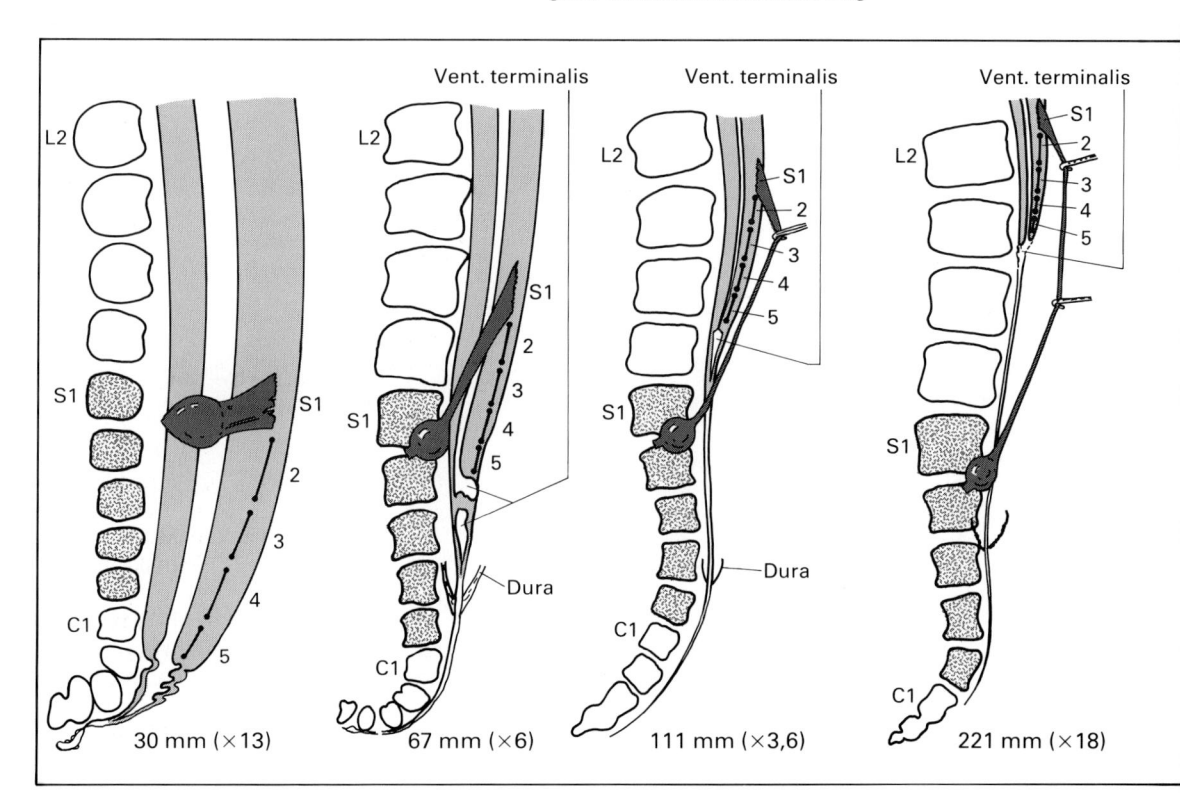

Klinische Befunde

Die Symptome unterscheiden sich in den verschiedenen Altersstufen:

Neugeborene

BAKKER-NIEZEN u. Mitarb. (3) berichteten über schon zur Zeit der Geburt nachweisbare Hinweiszeichen bei 23 Patienten. Im Lumbosakralbereich von 12 Kindern bestand ein äußerlich sichtbares Lipom, 8mal ein Grübchen, 7mal ein Hämangiom und 6mal eine Hypertrichose; trophische Störungen waren bei 8 Patienten im Bereich eines Beines und bei 6 am Gesäß sichtbar. Nach ALBRIGHT u. Mitarb. (1) besteht eine enge Korrelation zwischen lumbalen, nach GOLDBERG u. Mitarb. (8) auch zwischen sakralen kutanen Hämangiomen und einer Aszensionsstörung des Rückenmarks.

Kennzeichnend ist, daß diese äußerlich sichtbaren frühen Hinweise in der Regel nicht weiter beachtet werden. Von den 23 von BAKKER-NIEZEN u. Mitarb. (3) beschriebenen Patienten wurden zwar 8 schon im 1. Lebensjahr operiert. Operationsziel war aber bei allen lediglich die Beseitigung eines Lipoms; die Aszensionshemmung des Rückenmarks wurde erst im späteren Leben nachgewiesen und operativ behandelt.

Kinder im Wachstumsalter

Kennzeichnend für diesen Lebensabschnitt sind progrediente neurologische Ausfälle zusätzlich zu den weiterbestehenden angeborenen Auffälligkeiten. BAKKER-NIEZEN u. Mitarb. (3) beobachteten bei 25 Kindern 20mal motorische und 18mal sensible Ausfälle an den unteren Extremitäten, 13mal eine Skoliose, 11mal Fußdeformitäten, 7mal eine sekundäre Harninkontinenz und 6mal Schmerzen.

Lumbale oder sakrale kutane Hämangiome über einer Aszensionsstörung des Rückenmarks bilden sich in der üblichen Weise zurück.

Nach Abschluß des Körperwachstums

Ein erheblicher Teil auch der Patienten, bei denen die Diagnose erst nach Ende des Körperwachstums gestellt wird, hatten schon vorher auf ihre Grundkrankheit hinweisende Symptome (11, 17). Von den 23 durch PANG u. Mitarb. beschriebenen Erwachsenen hatten nur 13 während der Kindheit noch keine Symptome gehabt (17). Unter den zur Vorstellung beim Arzt führenden Symptomen waren Schmerzen im Bein oder in der Analregion (18mal), sensorische oder motorische Ausfälle (15mal) und Harninkontinenz (13mal) am häufigsten. 14 Patienten konnten genau die Umstände während des Beginns der Symptome, welche zur Vorstellung beim Arzt führten, angeben. Am häufigsten waren Ereignisse, die als Ursache für plötzlichen Zug an einem fixierten Conus terminalis infrage kamen, z. B. Entbindung in Lithotomieposition; bei 5 Patienten war ein Trauma mit direkter Einwirkung auf den Rücken oder das Gesäß vorausgegangen. Eine Harninkontinenz gehört zu den häufigsten Symptomen auch bei erwachsenen Patienten (11, 17).

▷

Abb. 115–118
Wichtigste Ursachen einer
Aszensionsstörung des Rückenmarks

Abb. 115
Lipomeningozele

Abb. 116
Dermalsinus

Abb. 117
Fixiertes Filum terminale

Abb. 118
Diastematomyelie in Höhe LWK 4/5
(nach LAUSBERG 1966)

115

116

117

Filum terminale

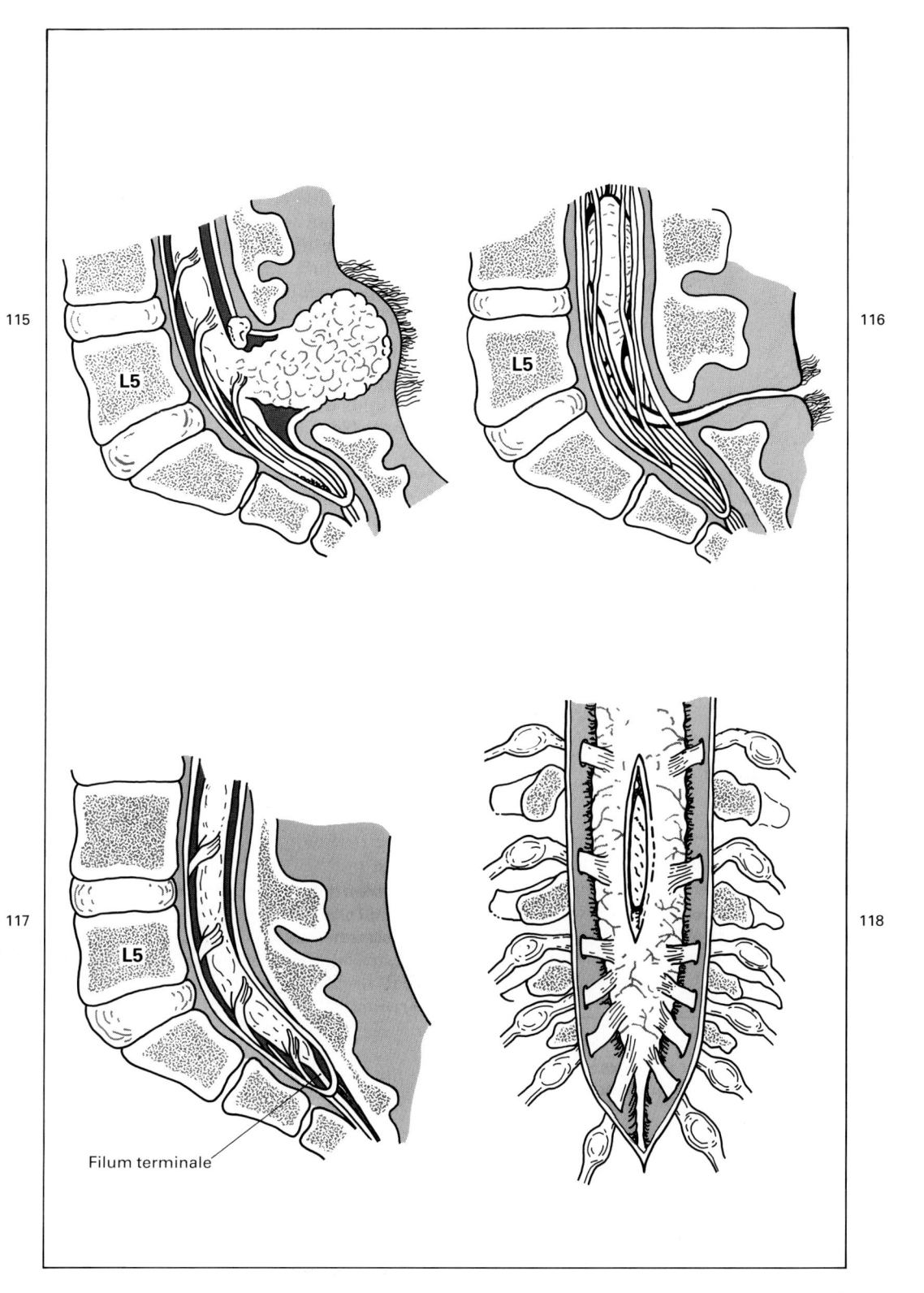

118

Schmerzen können infolge tethered cord als Dauerschmerz und blitzartig einschießend auftreten. Das Verteilungsgebiet der Dauerschmerzen (Abb. 119) folgt nicht den Versorgungsgebieten von Nervenwurzeln oder peripheren sensiblen Nerven. Die einschießenden Schmerzen gehen von der Lumbalregion entweder in der Mittellinie nach oben oder in beide Oberschenkel (Abb. 120).

Bildgebende Untersuchungen

Während der ersten 5 Lebensmonate kann das Rückenmark durch S o n o g r a p h i e untersucht werden, weil die Ossifikation der Wirbelsäule noch unvollständig ist (19; Abb. 121). Jenseits dieses Alters ist das Verfahren nur bei Kindern mit Spina bifida oder nach Laminektomie brauchbar. Am besten sind unter diesen Bedingungen intraspinale Lipome zu erfassen. Insgesamt sind die Befunde weniger zuverlässig als die der Kernspintomographie. Auch nach sonographischem Nachweis eines intraspinalen Lipoms ist zur Bestätigung dieses Befundes und zur präzisen Dokumentation einer Aszensionsstörung zusätzlich eine Kernspintomographie erforderlich.

MARIN-PADILLA (13) vertritt aufgrund entwicklungsgeschichtlicher Gesichtspunkte die Auffassung, daß bei allen Patienten mit Aszensionshemmung des Rückenmarks eine Spina bifida occulta bestehen muß. Deren Nachweis gelingt in der Regel durch eine R ö n t g e n ü b e r s i c h t s a u f n a h m e der distalen Wirbelsäule; bei einigen Patienten, vor allem bei jungen Kindern, können Schichtaufnahmen notwendig werden.

Der pathologische Tiefstand des Konus und meist auch dessen Ursache können bei den meisten Patienten durch M y e l o g r a p h i e oder C o m p u t e r t o m o g r a p h i e dokumentiert werden.

Die K e r n s p i n t o m o g r a p h i e ist heute die Methode der 1. Wahl (1, 4, 18). Sie verursacht keine Strahlenbelastung, kann bei genügend alten Kindern in der Regel ohne Allgemeinanästhesie durchgeführt werden und liefert Abbildungen in sagittaler, axialer und koronarer Ebene. Eine Aszensionhemmung und deren Ursache werden eindeutig sichtbar. RAGHAVAN u. Mitarb. (18) fanden mit diesem Verfahren bei einem erheblichen Teil ihrer Patienten zusätzlich zur Aszensionshemmung im distalen Rückenmark eine fokale Syringohydromyelie bzw. Myelomalazie.

Therapie

Die Ansichten über die Indikation zu operativen Eingriffen bei nachgewiesener Aszensionshemmung des Rückenmarks sind uneinheitlich.

Weitgehende Einigkeit besteht heute darüber, daß bei Progression neurologischer Störungen und bei starken Schmerzen operiert werden sollte. Bei einem erheblichen Teil der Patienten gelingt die Schmerzbeseitigung und die Verhinderung einer weiteren Progression (3, 24).

Einige Neurochirurgen empfehlen die Operation bei gesicherter Diagnose auch bei symptomfreien Patienten, um die Gefahr zukünftiger neurologischer Ausfälle abzuwenden (1, 24).

Die Operationsergebnisse hängen weitgehend von der Schwere und Dauer der Rückenmarks-/Nervenläsion ab. Operationskomplikationen sind nach Einführung mikrochirurgischer Techniken erheblich seltener geworden.

Aus neurochirurgischen Kliniken mit besonders umfangreichen und guten Erfahrungen wird darauf hingewiesen, daß die Lösung des kaudalen Rückenmarks aus jeder Art von Zug oder Druck eine wichtige Voraussetzung für ein gutes Operationsergebnis ist.

Bei Patienten ohne Operationsindikation oder mit Persistenz beispielsweise einer Harninkontinenz nach einer Operation kann eine symptomatische Therapie zu weiterer Besserung führen (s. unser 1. Patient).

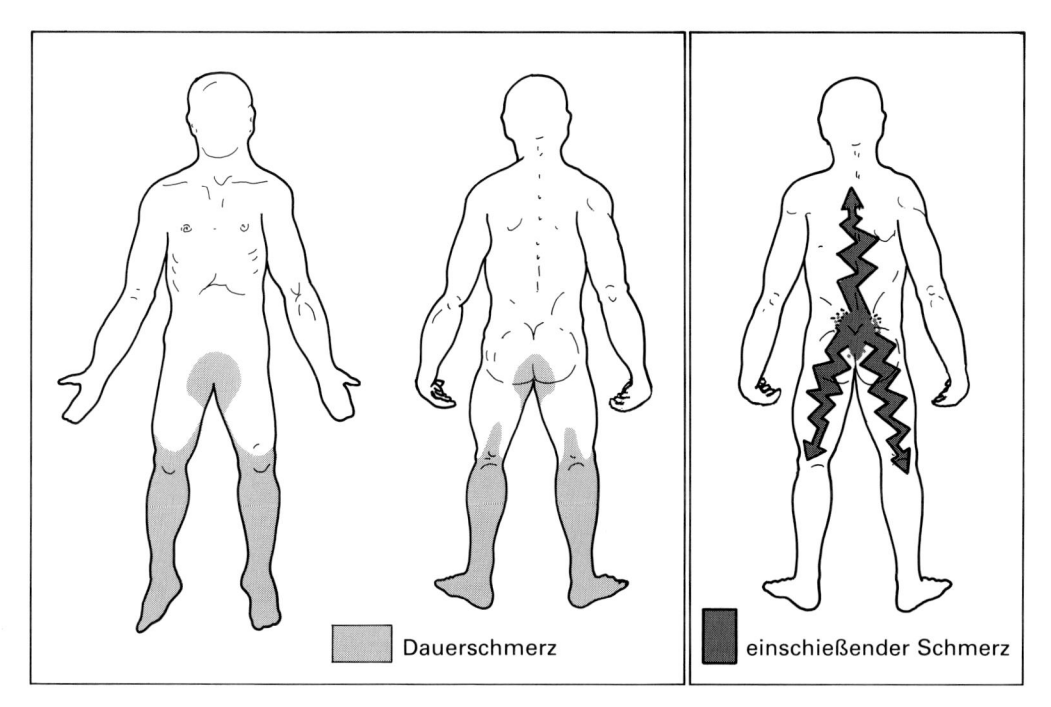

Abb. 119 und 120
Charakteristische Verteilungszonen für
Schmerzen infolge Aszensionsstörung des
Rückenmarks

Abb. 121
Schematische Darstellung des sonographischen Nachweises einer Lipomeningozele bei einem jungen Säugling (19)

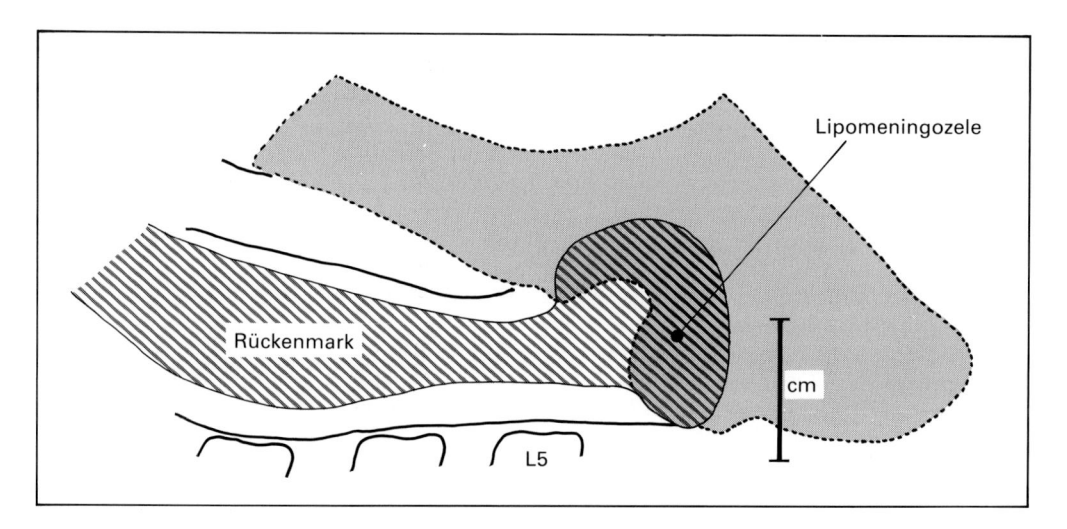

Schlußbemerkungen

Aszensionsstörungen des Rückenmarks gehören zu den heute noch bei einem erheblichen Teil der Patienten lange verkannten Ursachen einer neurogenen Blasenstörung. Durch rechtzeitige Therapie kann vielfach eine Besserung erzielt werden. Eine Harninkontinenz bei einem Kind mit auffälligen Inspektionsbefunden im Lumbosakralbereich bzw. mit neurologischen oder trophischen Störungen an den unteren Extremitäten (oft als »orthopädisch« verkannt) müssen zur Überweisung in eine erfahrene Klinik mit entsprechender Ausstattung führen. Ist die Diagnose gestellt, so sollte gemeinsam mit einem erfahrenen Neurochirurgen über die Erfolgschancen einer Operation entschieden werden.

Literatur

1. ALBRIGHT, A. L., J. C. GARTNER u. E. S. WIENER: Lumbal cutaneous hemangiomas as indicators of tethered spinal cords. Pediatrics. **83,** 977–980 (1989).
2. ANDERSON, F. M.: Occult spinal dysraphism. A series of 73 cases. Pediatrics **55,** 826–834 (1975).
3. BAKKER-NIEZEN, S. H., H. A. D. WALDER u. J. L. MERX: The tethered spinal cords syndrome. Z. Kinderchir. **39,** Suppl. II 100–103 (1984).
4. BARNES, P. D. u. Mitarb.: MRI in infants and children with spinal dysraphism. Am. J. Roentg. **147,** 339–346 (1986).
5. BARSON, A. J.: Vertebral level termination of spinal cord during normal and abnormal development. J. Anat. **106,** 489 (1969).
6. BLAIVAS, J. G.: Urologic abnormalities in the tethered spinal cord. In: HOLTZMAN, R. N. N. u. B. M. STEIN (Hrsg.): The tethered spinal cord, S. 59–73. Thieme, Stuttgart-New York 1986.
7. CHAPMAN, P. H.: Congenital intraspinal lipomas. Anatomic considerations and surgical treatment. Child Brain **9,** 37–47 (1982).
8. GOLDBERG, N. S., A. A. HERBERT u. N. B. ESTERLY: Sacral hemangiomas and multiple congenital abnormalities. Arch. Derm. **122,** 684–687 (1986).
9. HOFFMAN, H. J.: The tethered spinal cord. In: HOLTZMAN, R. N. N. u. B. M. STEIN (Hrsg.): The tethered spinal cord, S. 91–98. Thieme, Stuttgart-New York 1986.
10. HOLTZMAN, R. N. N. u. S. P. ANTIN: Diagnostic and management considerations of two cases of tethered spinal cord syndrome. In: HOLTZMAN, R. N. N. u. B. M. STEIN (Hrsg.): The tethered spinal cord, S. 125–136. Thieme, Stuttgart-New York 1986.
11. KAPLAN, J. O. u. R. M. QUENCER: The occult tethered conus syndrome in the adult. Radiology **137,** 387–391 (1980).
12. LAUSBERG, G.: Zur Klinik und Differentialdiagnose der Diastematomyelie. Arch. Kinderheilk. **175,** 14–25 (1966).
13. MARIN-PADILLA, M.: The tethered cord syndrome: developmental considerations. In: HOLTZMAN, R. N. N. u. B. M. STEIN (Hrsg.): The tethered spinal cord, S. 3–13. Thieme-Stratton Inc., New York 1985.
14. MATTHIAS, F. R. u. G. LAUSBERG: Klinik und Differentialdiagnose der cranialen Migrationshemmung des Rückenmarks. Z. Kinderheilk. **108,** 238–257 (1970).
15. McLONE, D. G., S. MUTLUER u. T. P. NAIDICH: Lipomeningoceles of the conus medullaris. In: RAIMONDI, A. (Hrsg.): Concepts in Pediatric Neurosurgery, S. 170–177. Karger, Basel 1983.
16. PAGE, L. K.: Occult spinal dysraphism and related disorders. In: WILKINS, H. R. (Hrsg.): Neurosurgery, S. 2053–2057. McGraw, New York 1985.
17. PANG, D. u. J. E. WILBERGER: Tethered cord syndrome in adults. In: HOLTZMAN, R. N. N. u. B. M. STEIN (Hrsg.): The tethered spinal cord, S. 99–115. Thieme-Stratton Inc., New York 1985.
18. RAGHAVAN, N. u. Mitarb.: MR imaging in the tethered spinal cord syndrome. Am. J. Nucl. Reson. **10,** 27–36 (1988).
19. RAGHAVENDRA, B. N. u. Mitarb.: The tethered spinal cord: diagnosis by high-resolution real-time ultrasound. Radiology **149,** 123–128 (1983).
20. v. RECKLINGHAUSEN, F.: Untersuchungen über die Spina bifida. zit. n. ZUMKELLER, M. B. u. Mitarb., Berlin 1886.
21. SCOTT, M.: Delayed deterioration in patients with spinal tethering syndromes. In: HOLTZMAN, R. N. N. u. B. M. STEIN: (Hrsg.): The tethered spinal cord, S. 116–120. Thieme-Stratton Inc., New York 1985.
22. YAMADA, S. u. Mitarb.: Pathophysiologic mechanisms in the tethered spinal cord syndrome. In: HOLTZMAN, R. N. N. u. B. M. STEIN (Hrsg.): The tethered spinal cord, S. 29–41. Stuttgart-New York 1985.
23. YIP, D.-M. u. Mitarb.: Delayed diagnosis of voiding dysfunction: occult spinal dysraphism. J. Urol. **134,** 694–697 (1985).
24. ZUMKELLER, M. B., V. SEIFERT u. D. STOLKE: Intraspinale Lipome mit Malaszensus des Rückenmarks im Kindesalter. Z. Kinderchir. **43,** 384–390 (1988).

Autorenverzeichnis

DJURHUUS, Prof. Dr. J. C.
Institute of
Experimental Clinical Research
University of Aarhus
DK-8000 Aarhus

EGGERS, Prof. Dr. CH.
Klinik für Kinder- und Jugendpsychiatrie
der Rheinischen Landes- und
Hochschulklinik Essen
Hufelandstraße 55
4300 Essen 1

GÄBEL, E.
Abteilung für Nephrologie der
Universitätsklinik für
Kinder- und Jugendmedizin Essen
Hufelandstraße 55
4300 Essen 1

VAN GOOL, Dr. J. D.
Pädiatrisches Nierenzentrum
der Universitätsklinik für Kinder
und Jugendliche
»Het Wilhelmina Kinderziekenhuis«
PO Box 18009
NL-3501 CA Utrecht

LETTGEN, Dr. B.
Abteilung für Nephrologie der
Universitätsklinik für
Kinder- und Jugendmedizin Essen
Hufelandstraße 55
4300 Essen 1

MENZEL, Prof. Dr. K.
Goerdelerstraße 6
2940 Wilhelmshaven

NORGAARD, Dr. J. P.
Institute of
Experimental Clinical Research
University of Aarhus
DK-8000 Aarhus

OLBING, Prof. Dr. H.
Abteilung für Nephrologie der
Universitätsklinik für
Kinder- und Jugendmedizin Essen
Hufelandstraße 55
4300 Essen 1

Dank

Die in dieser Monographie abgebildeten Röntgenbilder wurden
von Frau Dr. E. BRUNIER, die Ultraschallbilder von Herrn Dr. J. WINKIELMAN
aus unserer Klinik zur Verfügung gestellt, die nuklearmedizinischen
Untersuchungen von Herrn Prof. CHR. REINERS (Direktor der Abteilung
Nuklearmedizin in unserem Radiologischen Zentrum). Die Zystomanometrien
wurden von wissenschaftlichen Mitarbeitern der Urologischen Klinik unseres
Klinikums (Direktor: Prof. Dr. H. RÜBBEN) durchgeführt. Ich danke allen diesen
Kolleginnen und Kollegen für ihre Unterstützung.

Sachverzeichnis

Anamnesefragebogen   12, 31, 55, 57, 77
Aszensionsstörung, Rückenmark   167
–, –, Embryogenese   171
–, –, Harninkontinenz   167
–, –, Schmerzzonen   175
Ausscheidungsurographie   145ff, 151
–, Nierenparenchymnarben   113
–, Uretermündungsstenose   112

Bettnässerelend   12, 85ff
Biofeedback   62
Blasendivertikel   73
Blasenfunktion, Entwicklung   25ff
–, Funktionszyklus   26
–, Kontrolle, neurologische   24, 26
–, normale   24
–, psychische Einflüsse   24, 26, 28
–, Störungen   25
Blasenfunktionsstörung, Refluxoperation   105
–, Gefahren   125
–, Häufigkeit   83
–, Refluxpersistenz   105
–, Uretermündungsstenose   105, 107
Blasenhals, weiter   28
Blasenkapazität   34
Blasenrandkontur   63
Blasentraining, Dranginkontinenz   136
–, Miktionsaufschub   137

Blasentraining, ambulantes   131
–, Stakkatomiktion   137
–, stationäres   40, 116, 119
Blasenvergrößerung, chirurgische   159
Blasenwanddicke   59, 62, 66, 107, 116, 167f
Blutung, vaginale   47

Carbachol   78
Computertomographie   174

DDAVP, Behandlungsergebnisse   16
–, Dosis   16
–, Indikationen   17
–, Kosten   16
–, Wirksamkeitsvergleich   16
Dermalsinus   168, 172
Dermatitis, perigenitale   36
Detrusor vesicae, Anticholinergika   41
Detrusor-Sphinkter-Dyskoordination   59, 64, 118, 134, 138
–, Häufigkeit   83
–, Pathophysiologie   64
–, Stauungsnephropathie   116f
–, Uretermündungsstenose   105
–, Verhaltenstherapie, stationäre   134
–, Zystomanometrie   110
Detrusor-Sphinkter-Dyssynergie   160, 163, 170
Detrusorhypertrophie   64

Detrusorhypokontraktilität 73, 83, 119, 159, 162
–, Häufigkeit 83
–, Pathophysiologie 77
–, Zystomanometrie 76
Detrusorinstabilität s. Detrusorüberaktivität
–, Definition 22
–, Häufigkeit 83
Detrusorüberaktivität 21, 159, 162, 163
Diabetes mellitus 142
Diastematomyelie 171f
Doppelniere 151
Doryl s. Carbachol
Dranginkontinenz, Alters- und Geschlechtsverteilung 25
–, Anamnese 30
–, Anamnesefragebogen 31
–, Auswirkungen, psychische 24
–, Basisdiagnostik 30
–, Basistherapie 38
–, Differentialdiagnose 57
–, Elternreaktion 30
–, Epidemiologie 23
–, Fersensitz 34
–, Haltemanöver 34
–, Harnwegsinfektionen, rezidivierende 23, 28, 35, 48
–, Häufigkeit 83f
–, Häufung, familiäre 23
–, idiopathische, Definition 22
–, –, Kasuistik 21
–, –, primäre 22
–, –, sekundäre 22
–, –, Ursachen 22
–, Interaktionsstörungen, familiäre 30
–, Leidensdruck 41
–, Medikamente, Oxybutynin 39
–, Miktions-, Inkontinenzprotokoll 23
–, Miktionszystourethrographie, »wide bladder neck« 36
–, Pathophysiologie 28
–, Reflux, vesiko-uretero-renaler 24
–, Reinfektionsprophylaxe 38
–, Spontanbesserung 42
–, Stakkatomiktion, Kombination 128
–, Stuhlinkontinenz 34
–, symptomatische 45
–, Überdiagnostik 41
–, Ursachen 24
–, Verhaltenstherapie 132
–, Vulvitiden, rezidivierende 35
–, Zystomanometrie 40
Dreifachnieren 151
Dridase s. Oxybutynin
Durchflußszintigraphie 109

Elektromyogramm, Beckenboden 158
Emepronium 40
Enuresis, Aspekte, ganzheitliche 86
–, –, psychosoziale 85, 87
–, Bauchschmerzen, Häufigkeit 89
–, Beziehungsstörungen, intrafamiliäre 99ff
–, Definition 8
–, Eltern, Mißverständnisse 85
–, Eßstörungen, Häufigkeit 89
–, Familiendynamik 94
–, Hänseleien 98
–, Häufigkeit 89
–, Inzestfamilien 98
–, Kopfschmerzen, Häufigkeit 89
–, Leidensdruck, Mutter 85
–, –, Patient 85
–, Mißbrauch, sexueller 100
–, Mißhandlung 97, 100
–, Prädisposition, genetische 100
–, Prävalenz 94
–, Psychosomatik 85, 88
–, Reifeverzögerung 100
–, Sauberkeitserziehung 100
–, Schamgefühle 98
–, Schulschwierigkeiten, Häufigkeit 89
–, sekundäre 73
–, Strafen 95
–, Symptome, depressive 94
–, Verhaltensstörungen, Häufigkeit 89
Enuresis diurna 79
Enuresis nocturna, Anamnese 12
–, Auffälligkeiten 102
–, Definition 9
–, Differentialdiagnose 35
–, Häufigkeit 103
–, Polyurie 141
–, Prognose 102
–, Remissionsrate, spontane 102
–, Rückfallwahrscheinlichkeit 102
–, isolierte 9
–, –, Anamnesefragebogen 12
–, –, Behandlungsindikation 12
–, –, –, Ziel 12
–, –, Definition 9f
–, –, Elternerwartung 11
–, –, Häufigkeit 83
–, –, Häufung, familiäre 11
–, –, Konditionierung, apparative 103
–, –, Leistungsdruck, Mutter 102
–, –, Pathophysiologie 10
–, –, Psychopathologie 11
–, –, Schlaf-EEG 10
–, –, Schwererweckbarkeit 10
–, –, Spontanheilungsquoten 9

Enuresis nocturna, Anamnese, Therapie   12, 103
–, –, –, DDAVP   103
–, –, –, Imipramin   103
–, –, –, Konditionierung, apparative   102
–, –, Untersuchungen   12
–, sekundäre   45, 47
–, –, Definition   9
–, –, Stakkatomiktion   59, 62

Feedback   131
Fersensitz   33
Filum terminale, fixiertes   167, 173
Flavoxat   40
Furosemid-Renographie   122

Haltemanöver   33
Harnflußrate, Normalwerte   67
Harninkontinenz, Definition   8
–, Differentialdiagnose   35, 55, 57
–, –, Anamnesefragebogen   55, 57
–, –, Blasenkapazität   55
–, –, Haltemanöver   55
–, Psyche   29
–, Untersuchung   36
–, Verhaltenstherapie   125
Harnretention, habituelle   53
Harnröhrenkalibrierung   68, 122
–, Beurteilungskriterien   40
–, Indikationen   39
Harnstauung, supravesikale, Pathogenese   122
Harnträufeln, Ureterektopie   145
Harnwegsinfektion   23, 48, 52, 59, 65, 125, 131
Hohlfüße   168
Hypertonie   121
Hypertrichose   172

Imipramin   17, 80
–, Ingestionsunfälle   82
Inkontinenzprotokoll   38, 132f

Katheterisierung, intermittierende   123, 159
Kernspintomographie   167ff, 174
Klingelhose   131
–, Behandlungsdauer   15
–, Gerätepreis   15
–, Heilungsquote   16
–, Patienteninformation   14
–, Symptomwechsel   16
–, Wirksamkeitsvergleich   16
–, Wirkungsweise   16
Kolposuspension   159, 163
Konfliktnässer, Ersatzbefriedigung   89
–, Verhaltensbiologie   88

Lachinkontinenz   80, 84
»lazy bladder«   53, 115
Leidensdruck   81
Lipom, Sakralbereich   168
–, Spinalkanal   169
Lipomeningozele   172, 175

Megazystis   77
Mesonephros   155
Metanephros   154f
Miktion, fraktionierte   73
–, –, Anamnesefragebogen   77
–, –, Häufigkeit   83f
–, –, Uroflowmetrie   75
–, normale   64
Miktionsabstände   34
Miktionsaufschub, Anamnesefragebogen   55, 57
–, Blasenkapazität   55
–, Definition   53
–, Differentialdiagnose   55, 57
–, Haltemanöver   55
–, Harnwegsinfektionen, rezidivierende   54
–, Häufigkeit   84
–, Indolenz   52
–, Interaktionsstörung, familiäre   52f
–, Miktionsprotokoll   52
–, Pathophysiologie   53
–, Psychologie   53
–, Reflux, vesiko-uretero-renaler   52
–, Reinfektionsprophylaxe   55, 58
–, Schultoiletten   54
–, Therapie   55
–, Uretermündungsstenose   107
Miktionsbeobachtung   59, 62
Miktionsprotokoll   38, 61, 79, 128, 130, 132f
Miktionstraining, ambulantes   66
–, stationäres   78
Miktionszeit, Normalwerte   67
Miktionszystourethrographie   63, 66, 73
–, Dranginkontinenz   38
Minirin s. DDAVP
Müller-Gänge   155
Myelographie   174
Myelomalazie   174
Myelomeningozele, Harninkontinenz   157
–, Obstruktion   157

Nephropathie, Stauungs-, Pathogenese   123
Niereninsuffizienz   121, 141f
Nierenparenchymdysplasie   151
Nierenparenchymnarben   75, 108

Obstipation 34, 67
–, Therapie 127
Obstruktionen, subvesikale 48, 122
Oxybutynin 17, 39, 41, 46, 69

Phenoxybenzamin 69
Pollakisurie 35
Polyurie 141
Pseudodivertikel, Blasenwand 117f, 121
Pyelonephritiden, rezidivierende, akute 77

Reflux 106
–, vaginaler 35
–, vesiko-ureteraler 77, 107, 108, 111, 126
–, –, Dranginkontinenz 24
Restharn 64, 73, 107, 116, 118, 120, 167f, 170

Schultoiletten 54, 57
Selbstkatheterisierung, intermittierende 159, 163, 168
Sonographie 38, 145
–, Blasenwandverdickung 112
–, Ureterektopie 150
Spasuret s. Flavoxat
Sphincter externus, Inaktivität 159
–, Überaktivität 159f
Sphinkter, künstlicher 159
Spina bifida occulta 174
Stakkatomiktion, Anamnesefragebogen 65
–, Definition 68
–, Differentialdiagnose 68f
–, Dranginkontinenz, Kombination 128
–, Häufigkeit 83f
–, Miktionsbeobachtung 66
–, Uroflowmetrie 64, 106
–, Zystomanometrie 64, 68
Stauungsnephropathie 115, 123
–, Detrusor-Sphinkter-Dyskoordination 116f
–, Differentialdiagnose 121
–, Risikoindikatoren 123
Streßinkontinenz 79, 163
–, Definition 80
–, Differentialdiagnose 80
Syringohydromyelie 174
Szintigraphie 76, 153

Tethered cord-Syndrom, Embryogenese 170
–, Formen 170
–, Harninkontinenz 167
Tofranil s. Imipramin
Trockenwerden, Alter 9

Ureter triplex 151
Ureterektopie 152
–, Entwicklungsgeschichte 154
–, Harnträufeln 145
–, Sonographie 150
Ureterknospen 155
Uretermündung, ektope 148, 156
–, –, Lokalisation 148
Uretermündungsstenose 73, 105, 107f
–, Detrusor-Sphinkter-Dyskoordination 105, 107
Ureterneueinpflanzung 73
Urethradruckprofil 80f
Urethrastenose, distale, Mädchen 48
Urethrozystoskopie 46, 68
Uro-Ripirin s. Emepronium
Uroflowkurve, Auswertung 66
Uroflowmetrie 46, 59, 67, 131, 135
–, Miktion, fraktionierte 75
–, Stakkatomiktion 106
Uropathie, obstruktive 160f, 165

Vagina, Fremdkörper 47
Vaginoskopie 48
Verhaltenstherapie 125
–, ambulante 39, 127
–, –, Dranginkontinenz 127, 132
–, –, Miktion, fraktionierte 127
–, –, Miktionsaufschub 127
–, –, Stakkatomiktion 127
–, apparative 14
–, stationäre 128
–, –, Detrusor-Sphinkter-Dyskoordination 131, 134
–, –, Detrusorhypokontraktilität 131
–, –, Detrusorinstabilität 131
–, –, Ergebnisse 132
–, –, Mischformen 131

Wahrnehmungstraining 126
Weigert-Meyer-Regel 154
Wolff-Gang 154f

Zystomanometrie 61f, 68, 76, 127, 161ff
–, Detrusor-Sphinkter-Dyskoordination 110, 136
–, Detrusorhypokontraktilität 76
–, Indikationen 39
–, Stakkatomiktion 68
Zystoskopie 153

Seit 30 Jahren im
Hans Marseille Verlag GmbH München

Zeitschriften für den medizinischen Praktiker

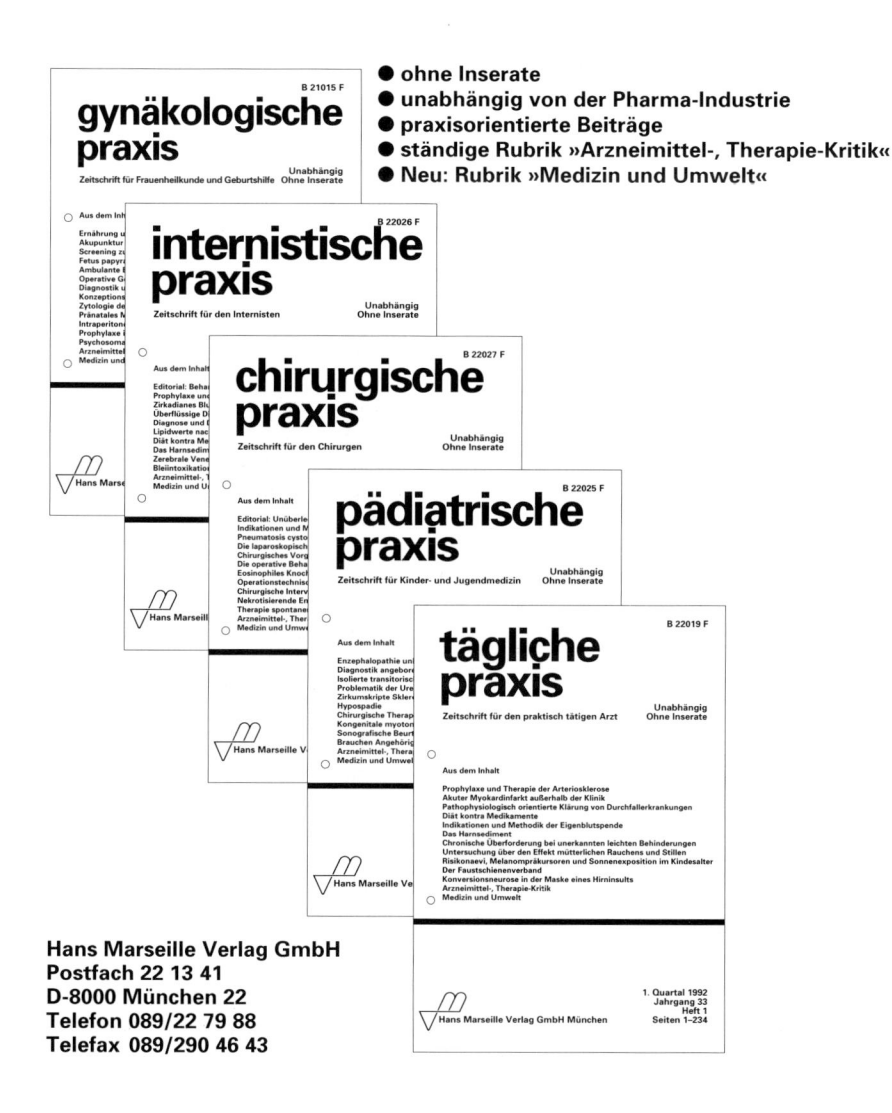

- ohne Inserate
- unabhängig von der Pharma-Industrie
- praxisorientierte Beiträge
- ständige Rubrik »Arzneimittel-, Therapie-Kritik«
- Neu: Rubrik »Medizin und Umwelt«

gynäkologische praxis
Zeitschrift für Frauenheilkunde und Geburtshilfe — Unabhängig Ohne Inserate

internistische praxis
Zeitschrift für den Internisten — Unabhängig Ohne Inserate

chirurgische praxis
Zeitschrift für den Chirurgen — Unabhängig Ohne Inserate

pädiatrische praxis
Zeitschrift für Kinder- und Jugendmedizin — Unabhängig Ohne Inserate

tägliche praxis
Zeitschrift für den praktisch tätigen Arzt — Unabhängig Ohne Inserate

Aus dem Inhalt
Prophylaxe und Therapie der Arteriosklerose
Akuter Myokardinfarkt außerhalb der Klinik
Pathophysiologisch orientierte Klärung von Durchfallerkrankungen
Diät kontra Medikamente
Indikationen und Methodik der Eigenblutspende
Das Harnsediment
Chronische Überforderung bei unerkannten leichten Behinderungen
Untersuchung über den Effekt mütterlichen Rauchens und Stillen
Risikonaevi, Melanompräkursoren und Sonnenexposition im Kindesalter
Der Faustschienenverband
Konversionsneurose in der Maske eines Hirninsults
Arzneimittel-, Therapie-Kritik
Medizin und Umwelt

Hans Marseille Verlag GmbH München
1. Quartal 1992
Jahrgang 33
Heft 1
Seiten 1–234

Hans Marseille Verlag GmbH
Postfach 22 13 41
D-8000 München 22
Telefon 089/22 79 88
Telefax 089/290 46 43

Ein Probeheft senden wir Ihnen gerne zu!